临床路径释义

外科分册（县级医院版）
上册

王　杉　田　伟　张力伟　李单青　孙颖浩 **主　编**

中国协和医科大学出版社

图书在版编目（CIP）数据

临床路径释义·外科分册：县级医院版. 上册／王杉等主编. —北京：中国协和医科大学出版社，2017.9

ISBN 978-7-5679-0837-6

Ⅰ. ①临… Ⅱ. ①王… Ⅲ. ①临床医学-技术操作规程 ②外科-疾病-诊疗-技术操作规程 Ⅳ. ①R4-65

中国版本图书馆 CIP 数据核字（2017）第 182402 号

临床路径释义·外科分册（县级医院版）上册

主　　编：王　杉　田　伟　张力伟　李单青　孙颖浩
责 任 编 辑：许进力　王朝霞
丛书总策划：林丽开
本 书 策 划：边林娜　许进力

出版发行：**中国协和医科大学出版社**
　　　　　（北京东单三条九号　邮编100730　电话65260431）
网　　址：www.pumcp.com
经　　销：新华书店总店北京发行所
印　　刷：北京盛通印刷股份有限公司

开　　本：787×1092　1/16 开
印　　张：23.25
字　　数：700 千字
版　　次：2017 年 9 月第 1 版
印　　次：2017 年 9 月第 1 次印刷
定　　价：88.00 元

ISBN 978-7-5679-0837-6

《临床路径释义》丛书指导委员会名单

主任委员 马晓伟

副主任委员（按姓氏笔画排序）

王 杉	王 辰	王宁利	王拥军	石远凯	申昆玲	田 伟
宁 光	母义明	刘志红	孙 琳	孙颖浩	李立明	李单青
杨慧霞	吴孟超	邱贵兴	张力伟	张宗久	陈香美	陈赛娟
郑 捷	郑忠伟	郎景和	赵玉沛	郝希山	胡盛寿	钟南山
俞光岩	顾 晋	钱家鸣	高润霖	黄晓军	曹雪涛	葛立宏
韩德民	曾益新	詹启敏	樊代明	霍 勇		

委 员（按姓氏笔画排序）

马晓伟	王 兴	王 杉	王 辰	王宁利	王行环	王拥军
王宝玺	王建祥	支修益	石远凯	申昆玲	田 伟	宁 光
母义明	吕传真	刘又宁	刘志红	那彦群	孙 琳	孙颖浩
李立明	李仲智	李单青	杨慧霞	吴孟超	邱贵兴	沈 颖
张力伟	张为远	张学军	张宗久	张振忠	陈香美	陈赛娟
郑 捷	郑忠伟	郎景和	赵 平	赵玉沛	赵继宗	郝希山
胡大一	胡盛寿	钟南山	俞光岩	姜保国	顾 晋	钱家鸣
高润霖	黄晓军	曹雪涛	葛立宏	韩德民	曾益新	詹启敏
樊代明	黎晓新	霍 勇				

指导委员会办公室

主 任 李大川 王海涛

秘 书 吴佳乐 张 萌

《临床路径释义》丛书编辑委员会名单

主任委员

赵玉沛　中国医学科学院北京协和医院

副主任委员

于晓初　中国医学科学院北京协和医院

郑忠伟　中国医学科学院北京协和医学院

袁　钟　中国医学科学院北京协和医学院

高文华　中国医学科学院北京协和医院

王海涛　中国医学科学院北京协和医学院

刘爱民　中国医学科学院北京协和医院

委　员

俞桑丽　中国医学科学院北京协和医学院

韩　丁　中国医学科学院北京协和医院

王　怡　中国医学科学院北京协和医院

吴欣娟　中国医学科学院北京协和医院

孙　红　中国医学科学院北京协和医院

李志远　中国医学科学院阜外医院

李　琳　中国医学科学院阜外医院

李庆印　中国医学科学院阜外医院

郝云霞　中国医学科学院阜外医院

王　艾　中国医学科学院肿瘤医院

何铁强　中国医学科学院肿瘤医院

徐　波　中国医学科学院肿瘤医院

李　睿　中国医学科学院血液病医院

马新娟　中国医学科学院血液病医院

吴信峰　中国医学科学院皮肤病医院

曹春燕　中国医学科学院皮肤病医院

《临床路径释义·外科分册》（县级医院版）
上册编审专家名单

编写指导委员会委员（按姓氏笔画排序）

王　杉	北京大学人民医院
王任直	中国医学科学院北京协和医院
刘玉村	北京大学第一医院
刘永锋	中国医科大学附属第一医院
江基尧	上海交通大学医学院附属仁济医院
孙　阳	中国医学科学院北京协和医院
李京生	首都医科大学附属北京天坛医院
李新钢	山东大学齐鲁医院
杨　义	中国医学科学院北京协和医院
张力伟	首都医科大学附属北京天坛医院
张忠涛	首都医科大学附属北京友谊医院
赵玉沛	中国医学科学院北京协和医院
赵继宗	首都医科大学附属北京天坛医院
姜洪池	哈尔滨医科大学附属第一医院
秦新裕	复旦大学附属中山医院
凌　锋	首都医科大学北京宣武医院
黄峰平	复旦大学附属华山医院
游　潮	四川大学华西医院

主 编　王　杉　田　伟　张力伟　李单青　孙颖浩

编　委（按姓氏笔画排序）

王　殊　北京大学人民医院

王　嵘　北京天坛医院

叶颖江　北京大学人民医院

田　文　中国人民解放军总医院

冯　华　第三军医大学第一附属医院（西南医院）

任国胜　重庆医科大学附属第一医院

刘伟明　北京天坛医院

刘连新　哈尔滨医科大学附属第一医院

刘青光　西安交通大学附属第一医院

刘佰运　北京天坛医院

刘荫华　北京大学第一医院

刘颖斌　上海交通大学附属新华医院

江荣才　天津医科大学总医院

孙　辉　吉林大学第三医院

吴　震　北京天坛医院

吴德全　哈尔滨医科大学附属第二医院

何裕隆　中山大学附属第一医院

沈　凯　北京大学人民医院

张　军　中国人民解放军总医院

陈　双　中山大学附属第二医院

陈　忠　首都医科大学附属安贞医院

陈　凛　中国人民解放军总医院

陈朝文　北京大学第三医院

季　楠　北京天坛医院

周　静　北京大学人民医院

赵青川　第四军医大学西京医院

胡三元　山东大学齐鲁医院

姜可伟　北京大学人民医院

贾　旺　北京天坛医院

贾桂军　北京天坛医院

徐泽宽　南京医科大学第一附属医院

高鹏骥　北京大学人民医院

郭　鹏　北京大学人民医院

梁　斌　北京大学人民医院

梁廷波　浙江大学医学院第二医院

蒋京军　北京大学人民医院

程　琳　北京大学人民医院

参编人员名单（按姓氏笔画排序）

卫　勃　中国人民解放军总医院

马　冰　中国人民解放军总医院

王许安　中国人民解放军总医院

李世杰　吉林大学第三医院

楼健颖　浙江大学医学院附属第二医院

总　序

作为公立医院改革试点工作的重要任务之一，实施临床路径管理对于促进医疗服务管理向科学化、规范化、专业化、精细化发展，落实国家基本药物制度，降低不合理医药费用，和谐医患关系，保障医疗质量和医疗安全等都具有十分重要的意义，是继医院评审、"以病人为中心"医院改革之后第三次医院管理的新发展。

临床路径是应用循证医学证据，综合多学科、多专业主要临床干预措施所形成的"疾病医疗服务计划标准"，是医院管理深入到病种管理的体现，主要功能是规范医疗行为、增强治疗行为和时间计划、提高医疗质量和控制不合理治疗费用，具有很强的技术指导性。它既包含了循证医学和"以患者为中心"等现代医疗质量管理概念，也具有重要的卫生经济学意义。临床路径管理起源于西方发达国家，至今已有 20 余年的发展历史。美国、德国等发达国家以及我国台湾、香港地区都已经应用了大量常见病、多发病的临床路径，并取得了一些成功的经验。20 世纪 90 年代中期以来，我国北京、江苏、浙江和山东等部分医院也进行了很多有益的尝试和探索。国内外的实践证明，实施临床路径管理，对于规范医疗服务行为，促进医疗质量管理从粗放式的质量管理，进一步向专业化、精细化的全程质量管理转变具有十分重要的作用。

经过一段时间临床路径试点工作，对适合我国国情的临床路径管理制度、工作模式、运行机制以及质量评估和持续改进体系进行了探索。希望通过《临床路径释义》一书，对临床路径相关内容进行答疑解惑及补充说明，帮助医护人员和管理人员准确地理解、把握和正确运用临床路径，起到一定的作用。

马晓伟

序　言

外科是现代医学的一个重要科目，主要研究如何利用外科手术方法去解除病人的病原，从而使病人得到治疗。外科疾患人群庞大，做好外科临床诊疗规范管理，持续提升外科诊疗水平，保障外科医疗安全是维护人民群众健康福祉的重要民生工程。

临床路径是以循证医学证据和临床诊疗指南为指导，保证治疗组织和疾病管理方法的实施。临床路径管理的实施有助于推动现代医院管理模式的建立，合理配置医疗资源，推进县级医院向规范化、系统化、精细化方向发展。

由于临床路径文字简洁、内容规范，而外科临床疾病复杂多样，我国各级医院诊疗水平、药物配置参差不齐，在这种条件下使用统一的路径管理，需要有一个详细的解释，以便在临床工作中的医生、护士掌握临床路径要求的每一个具体操作细节，更好地运用临床路径来指导临床诊疗工作，这就是《临床路径释义·外科分册》（县级医院版）一书编写的初衷。

《临床路径释义·外科分册》（县级医院版）由王杉、田伟、张力伟、李单青、孙颖浩5位教授组织国内外科领域的权威专家共同执笔，对45个外科常见病、多发病的临床路径进行详细的解读，汇编而成。本书的出版对县级医院各级医护人员准确运用临床路径具有重要的指导意义。真诚的希望本书的问世能够为推动县级医院临床路径管理、深化县级医院综合改革发挥应有的作用，希望各位外科同仁能够通过本书对临床路径有更深刻的理解和认识，更有效地落实临床路径及其管理工作。

北京协和医院院长

中国科学院院士

中国科协副主席

中华医学会常务副会长

前　言

2012 年国家启动实施第一批县级公立医院综合改革试点，到 2015 年县级公立医院综合改革全面推开，取得了重要进展和突破。为深化医药卫生体制改革，推进健康中国建设，"十三五"规划纲要（2016~2020）明确提出：完善基层医疗服务模式，全面建立分级诊疗制度，以提高基层医疗服务能力为重点，完善服务网络、运行机制和激励机制，实行差别化的医保支付和价格政策，形成科学合理就医秩序，全面实施临床路径。

为贯彻落实国务院深化医药卫生体制改革 2016 年重点工作任务的有关要求，进一步提升基层服务能力，国家卫生和计划生育委员会将"加快推进分级诊疗、贯通上下联动"作为 2016 年全年工作重点，继续加强县级医院能力建设，围绕县外转出率较高的病种，加强适宜技术推广工作，提升县级医院疾病诊疗能力；下发了《关于做好 2016 年县级公立医院综合改革工作的通知》，提出巩固破除以药补医成果，深化县级公立医院体制机制改革，着力推进管理体制、运行机制、价格调整、医保支付等综合改革。作为重点改革任务之一，要求全国所有县级公立医院实行以按病种付费为主、多种付费方式相结合的复合医保支付方式改革，加强临床路径管理，力争 80% 以上的县级医院开展临床路径管理工作。

临床路径是由医院管理人员、医师、护师、药师、医技师等多学科专家共同参与，针对特定病种，整合检查、检验、诊断、治疗和护理等全程诊疗而制定的标准化、表格化的诊疗流程与规范。县级医院开展临床路径管理对于推动基层医疗服务向科学化、规范化、专业化发展，提高医疗质量，降低不合理医疗费用，保障医疗安全等都具有十分重要的意义，是县级医院综合改革的重要方面。

在总结临床路径管理试点工作经验的基础上，国家卫生和计划生育委员会结合我国县级医院医疗实际，组织有关专家研究制定了县级医院常见外科病种的临床路径。中国医学科学院、中国协和医科大学出版社自 2010 年起受国家卫生和计划生育委员会委托，组织专家编写《临床路径释义》系列丛书，目前已圆满完成 22 个学科 431 个病种的编写出版工作。本书《临床路径释义·外科分册》（县级医院版）作为《临床路径释义》系列丛书的重要组成部分，针对县级医院版临床路径中 45 个外科病种相关内容进行答疑解惑及补充说明，旨在帮助县级医院医护人员和管理人员准确地理解、把握和正确运用临床路径，保证县级医院临床路径工作顺利开展。

本书由王杉、田伟、张力伟、李单青、孙颖浩等数位知名专家亲自编写审定。通过认真研讨县级医院临床路径各病种的具体特点以及实施过程中的普遍性问题，从实践与管理两个角度，进行了符合临床诊疗实际的释义和补充，供县级医院临床路径相关工作人员参考。对于每个病种，我们补充了"疾病编码"和"检索方法"两个项目，以使全国各县级医院能够有临床路径适用对象的统一标准，并方便医院进行信息化临床路径管理，避免数据漏检、误检，更有助于卫生行政部门的统计和考核。依照国际惯例，我们将临床路径表单细化为"医师表单""护士表单"和"患者表单"，责权分明，便于使用；并对临床路径及释义中涉及的"给药方案"进行了详细的解读，即细化为"给药流程图""用药选择""药学提示""注意事项"。

根据最新公布的《医疗机构抗菌药物管理办法》，编者对临床路径中涉及的抗生素进行了相应的调整，以便于临床医生合理选择抗菌药物。

随着县级医院综合服务能力的不断提升和医疗科技的不断发展，临床路径将根据循证医学与药物经济学原则动态修正；同时，不同地域的县级医院也应根据自身情况，合理制订适合本地区、本院实际情况的临床路径。因时间和条件限制，书中的不足之处在所难免，欢迎同行诸君批评指正。

编　者

2017 年 5 月

目　录

第一章　结节性甲状腺肿临床路径释义

一、结节性甲状腺肿编码

1. 原结节性甲状腺肿编码：结节性甲状腺肿（ICD-10：E04.902）

　　　　　　　　　　　甲状腺（部分、次全、全）切除术（ICD-9-CM-3：06.2-06.5）

2. 修改编码

疾病名称及编码：结节性甲状腺肿（ICD-10：E04）

手术操作名称及编码：单侧甲状腺腺叶切除术（ICD-9-CM-3：06.2）

　　　　　　　　　　甲状腺病损切除术（ICD-9-CM-3：06.31）

　　　　　　　　　　甲状腺部分切除术（ICD-9-CM-3：06.39）

　　　　　　　　　　甲状腺次全切除术（ICD-9-CM-3：06.39）

　　　　　　　　　　甲状腺全部切除术（ICD-9-CM-3：06.4）

　　　　　　　　　　胸骨后甲状腺切除术（ICD-9-CM-3：06.5）

二、临床路径检索方法

E04 伴 06.2/06.3/06.4/06.5

三、结节性甲状腺肿临床路径标准住院流程

（一）适用对象

第一诊断为结节性甲状腺肿（ICD-10：E04.902）

行甲状腺（部分、次全、全）切除术（ICD-9-CM-3：06.2-06.5）。

> **释义**
>
> ■ 本临床路径适用对象是不伴有甲状腺功能亢进症的结节性甲状腺肿患者。
>
> ■ 如患者合并有甲状腺功能亢进症应进入其他相应路径。
>
> ■ 术中冷冻病理检查诊断为甲状腺癌的患者也应进入其他相应路径。胸骨后巨大甲状腺肿压迫气管者可考虑进入其他相应路径。

（二）诊断依据

根据《临床诊疗指南——外科学分册》（中华医学会编著，人民卫生出版社）等。

1. 病史：颈部肿物。

2. 体格检查：触诊发现肿物随吞咽移动。

3. 实验室检查：甲状腺功能。

4. 辅助检查：超声检查、颈部 X 线片。

5. 鉴别诊断：必要时行甲状腺核素扫描、ECT、CT（排除胸骨后甲状腺肿及甲状腺癌的证据）检查。

> **释义**
>
> ■ 甲状腺功能检查应包括 T_3、T_4、TSH，主要排除合并有甲亢者，甲状腺功能正常或减退者均可进入本路径。
>
> ■ 气管相可有助于确定有无手术指征。
>
> ■ B 超可明确甲状腺结节位置及大小，提示有无合并恶性结节，是重要的术前辅助检查。

（三）治疗方案的选择

根据《临床诊疗指南——外科学分册》（中华医学会编著，人民卫生出版社）等。

有以下情况时，应及时实施甲状腺大部切除术：

1. 因气管、食管或喉返神经受压引起临床症状。

2. 胸骨后甲状腺肿。

3. 巨大甲状腺肿影响生活和工作。

4. 结节性甲状腺肿继发功能亢进。

5. 结节性甲状腺肿疑有恶变。

> **释义**
>
> ■ 体格检查有气管移位或气管相显示气管受压改变者有手术指征。
>
> ■ 影像学检查或体格检查怀疑有恶性病变者有手术指征，术中术后病理证实为恶性病变者，应进入其他相应路径。
>
> ■ 合并甲亢者也应进入其他路径。

（四）标准住院日为 ≤ 10 天

（五）进入路径标准

1. 第一诊断符合 ICD-10：E04.902 结节性甲状腺肿疾病编码。

2. 年龄 ≤ 70 岁。

3. 需要进行手术治疗。

4. 当患者合并其他疾病，但住院期间不需要特殊处理也不影响第一诊断的临床路径流程实施时，可以进入路径。

5. 对具有甲状腺功能亢进、甲状腺炎、疑似甲状腺癌等病情复杂的病例，不进入路径。

> **释义**
>
> ■ 患者合并高血压、糖尿病、冠心病等其他慢性疾病，如不影响麻醉和手术，不影响术前准备的时间，可进入本路径。上述慢性疾病如需要经治疗稳定后才能手术，术前准备过程先进入其他相应内科疾病的诊疗路径。
> ■ 合并甲亢者，建议内分泌科药物治疗，条件允许后可手术，但不进入此临床路径。
> ■ 术中、术后病理证实为恶性病变者，应进入其他相应路径。

（六）术前准备（术前评估）1~3 天

1. 必需的检查项目

（1）血常规、尿常规。

（2）甲状腺功能检查 T_3、T_4、TSH、TG、PTH、TPOAb 等。

（3）肝功能、肾功能、电解质、血糖、凝血功能、感染性疾病筛查（乙肝、丙肝、艾滋病、梅毒等）。

（4）胸部 X 线平片与颈部 X 线片。

（5）心电图。

（6）甲状腺超声检查。

（7）有声音异常者，请耳鼻喉科会诊了解声带情况。

2. 根据患者病情可选择

（1）气管正侧位片。

（2）肺功能、超声心动图检查和血气分析等。

（3）甲状腺 CT 检查。

> **释义**
>
> ■ 如有合并症可增加相关必要检查。
> ■ 巨大甲状腺肿，估计手术中操作困难，有可能出血较多时，应酌情配血。

（七）预防性抗菌药物选择与使用时机

1. 预防性抗菌药物：按照《抗菌药物临床应用指导原则》（卫医发〔2004〕285 号）执行。原则上不使用抗菌药物。根据患者的病情决定抗菌药物的选择与使用时间，可考虑使用第一代头孢菌素。推荐使用头孢唑林钠肌内或静脉注射：

（1）成人：0.5~1 克/次，一日 2~3 次。

（2）对本药或其他头孢菌素类药过敏者，对青霉素类药有过敏性休克史者禁用；肝肾功能不全者、有胃肠道疾病史者慎用。

（3）使用本药前须进行皮试。

2. 预防性使用抗菌药物，时间为术前 0.5 小时，手术超过 3 小时加用 1 次抗菌药物。

> **释义**
>
> ■ 本病为无菌手术，原则上不应用抗生素。

（八）手术日为入院第 3~4 天

1. 麻醉方式：气管内插管全身麻醉、局部浸润麻醉或颈丛麻醉。
2. 手术方式：甲状腺（部分、次全、全）切除术。
3. 手术内置物：根据术中情况决定是否切口引流。
4. 病理：术中冷冻切片病理检查+术后石蜡切片病理检查。

> **释义**
>
> ■ 术中视病变情况决定切除甲状腺范围，原则上应在尽可能保留正常甲状腺组织的情况下，尽量切除病变组织，延缓或避免因结节性甲状腺肿再次手术。必要时，在术中可考虑使用神经监测技术实时监测，以避免喉返神经损伤。
>
> ■ 术中发现可以恶性结节应进行术中冷冻切片病理检查。
>
> ■ 根据手术范围、术中止血情况选择放置或不放置伤口引流，引流可选择皮片或橡皮管引流。

（九）术后住院恢复 5~8 天

1. 生命体征监测，切口冷敷，严密观察有无出血、声音异常、饮水呛咳等情况发生。
2. 术后用药：抗菌药物按照《抗菌药物临床应用指导原则》（卫医发〔2004〕285 号）执行。总预防性用药时间一般不超过 24 小时，个别情况可延长至 48 小时。
3. 术后必须复查甲状腺功能、血常规。

> **释义**
>
> ■ 术后应密切观察伤口引流情况及呼吸通畅情况，床旁应常规备气管切开包。
>
> ■ 术后 2~4 周复查甲状腺功能，如有甲状腺功能减退应给予药物替代治疗。

（十）出院标准

1. 一般情况良好。
2. 无引流管或引流管拔除。
3. 可门诊拆线，切口愈合良好。

> **释义**
>
> ■ 一般情况好，颈部伤口无积液、积血，引流管拔除后即可出院。

（十一）变异及原因分析

1. 因患者术后出现严重并发症而延期出院。

2. 术后诊断甲状腺功能亢进或甲状腺恶性肿瘤等情况，转入相应路径。

（十二）参考费用标准

5000~8000元。

四、结节性甲状腺肿给药方案

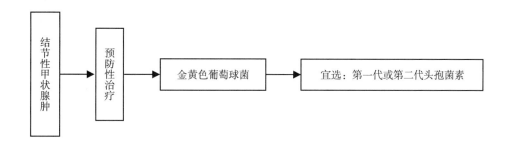

【用药选择】

1. 结节性甲状腺肿为无菌手术，可不应用抗生素。

2. 为预防术后切口感染，应针对金黄色葡萄球菌选用药物。

3. 第一代头孢菌素常用的注射剂有头孢唑林、头孢噻吩、头孢拉定等，口服制剂有头孢拉定、头孢氨苄和头孢羟氨苄等。第二代头孢菌素注射剂有头孢呋辛、头孢替安等，口服制剂有头孢克洛、头孢呋辛酯和头孢丙烯等。

【药学提示】

1. 接受结节性甲状腺肿手术者，应在术前0.5~2小时给药，或麻醉开始时给药，使手术切口暴露时局部组织中已达到足以杀灭手术过程中入侵切口细菌的药物浓度。

2. 手术时间较短（<2小时）的清洁手术，术前用药一次即可。手术时间超过3小时，可手术中给予第2剂。

【注意事项】

1. 结节性甲状腺肿手术属于Ⅰ类切口，可不应用抗生素。如患者有免疫功能低下、伴有其他易感疾病时，可按规定适当预防性和术后应用抗菌药物，但需注意应尽可能单一、短程、较小剂量给药。

2. 用药前必须详细询问患者先前有否对头孢菌素类、青霉素类或其他药物的过敏史。

五、推荐表单

（一）医师表单

结节性甲状腺肿临床路径医师表单

适用对象：**第一诊断为结节性甲状腺肿**（ICD10：E04.9）

行甲状腺（部分、次全、全）切除术（ICD9CM-3：06.2-06.5）

患者姓名：_____ 性别：_____ 年龄：_____ 门诊号：_____ 住院号：_____

住院日期：____年___月___日 出院日期：____年___月___日 标准住院日 ≤10 天

时间	住院第 1~4 天	住院第 2~5 天（手术日）
主要诊疗工作	□ 询问病史、体格检查、初步诊断 □ 完成住院病历和首次病程记录 □ 开具常规实验室检查单和辅助检查单 □ 上级医师查房、术前评估、确定手术方案 □ 完成术前小结和上级医师查房记录 □ 向患者及家属交代病情，签署手术知情同意书 □ 术前准备 □ 麻醉科医师术前访视，评估并记录，签署麻醉知情同意书 □ 签署术中冷冻病理检查及输血知情同意书 □ 下达术前医嘱	□ 实施手术 □ 下达术后医嘱 □ 完成手术记录和术后当天病程记录 □ 向家属交代术中情况及注意事项 □ 上级医师查房 □ 完成上级医师查房记录 □ 麻醉科医师术后随访 □ 交班前医师查看术后患者情况并记录交班
重点医嘱	**长期医嘱：** □ 二级护理 □ 普食 **临时医嘱：** □ 血常规+血型、尿常规+镜检 □ 血生化、血糖、肝肾功能、凝血功能、感染性疾病筛查、甲状腺功能 □ 声带检查、耳鼻喉科会诊 □ 颈部 X 线片 **手术医嘱：** □ 在颈丛神经阻滞麻醉或全麻下行甲状腺（部分、次全、全）切除术 □ 如用普鲁卡因麻醉，应予皮试 □ 抗菌药物皮肤过敏试验 □ 必要的术前用药 □ 必要时术前备血	**长期医嘱：** □ 术后护理常规 □ 一级护理 □ 术后 6 小时半流食 □ 观察呼吸、切口渗血、有无声嘶 **临时医嘱：** □ 心电监护、吸氧、静脉补液 □ 备气管切开包
病情变异记录	□ 无 □ 有，原因： 1. 2.	□ 无 □ 有，原因： 1. 2.
医师签名		

时间	住院第 3~6 天（术后第 1 日）	住院第 4~7 天（术后第 2 日）
主要诊疗工作	□ 上级医师查房：进行手术切口、并发症的评估，确定是否可以拔除切口引流管 □ 完成日常病程记录和上级医师查房记录	□ 医师查房 □ 完成病程记录
重点医嘱	长期医嘱： □ 二级护理 临时医嘱： □ 切口换药	长期医嘱： □ 二级护理
病情变异记录	□ 无　□ 有，原因： 1. 2.	□ 无　□ 有，原因： 1. 2.
医师签名		

时间	住院第 5~8 天（术后第 3 日）	住院第 6~10 天（术后第 4~6 日）
主要诊疗工作	□ 医师查房 □ 完成病程记录	□ 上级医师查房，确定患者出院日期 □ 完成上级医师查房记录 □ 出院日完成出院总结和病历首页的填写 □ 切口换药，切口评估 □ 向患者交代出院注意事项、复诊时间 □ 通知出院
重点医嘱	长期医嘱： □ 二级护理	临时医嘱： □ 住院日切口换药 □ 通知出院 □ 出院日切口拆线
病情变异记录	□ 无　□ 有，原因： 1. 2.	□ 无　□ 有，原因： 1. 2.
医师签名		

（二）护士表单

结节性甲状腺肿临床路径护士表单

适用对象：**第一诊断为结节性甲状腺肿**（ICD10：E04.902）

　　　　　行甲状腺（部分、次全、全）切除术（ICD9CM-3：06.2-06.5）

患者姓名：＿＿＿＿ 性别：＿＿＿＿ 年龄：＿＿＿＿ 门诊号：＿＿＿＿ 住院号：＿＿＿＿

住院日期：＿＿年＿月＿日　出院日期：＿＿年＿月＿日　标准住院日：≤10天

时间	住院第1天	住院第2天	住院第3~4天（手术日）
健康宣教	□ 介绍主管医师、护士 □ 介绍医院内相关制度 □ 介绍环境、设施 □ 介绍住院注意事项 □ 介绍疾病知识	□ 介绍术前准备及手术过程 □ 术前用药的药理作用及注意事项 □ 告知术前洗浴、物品的准备 □ 告知签字及麻醉科访视事宜 □ 使用药品的宣教 □ 强调术前探视及陪伴制度	□ 告知监护设备、管路功能及注意事项 □ 告知术后饮食、体位要求 □ 告知疼痛注意事项 □ 告知术后可能出现情况的应对方式 □ 告知术后探视及陪伴制度
护理处置	□ 核对患者，佩戴腕带 □ 建立入院护理病历 □ 卫生处置：剪指（趾）甲、沐浴，更换病号服 □ 防跌倒、坠床宣教 □ 遵医嘱完成特殊检查 □ 了解患者基础疾病，遵医嘱予以对应处理或检测	□ 协助完成相关检查，做好解释说明 □ 遵医嘱完成治疗及用药	**送手术** □ 核对患者并脱去衣物，保护患者 □ 核对患者资料及带药 □ 填写手术交接单 **接手术** □ 核对患者及资料，填写手术交接单 **术后** □ 遵医嘱完成治疗、用药
基础护理	□ 三级护理（生活不能完全自理患者予以二级护理） □ 晨晚间护理 □ 患者安全管理 □ 心理护理	□ 三级护理（生活不能完全自理患者予以二级护理） □ 晨晚间护理 □ 患者安全管理 □ 心理护理	□ 特级护理 □ 晨、晚间护理 □ 协助生活护理 □ 指导患者采取正确体位 □ 六洁到位 □ 安全护理措施到位 □ 心理护理
专科护理	□ 护理查体 □ 填写跌倒及压疮防范表（需要时）	□ 遵医嘱完成相关检查和治疗	□ 密切观察患者生命体征 □ 密切观察引流的颜色、性质、量及伤口敷料情况 □ 患者声音、饮水情况 □ 准确记录24小时出入量 □ 遵医嘱予补液治疗
重点医嘱	□ 详见医嘱执行单	□ 详见医嘱执行单	□ 详见医嘱执行单
病情变异记录	□ 无　□ 有，原因： 1. 2.	□ 无　□ 有，原因： 1. 2.	□ 无　□ 有，原因： 1. 2.
护士签名			

时间	住院第4~6天 （术后第1~2日）	住院第6~8天 （出院日）
健康宣教	□ 饮食指导 □ 下床活动注意事项 □ 评价以前宣教效果 □ 相关检查及化验的目的及注意事项 □ 术后用药指导	□ 指导办理出院手续 □ 定时复查 □ 出院带药服用方法 □ 活动休息 □ 指导饮食
护理处置	□ 遵医嘱完成治疗、用药 □ 根据病情测量生命体征	□ 办理出院手续 □ 书写出院小结
基础护理	□ 一级或二级护理（根据患者病情和生活自理能力确定护理级别） □ 晨、晚间护理 □ 协助生活护理 □ 协助饮水、进食温凉普食	□ 二级护理 □ 晨晚间护理 □ 指导采取相应措施预防跌倒、坠床 □ 心理护理
专科护理	□ 病情患者生命体征 □ 观察患者伤口敷料、引流管情况 □ 患者声音、饮水情况	□ 观察病情变化 □ 观察伤口敷料、患者声音、饮水情况
重点医嘱	□ 详见医嘱执行单	□ 详见医嘱执行单
病情变异记录	□ 无 □ 有，原因： 1. 2.	□ 无 □ 有，原因： 1. 2.
护士签名		

（三）患者表单

结节性甲状腺肿临床路径患者表单

适用对象：**第一诊断为结节性甲状腺肿（ICD10：E04.902）**

行甲状腺（部分、次全、全）切除术（ICD9CM-3：06.2-06.5）

患者姓名：_____ 性别：_____ 年龄：_____ 门诊号：_____ 住院号：_____

住院日期：____年__月__日 出院日期：____年__月__日 标准住院：≤10天

时间	住院第1日	住院第2天	住院第3~4天（手术日）
监测	□ 测量生命体征、体重	□ 测量生命体征（1次/日）	□ 测量生命体征 □ 24小时出入量
医患配合	□ 护士行入院护理评估（简单询问病史） □ 接受介绍相关制度 □ 医师询问现病史、既往病史、用药情况，收集资料并进行体格检查 □ 环境介绍 □ 配合完善术前相关化验、检查 □ 疾病知识、临床表现、治疗方法	术前宣教 □ 配合完善术前相关检查、化验，如采血、留尿、心电图、胸部X线片、喉镜 □ 术前用物准备 □ 医师向患者及家属介绍病情手术谈话、术前签字 □ 手术时家属在等候区等候 □ 探视及陪伴制度	□ 配合评估手术效果 □ 配合检查生命体征、伤口敷料、引流管，记出入量
护患配合	□ 配合测量体温、脉搏、呼吸、血压、体重1次 □ 配合完成入院护理评估（简单询问病史、过敏史、用药史） □ 接受入院宣教（环境介绍、病室规定、订餐制度、贵重物品保管、防跌倒坠床等） □ 有任何不适请告知护士	□ 配合测量体温、脉搏、呼吸、询问排便情况1次 □ 接受术前宣教 □ 抗生素皮肤过敏试验 □ 肠道准备：术前12小时禁食、禁水 □ 自行沐浴 □ 准备好必要用物，吸水管、纸巾等 □ 取下义齿、饰品等，贵重物品交家属保管	□ 清晨测量体温、脉搏、呼吸1次 □ 送手术室前，协助完成核对，带齐影像资料，脱去衣物，上手术车 □ 返回病房后，协助完成核对，配合移至病床上 □ 配合检查生命体征、伤口敷料、声音及饮水；记录出入量 □ 配合术后吸氧、监护仪监测、输液 □ 配合缓解疼痛 □ 有任何不适请告知护士
饮食	□ 遵医嘱	□ 术前12小时禁食、禁水	□ 术前禁食、禁水 □ 术后5~6小时可进食温凉水、酸奶及冰激凌等
排泄	□ 正常大小便	□ 正常大小便	□ 术后4~5小时内床上自行排尿 □ 床上排便
活动	□ 正常活动	□ 正常活动	□ 麻醉清醒后，头高位或半坐卧位 □ 卧床休息，保护管路 □ 床上活动，保护颈部伤口

时间	住院第 4~6 天 （术后第 1~2）	住院第 6~8 天 （出院日）
医患配合	□ 配合观察生命体征，检查伤口情况 □ 需要时，配合伤口换药 □ 配合拔除引流管	□ 接受出院前指导 □ 知道复查程序 □ 获取出院诊断书
护患配合	□ 配合定时测量生命体征、每日询问排便情况 □ 配合检查伤口敷料，记录出入量 □ 接受输液等治疗 □ 接受进水、进食、排便等生活护理 □ 注意活动安全，避免坠床或跌倒 □ 配合执行探视及陪伴	□ 接受出院宣教 □ 办理出院手续 □ 获取出院带药 □ 知道服药方法、作用、注意事项 □ 知道护理伤口的方法 □ 知道复印病历方法
饮食	□ 根据医嘱，可进温凉普食	□ 根据医嘱进普食
排泄	□ 无排便或稀便 □ 避免便秘	□ 正常排尿 　无排便或稀便 □ 避免便秘
活动	□ 可床边或下床活动 □ 注意保护管路，勿牵拉、脱出等	□ 正常适度活动，避免疲劳

附：原表单（2012 年版）

结节性甲状腺肿临床路径表单

适用对象：**第一诊断为结节性甲状腺肿**（ICD-10：E04.902）

行甲状腺（部分、次全、全）切除术（ICD-9-CM-3：06.2-06.5）

患者姓名：_____ 性别：_____ 年龄：_____ 门诊号：_____ 住院号：_____

住院日期：____年___月___日 出院日期：____年___月___日 标准住院日：≤10 天

日期	住院第 1 天	住院第 2~3 天 （手术前 1 天）
主要诊疗工作	□ 询问病史及体格检查 □ 完成住院病历和首次病程记录 □ 开化验单以及检查单 □ 上级医师查房与术前评估 □ 初步确定诊治方案和特殊检查项目	□ 上级医师查房 □ 完成术前准备与术前评估 □ 如合并其他疾病需要处理，及时变更临床路径 □ 根据检查检验结果进行术前讨论，确定治疗方案 □ 完成必要的相关科室会诊 □ 申请手术及开手术医嘱 □ 完成上级医师查房记录、术前讨论、术前小结等 □ 明确手术方式、手术关键步骤、术中注意事项等 □ 向患者及家属交代病情及围手术期注意事项 □ 签署授权委托书、手术知情同意书、麻醉同意书第
重点医嘱	**长期医嘱：** □ 外科二级护理常规 □ 饮食（依据患者情况定） **临时医嘱：** □ 血常规、尿常规 □ 凝血功能、电解质、肝肾功能、感染性疾病筛查 □ 甲状腺功能、甲状腺 B 超（必要时甲状腺 CT） □ 心电图、胸部 X 线检查 □ 气管正侧位、肺功能、超声心动图（酌情） □ 耳鼻喉科会诊了解声带（必要时）	**长期医嘱：** □ 患者既往基础用药 **临时医嘱：** □ 必要的科室会诊 □ 术前医嘱： □ 常规准备明日行甲状腺部分切除术 □ 备皮 □ 术前禁食 6 小时、禁水 2 小时 □ 麻醉前用药 □ 备血（必要时） □ 术中特殊用药带药 □ 带影像学资料入手术
主要护理工作	□ 入院介绍 □ 入院评估 □ 健康教育 □ 活动指导 □ 饮食指导 □ 患者相关检查配合的指导 □ 心理支持	□ 静脉抽血 □ 健康教育 □ 饮食指导 □ 疾病知识指导 □ 术前指导 □ 促进睡眠（环境、药物） □ 心理支持
病情变异记录	□ 无　□ 有，原因： 1. 2.	□ 无　□ 有，原因： 1. 2.
护士签名		
医师签名		

日期	住院第 3~4 天（手术日）	
	术前与术中	术后
主要诊疗工作	□ 陪送患者入手术室 □ 麻醉准备，监测生命体征 □ 施行手术 □ 保持各引流管通畅 □ 术中行冷冻病理学检查，术终行常规病理学检查	□ 麻醉医师完成麻醉记录 □ 完成术后首次病程记录 □ 完成手术记录 □ 向患者及家属说明手术情况
重点医嘱	长期医嘱： □ 甲状腺良性肿瘤常规护理 □ 一或二级护理 □ 禁食 临时医嘱： □ 术中冰冻检查	长期医嘱： □ 甲状腺部分切除术后常规护理 □ 一级护理 □ 禁食 □ 常规雾化吸入，bid（每天 2 次） □ 颈部切口引流接引流袋并记量或切口置橡皮引流条 □ 尿管接尿袋（视手术时间而定） □ 化痰药 临时医嘱： □ 吸氧 □ 床边备气管切开包 □ 血常规及生化检查（必要时） □ 注意切口出血
主要护理工作	□ 健康教育 □ 饮食：术前禁食、禁水 □ 术前沐浴、更衣，取下义齿、饰物 □ 告知患者及家属术前流程及注意事项 □ 指导术前注射用药后注意事项 □ 术前手术物品准备 □ 陪送患者入手术室 □ 术中按需留置尿管 □ 床边放置气管切开包 □ 心理支持	□ 体位与活动：平卧，去枕 6 小时，协助改变体位（半坐卧位） □ 按医嘱吸氧、禁食、禁水 □ 密切观察患者情况 □ 疼痛护理 □ 留置管道护理及指导 □ 心理支持（患者及家属） □ 观察呼吸、切口渗血、有无声嘶、无呛咳
病情变异记录	□ 无 □ 有，原因： 1. 2.	
护士签名		
医师签名		

日期	住院第4~5天 （术后第1天）	住院第5~7天 （术后第2~4天）	住院第7~10天 （出院日）
主要诊疗工作	□ 上级医师查房 □ 观察病情变化 □ 观察引流量和性状，视引流情况拔除颈部引流管或引流条及尿管 □ 检查手术切口，更换敷料 □ 分析实验室检验结果 □ 维持水、电解质平衡 □ 住院医师完成常规病程记录	□ 上级医师查房 □ 观察病情变化 □ 住院医师完成常规病程记录 □ 必要时予相关特殊检查	□ 上级医师查房 □ 切口拆线 □ 明确是否符合出院标准 □ 完成出院记录、病案首页、出院证明书等 □ 通知出入院处 □ 通知患者及家属 □ 向患者告知出院后注意事项，如康复计划、返院复诊、后续治疗，及相关并发症的处理等 □ 出院小结、疾病证明书及出院须知交予患者
重点医嘱	长期医嘱： □ 甲状腺手术后常规护理 □ 一级护理 □ 半流食 □ 视情况拔除颈部引流管接袋并记量 □ 化痰药（酌情） □ 患者既往基础用药 临时医嘱： □ 适当补充葡萄糖液和盐水液体支持 □ 切口换药并拔除引流 □ 拔除尿管	长期医嘱： □ 二级或三级护理（视情况） □ 患者既往基础用药 □ 半流质饮食 临时医嘱： □ 补充进食不足的液体支持	临时医嘱： □ 切口拆线 出院医嘱： □ 出院后相关用药
主要护理工作	□ 体位：指导患者下床活动及颈部活动 □ 观察患者病情变化 □ 指导饮食 □ 遵医嘱拔除尿管 □ 疼痛护理 □ 生活护理（一级护理） □ 心理支持	□ 体位与活动：自主体位，指导颈部活动 □ 指导饮食 □ 协助或指导生活护理	□ 出院指导 □ 办理出院手续 □ 预约复诊时间 □ 作息、饮食、活动指导 □ 服药指导 □ 清洁卫生 □ 疾病知识
病情变异记录	□ 无 □ 有，原因：	□ 无 □ 有，原因：	□ 无 □ 有，原因：
护士签名			
医师签名			

第二章　甲状腺良性肿瘤临床路径释义

一、甲状腺良性肿瘤编码

1. 原甲状腺良性肿瘤编码：甲状腺良性肿瘤（ICD-10：D34）

甲状腺部分切除、甲状腺次全切除或甲状腺近全切除术（ICD-9-CM-3：06.2/06.39）

2. 修改编码

疾病名称及编码：甲状腺良性肿瘤（ICD-10：D34）

结节性甲状腺肿（ICD-10：E04.902）

手术操作名称及编码：单侧甲状腺叶切除（ICD-9-CM-3：06.2）

甲状腺部分切除（ICD-9-CM-3：06.3）

甲状腺全部切除（ICD-9-CM-3：06.4）

二、临床路径检索方法

D34/E04.902 伴 06.2/06.3/06.4

三、甲状腺良性肿瘤临床路径标准住院流程

（一）适用对象

第一诊断为甲状腺良性肿瘤（ICD-10：D34）

行甲状腺部分切除、甲状腺次全切除或甲状腺近全切除术（ICD-9-CM-3：06.2/06.39）。

> **释义**
>
> ■ 本路径适用对象为甲状腺腺瘤，结节性甲状腺肿。
> ■ 根据肿瘤大小、部位，甲状腺良性肿瘤的手术方式分甲状腺部分切除、甲状腺次全切除或甲状腺近全切除术。

（二）诊断依据

根据《临床诊疗指南——外科学分册》（中华医学会编著，人民卫生出版社）、《甲状腺外科》（人民卫生出版社，第 1 版）等。

1. 发现颈前区肿物，无或伴有甲亢临床表现。

2. 体检提示颈前区肿块，随吞咽而上下活动。

3. 颈部 B 超提示甲状腺良性肿瘤。

4. 甲状腺功能正常或有甲亢表现。

> **释义**
>
> ■ 甲状腺良性肿瘤患者一般无明显症状。肿瘤呈圆形或椭圆形，大小不等，肿瘤活动度好，表面光滑，边界清，与周围组织无粘连，随吞咽上下移位。个别肿瘤较大者可压迫气管，使气管、食管移位。有时因肿块内出血，瘤体会突然增大，伴有局部胀痛。
>
> ■ 高分辨率超声检查是评估甲状腺结节的首选方法，对触诊怀疑，或是在 X 线、CT、MR 或 SPECT 检查中提示的甲状腺结节均应行超声检查。颈部超声可确定甲状腺结节的大小、数目、位置、质地、边界、包膜、钙化、血供和周围组织的关系等情况，同时评估颈部区域有无淋巴结及淋巴结大小、形态和结构特点。
>
> ■ 甲状腺良性肿瘤可以恶变，恶变者不属于本路径范畴。

（三）选择治疗方案的依据

根据《临床诊疗指南——外科学分册》（中华医学会编著，人民卫生出版社）、《甲状腺外科》（人民卫生出版社，第 1 版）等。

手术方式选择应保证甲状腺肿物连同周边少量正常组织一并切除（视术中情况可选择甲状腺部分切除、甲状腺次全切除或甲状腺近全切除术），术中应行标本冷冻检查以除外恶变。

> **释义**
>
> ■ 各医疗单位执行甲状腺良性肿瘤临床路径时，可根据疾病肿瘤制定具体的入路名称。
>
> ■ 肿瘤较小或生长缓慢的甲状腺良性肿瘤可以不做处理。因病情复杂、患者自身机体的原因或医疗条件的限制不适合手术的患者，要向患者提供其他治疗方式的选择，履行医师的告知义务和患者对该病的知情权。
>
> ■ 本病是良性肿瘤，手术为择期手术。

（四）临床路径标准住院日为≤10 天

> **释义**
>
> ■ 甲状腺良性肿瘤患者入院后，常规检查、包括超声、X 线检查等准备 1~2 天，术后恢复 5~7 天，总住院时间小于 10 天的均符合本路径要求。

（五）进入路径标准

1. 第一诊断必须符合 ICD-10：D34 甲状腺良性肿瘤疾病编码。

2. 当患者合并其他疾病，但住院期间不需要特殊处理也不影响第一诊断的临床路径流程实施时，可以进入路径。

> **释义**
>
> ■ 本路径适用对象为甲状腺腺瘤、结节性甲状腺肿。
> ■ 患者如果合并高血压、糖尿病、冠心病、慢阻肺、慢性肾病等其他慢性疾病，需要术前对症治疗时，如果不影响麻醉和手术，不影响术前准备的时间，可进入本路径。上述慢性疾病如果需要经治疗稳定后才能手术，术前需特殊准备的，先进入其他相应内科疾病的诊疗路径。

（六）术前准备1~2天

1. 必需的检查项目

（1）血常规、尿常规。

（2）肝功能、肾功能、电解质、凝血功能、感染性疾病筛查（乙肝、丙肝、艾滋病、梅毒等）。

（3）心电图、胸部 X 线检查。

（4）甲状腺功能检查（T_3、T_4、TSH），甲状腺及颈部淋巴结 B 超。

（5）有声音异常者，请耳鼻喉科会诊了解声带情况。

2. 根据患者病情可选择

（1）气管正侧位 X 线片。

（2）肺功能、超声心动图检查和血气分析等。

（3）甲状腺 CT 检查。

> **释义**
>
> ■ 必查项目是确保手术治疗安全、有效开展的基础，术前必须完成。
> ■ 为缩短患者住院等待时间，检查项目可以在患者入院前于门诊完成。
> ■ 对于肿瘤较大压迫气管术前应进行气管正侧位，评价气管受压情况。
> ■ 对于肿瘤可疑恶变者，可行甲状腺放射性核素扫描。
> ■ 高龄患者或有心肺功能异常患者，术前根据病情增加心脏彩超、肺功能、血气分析等检查。
> ■ 异议：对于肿瘤巨大，部分位于胸骨后的患者，应行颈部 CT 检查，评价气管受压情况，胸骨后肿瘤与颈部甲状腺相是否连续，并明确肿块与周围组织、脏器的关系。

（七）预防性抗菌药物选择与使用时机

1. 预防性抗菌药物：按照《抗菌药物临床应用指导原则》（卫医发〔2004〕285 号）执行。原则上不使用抗菌药物。当出现手术时间长，或为高龄、免疫缺陷等高危患者，可考虑预防用药，建议使用第一代头孢菌素。推荐使用头孢唑林钠肌内或静脉注射：

（1）成人：0.5~1.5 克/次，一日 2~3 次。

（2）对本药或其他头孢菌素类药过敏者，对青霉素类药有过敏性休克史者禁用；肝肾功能不全者、有胃肠道疾病史者慎用。

（3）使用本药前需进行皮肤过敏试验。

2. 预防性使用抗菌药物，时间为术前0.5小时，手术超过3小时加用1次抗菌药物。

> **释义**
>
> ■ 甲状腺良性肿瘤手术属于Ⅰ类切口，对于手术时间长，污染机会增加的患者及高龄或免疫缺陷等高危人群，可按规定适当预防性和术后应用抗菌药物，通常选用第一代、第二代头孢菌素。

（八）手术日为入院第3~4天

1. 麻醉方式：气管内插管全身麻醉、局部浸润麻醉或颈丛麻醉。
2. 手术方式：根据甲状腺肿物大小及其部位、性质选择甲状腺部分切除、甲状腺次全切除或甲状腺近全切除术。
3. 术中用药：麻醉常规用药。
4. 输血：根据术前血红蛋白状况及术中出血情况而定。
5. 病理学检查：术中行冷冻病理学检查，术后行石蜡切片病理学检查。

> **释义**
>
> ■ 目前甲状腺良性肿瘤手术多采用气管内全身麻醉。
>
> ■ 手术是否输血依照术中出血量而定，可根据医院条件采用自体血回输系统，必要时输异体血。
>
> ■ 手术中应常规进行术中冷冻病理学检查及术后石蜡切片病理学检查，明确肿瘤性质及治疗方案，恶变者不属于本路径范畴。

（九）术后住院恢复5~7天

1. 生命体征监测，切口冷敷，严密观察有无出血、声音异常、饮水呛咳等情况发生。
2. 根据病情，术后用药按照《国家基本药物》目录选择使用。
3. 抗菌药物按照《抗菌药物临床应用指导原则》（卫医发〔2004〕285号）执行。总预防性用药时间一般不超过24小时，个别情况可延长至48小时。明确感染患者，可根据药敏试验结果调整抗菌药物。
4. 术后2~3天切口换药，根据病情，尽早拔除尿管、引流管或引流条。
5. 实验室检查：必要时复查血常规、血生化等。
6. 术后5~7日换药、拆除皮肤切口缝线。

> **释义**
>
> ■ 术后可根据患者恢复情况做必须复查的检查项目，并根据病情变化增加检查的频次。复查项目并不仅局限于路径中的项目。

（十）出院标准

1. 无切口感染，引流管或引流条拔除。
2. 生命体征平稳，可自由活动。
3. 饮食恢复，无需静脉补液。
4. 无需要住院处理的其他并发症或合并症。

> **释义**
>
> ■ 主治医师应在出院前，通过复查的各项检查并结合患者恢复情况决定是否能出院。如果确有需要继续留院治疗的情况，超出了路径所规定的时间，应先处理并发症并符合出院条件后再准许患者出院。

（十一）变异及原因分析

1. 术前检查发现有其他合并疾病需要处理者，转入相应路径。
2. 术中冷冻提示甲状腺炎或甲状腺癌等转入相应路径。
3. 胸骨后巨大甲状腺肿有可能需要开胸手术。
4. 合并甲状腺功能亢进症的甲状腺良性肿瘤转入相应路径。
5. 术后出现并发症需要进行相关的诊断和治疗，不进入临床路径。

> **释义**
>
> ■ 对于轻微变异，如由于某种原因，路径指示应当于某一天的操作不能如期进行而要延期的，这种改变不会对最终结果产生重大改变，也不会更多地增加住院天数和住院费用，可不出本路径。
>
> ■ 除以上所列变异及原因外，如还出现医疗、护理、患者、环境等多方面的变异原因，应阐明变异相关问题的重要性，必要时须及时退出本路径，并将特殊的变异原因进行归纳、总结，以便重新修订路径时作为参考，不断完善和修订路径。

（十二）参考费用标准

3000~6000 元。

四、甲状腺良性肿瘤临床路径给药方案

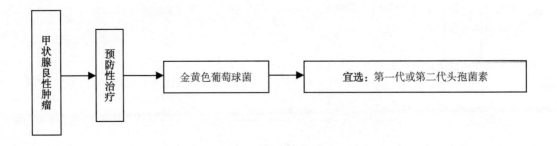

【用药选择】

1. 为预防术后切口感染，应针对金黄色葡萄球菌选用药物。

2. 第一代头孢菌素常用的注射剂有头孢唑林、头孢噻吩、头孢拉定等，口服制剂有头孢拉定、头孢氨苄和头孢羟氨苄等。第二代头孢菌素注射剂有头孢呋辛、头孢替安等，口服制剂有头孢克洛、头孢呋辛酯和头孢丙烯等。

【药学提示】

1. 对于甲状腺良性肿瘤手术需预防应用抗生素者，应在术前 0.5~2 小时给药，或麻醉开始时给药，使手术切口暴露时局部组织中已达到足以杀灭手术过程中入侵切口细菌的药物浓度。

2. 手术时间较短（<2 小时）的清洁手术，术前用药 1 次即可。

【注意事项】

1. 甲状腺良性肿瘤手术属于Ⅰ类切口，对于高危人群，可按规定适当预防性和术后应用抗菌药物，但需注意应尽可能单一、短程、较小剂量给药。

2. 用药前必须详细询问患者先前有否对头孢菌素类、青霉素类或其他药物的过敏史。

五、推荐表单

（一）医师表单

甲状腺良性肿瘤临床路径医师表单

适用对象：**第一诊断为**甲状腺良性肿瘤（ICD-10：D34）

行甲状腺部分切除、甲状腺次全切除或甲状腺近全切除术（ICD-9-CM-3：06.2/06.39）

患者姓名：_____性别：_____年龄：_____门诊号：_____住院号：_____

住院日期：____年___月___日　出院日期：____年___月___日　标准住院：≤10 天

日期	住院第 1 天	住院第 2~3 天 （手术前 1 天）
主要诊疗工作	□ 询问病史及体格检查 □ 完成住院病历和首次病程记录 □ 开化验单以及检查单 □ 上级医师查房与术前评估 □ 初步确定诊治方案和特殊检查项目	□ 上级医师查房 □ 完成术前准备与术前评估 □ 如合并其他疾病需要处理，及时变更临床路径 □ 根据检查检验结果进行术前讨论，确定治疗方案 □ 如考虑有恶性肿瘤或甲亢转入相应临床路径 □ 完成必要的相关科室会诊 □ 申请手术及开手术医嘱 □ 完成上级医师查房记录、术前讨论、术前小结等 □ 明确手术方式、手术关键步骤、术中注意事项等 □ 向患者及家属交代病情及围手术期注意事项 □ 签署授权委托书、手术知情同意书、自费用品协议书、输血同意书、麻醉同意书
重点医嘱	**长期医嘱：** □ 外科二级护理常规 □ 饮食（依据患者情况定） **临时医嘱：** □ 血常规、尿常规 □ 凝血功能、电解质、肝肾功能、感染性疾病筛查 □ 甲状腺功能、甲状腺 B 超（必要时甲状腺 CT） □ 心电图、胸部 X 线检查 □ 气管正侧位、肺功能、超声心动图（酌情） □ 耳鼻喉科会诊了解声带（必要时）	**长期医嘱：** □ 患者既往基础用药 **临时医嘱：** □ 必要的科室会诊 □ 术前医嘱： □ 常规准备明日行甲状腺部分切除术 □ 备皮 □ 术前禁食 6 小时、禁水 2 小时 □ 麻醉前用药 □ 备血（必要时） □ 术中特殊用药带药 □ 带影像学资料入手术室
病情变异记录	□ 无　□ 有，原因： 1. 2.	□ 无　□ 有，原因： 1. 2.
医师签名		

日期	住院第 3~4 天（手术日）	
	术前与术中	术后
主要诊疗工作	□ 陪送患者入手术室 □ 麻醉准备，监测生命体征 □ 施行手术 □ 保持各引流管通畅 □ 术中行冷冻病理学检查，术终行常规病理学检查	□ 麻醉医师完成麻醉记录 □ 完成术后首次病程记录 □ 完成手术记录 □ 向患者及家属说明手术情况
重点医嘱	长期医嘱： □ 甲状腺良性肿瘤常规护理 □ 一或二级护理 □ 禁食 临时医嘱： □ 术中冷冻检查	长期医嘱： □ 甲状腺部分切除术后常规护理 □ 一级护理 □ 禁食 □ 常规雾化吸入，bid □ 颈部切口引流接引流袋并记量或切口置橡皮引流条 □ 尿管接尿袋（视手术时间而定） □ 化痰药 临时医嘱： □ 吸氧 □ 床边备气管切开包 □ 血常规及生化检查（必要时） □ 注意切口出血
病情变异记录	□ 无　□ 有，原因： 1. 2.	
医师签名		

日期	住院第4~5天 （术后第1天）	住院第5~7天 （术后第2~4天）	住院第7~10天 （出院日）
主要诊疗工作	□ 上级医师查房 □ 观察病情变化，包括颈部、耳前叩击征及声音情况等 □ 观察引流量和性状，视引流情况拔除颈部引流管或引流条及尿管 □ 检查手术切口，更换敷料 □ 分析实验室检验结果 □ 维持水、电解质平衡 □ 住院医师完成常规病程记录	□ 上级医师查房 □ 观察病情变化，包括颈部、耳前叩击征及声音情况等 □ 住院医师完成常规病程记录 □ 必要时予相关特殊检查	□ 上级医师查房 □ 切口拆线 □ 明确是否符合出院标准 □ 完成出院记录、病案首页、出院证明书等 □ 通知出入院处 □ 通知患者及家属 □ 向患者告知出院后注意事项，如康复计划、返院复诊、后续治疗，及相关并发症的处理等 □ 出院小结、疾病证明书及出院须知交予患者
重点医嘱	长期医嘱： □ 甲状腺手术后常规护理 □ 一级护理 □ 半流食 □ 常规喷喉，bid □ 视情况拔除颈部引流管接袋并记量 □ 化痰药（酌情） □ 患者既往基础用药 临时医嘱： □ 适当补充葡萄糖液和盐水液体支持 □ 切口换药并拔除引流 □ 拔除尿管	长期医嘱： □ 二级或三级护理（视情况） □ 患者既往基础用药 □ 半流质饮食 临时医嘱： □ 补充进食不足的液体支持	临时医嘱： □ 切口拆线 出院医嘱： □ 出院后相关用药
病情变异记录	□ 无 □ 有，原因：	□ 无 □ 有，原因：	□ 无 □ 有，原因：
医师签名			

（二）护士表单

甲状腺良性肿瘤临床路径护士表单

适用对象：**第一诊断为**甲状腺良性肿瘤（ICD-10：D34）

　　　　　行甲状腺部分切除、甲状腺次全切除或甲状腺近全切除术（ICD-9-CM-3：06.2/ 06.39）

患者姓名：_____ 性别：_____ 年龄：_____ 门诊号：_____ 住院号：_____

住院日期：____年___月___日　出院日期：____年___月___日　标准住院日：≤10 天

时间	住院第 1 天	住院第 2~3 天（手术前一天）	住院第 3~4 天（手术日）
健康宣教	□ 入院宣教 □ 介绍主管医生、护士 □ 介绍环境、设施 □ 介绍住院注意事项	□ 术前宣教 □ 宣教疾病知识、术前准备及手术过程 □ 告知准备物品、沐浴 □ 告知术后饮食、活动及探视注意事项 □ 告知术后可能出现的情况及应对方式 □ 主管护士与患者沟通，了解并指导心理应对 □ 告知家属等候区位置	□ 术后当日宣教 □ 告知监护设备、管路功能及注意事项 □ 告知饮食、体位要求 □ 告知疼痛注意事项 □ 告知术后可能出现情况及应对方式 □ 告知用药情况 □ 给予患者及家属心理支持 □ 再次明确探视陪伴须知
护理处置	□ 核对患者，佩戴腕带 □ 建立入院护理病历 □ 更换病号服	□ 协助医生完成术前检查化验 □ 术前准备 □ 备皮、禁食、禁水 □ 开塞露通便 □ 必要时配血、抗菌药物皮试	**送手术** □ 摘除患者各种活动物品 □ 核对患者资料及带药 □ 填写手术交接单，签字确认 **接手术** □ 　核对患者及资料，签字确认
基础护理	□ 二级护理 □ 晨晚间护理 □ 患者安全管理	□ 二级护理 □ 晨晚间护理 □ 患者安全管理	□ 一级护理 □ 平卧，去枕 6 小时，协助改变体位（半坐卧位） □ 排泄护理 □ 患者安全管理
专科护理	□ 护理查体 □ 基础生命体征监测 　需要时，请家属陪伴	□ 协助医生完成术前检查化验	□ 病情观察，评估生命体征、伤口敷料、各种引流管情况、出入量、有无手足抽搐及声音嘶哑情况 □ 遵医嘱予液体支持、化痰、雾化吸入等治疗 □ 床边放置气管切开包
重点医嘱	□ 详见医嘱执行单	□ 详见医嘱执行单	□ 详见医嘱执行单
病情变异记录	□无　□有，原因： 1. 2.	□无　□有，原因： 1. 2.	□无　□有，原因： 1. 2.
护士签名			

时间	住院第 4~7 天 （术后第 1~4 天）	住院第 7~10 天 （术后第 4~7 天）
健康宣教	**术后宣教** □ 药物作用及频率 □ 饮食、活动指导 □ 复查患者对术前宣教内容的掌握程度 □ 疾病恢复期注意事项 □ 拔尿管后注意事项 □ 拔颈部引流管后注意事项 □ 下床活动注意事项	□ 出院宣教 　复查时间 　服药方法 　活动休息 　指导饮食 　康复训练方法 　指导办理出院手续
护理处置	□ 遵医嘱完成相关检查 □ 夹闭尿管，锻炼膀胱功能	□ 办理出院手续 □ 书写出院小结
基础护理	□ 一级或二级或三级护理 　晨晚间护理 　协助进食、水（饮水呛咳者鼻饲） 　协助翻身、床上移动、预防压疮 　排泄护理 　协助更衣 □ 患者安全管理	□ 二级或三级护理 　晨晚间护理 　协助或指导进食、进水 　协助或指导床旁活动 　康复训练 □ 患者安全管理
专科护理	□ 病情观察 　评估生命体征、伤口敷料、各种引流管情况、出入量、有无手足抽搐及声音嘶哑情况 □ 遵医嘱予液体支持、化痰、雾化吸入等治疗 □ 需要时，联系主管医生给予相关治疗及用药	□ 病情观察 　生命体征、伤口敷料、有无手足抽搐及声音嘶哑及是否改善情况
重点医嘱	□ 详见医嘱执行单	□ 详见医嘱执行单
病情变异记录	□ 无　□ 有，原因： 1. 2.	□ 无　□ 有，原因： 1. 2.
护士签名		

（三）患者表单

甲状腺良性肿瘤临床路径患者表单

适用对象：第一诊断为甲状腺良性肿瘤（ICD-10：D34）

行甲状腺部分切除、甲状腺次全切除或甲状腺近全切除术（ICD-9-CM-3：06.2/06.39）

患者姓名：_____性别：_____年龄：_____门诊号：_____住院号：_____

住院日期：____年___月___日 出院日期：____年___月___日 标准住院日：≤10 天

时间	住院第 1 天	住院第 2~3 天（手术前一天）	住院第 3~4 天（手术日）
监测	□ 测量生命体征、体重	□ 每日测量生命体征、询问排便，手术前一天晚测量生命体征	□ 手术清晨测量生命体征、血压一次，必要时测量血糖
医患配合	□ 护士行入院护理评估（简单询问病史） □ 接受入院宣教 □ 医生询问病史、既往病史、用药情况，收集资料 □ 进行体格检查	□ 配合完善术前相关化验、检查术前宣教 □ 甲状腺良性肿瘤疾病知识、临床表现治疗方法 □ 术前用物准备：毛巾、饮用水等 □ 手术室接患者，配合核对 □ 医生与患者及家属介绍病情及手术谈话 □ 手术时家属在等候区等候 □ 探视及陪伴制度	**术后宣教** □ 术后体位：麻醉未醒时平卧，清醒后，平卧，去枕 6 小时，协助改变体位，根据医嘱予监护设备、吸氧。 □ 配合护士定时监测生命体征、伤口敷料等 □ 不要随意动引流管 □ 疼痛的注意事项及处理 □ 告知医护不适及异常感受 □ 配合评估手术效果果
重点诊疗及检查	重点诊疗： □ 二级护理 □ 既往基础用药	重点诊疗： 术前准备： □ 备皮 □ 配血（必要时） □ 术前签字 重要检查： □ 心电图、胸部 X 线片 □ 颈部 B 超 □ 甲状腺放射性核素扫描（必要时）	重点诊疗： □ 一级护理 □ 予监护设备、吸氧 □ 注意留置管路安全与通畅 □ 用药：补液、化痰药物的应用 □ 护士协助记录出入量
饮食及活动	□ 正常普食 □ 正常活动	□ 禁食 6 小时、禁饮 2 小时 □ 正常活动	□ 根据病情半流食或鼻饲 □ 卧床休息，自主体位

时间	住院第 4~7 天 （术后第 1~4 天）	住院第 7~10 天 （术后第 4~7 天）
监测	□ 定时监测生命体征，每日询问排便	□ 定时监测生命体征、每日询问排便
医患配合	□ 医生巡视，了解病情 □ 配合生命体征的观察及必要的检查 □ 护士行晨晚间护理 □ 护士协助进食、进水、排泄等生活护理 □ 配合监测出入量 □ 膀胱功能锻炼，成功后可将尿管拔除 □ 配合功能恢复训练（必要时） □ 注意探视及陪伴时间	□ 护士行晨晚间护理 □ 医生拆线 □ 伤口注意事项 □ 配合功能恢复训练（必要时） **出院宣教：** □ 接受出院前康复宣教 □ 学习出院注意事项 □ 了解复查程序 □ 办理出院手续，取出院带药
重点诊疗及检查	**重点诊疗：** □ 一级或二级或三级护理 □ 静脉用药逐渐过渡至口服药 □ 医生定时予伤口换药 **重要检查：** □ 定期抽血化验	**重点诊疗：** □ 二级或三级护理 □ 普食 □ 医生定时予伤口换药 **重要检查：** □ 定期抽血化验（必要时）
饮食及活动	□ 根据病情逐渐由半流食过渡至普食，营养均衡，食用高蛋白、低脂肪、易消化，避免产气食物（牛奶、豆浆）及油腻食物。鼓励多食汤类食物，蔬菜及水果补充水分，卧床休息时可头高位，渐坐起 □ 术后第 3~4 天可视体力情况渐下床活动，循序渐进，注意安全 □ 行功能恢复锻炼（必要时）	□ 普食，营养均衡 □ 勿吸烟、饮酒 □ 正常活动 □ 行功能恢复训练（必要时）

附：原表单（2012 年版）

甲状腺良性肿瘤临床路径表单

适用对象：**第一诊断为**甲状腺良性肿瘤（ICD-10：D34）

行甲状腺部分切除、甲状腺次全切除或甲状腺近全切除术（ICD-9-CM-3：06.2/06.39）

患者姓名：_____ 性别：_____ 年龄：_____ 门诊号：_____ 住院号：_____

住院日期：____年___月___日 出院日期：____年___月___日 标准住院日：≤10 天

日期	住院第 1 天	住院第 2~3 天 （手术前 1 天）
主要诊疗工作	□ 询问病史及体格检查 □ 完成住院病历和首次病程记录 □ 开化验单以及检查单 □ 上级医师查房与术前评估 □ 初步确定诊治方案和特殊检查项目	□ 上级医师查房 □ 完成术前准备与术前评估 □ 如合并其他疾病需要处理，及时变更临床路径 □ 根据检查检验结果进行术前讨论，确定治疗方案 □ 如考虑有恶性肿瘤或甲亢转入相应临床路径 □ 完成必要的相关科室会诊 □ 申请手术及开手术医嘱 □ 完成上级医师查房记录、术前讨论、术前小结等 □ 明确手术方式、手术关键步骤、术中注意事项等 □ 向患者及家属交代病情及围术期注意事项 □ 签署授权委托书、手术知情同意书、自费用品协议书、输血同意书、麻醉同意书
重点医嘱	长期医嘱： □ 外科二级护理常规 □ 饮食（依据患者情况定） 临时医嘱： □ 血常规、尿常规 □ 凝血功能、电解质、肝肾功能、感染性疾病筛查 □ 甲状腺功能、甲状腺 B 超（必要时甲状腺 CT） □ 心电图、胸部 X 线检查 □ 气管正侧位、肺功能、超声心动图（酌情） □ 耳鼻喉科会诊了解声带（必要时）	长期医嘱： □ 患者既往基础用药 临时医嘱： □ 必要的科室会诊 □ 术前医嘱： □ 常规准备明日行甲状腺部分切除术 □ 备皮 □ 术前禁食 6 小时、禁水 2 小时 □ 麻醉前用药 □ 备血（必要时） □ 术中特殊用药带药 □ 带影像学资料入手术室
主要护理工作	□ 入院介绍 □ 入院评估 □ 健康教育 □ 活动指导 □ 饮食指导 □ 患者相关检查配合的指导 □ 心理支持	□ 静脉抽血 □ 健康教育 □ 饮食指导 □ 疾病知识指导 □ 术前指导 □ 促进睡眠（环境、药物） □ 心理支持
病情变异记录	□ 无 □ 有，原因： 1. 2.	□ 无 □ 有，原因： 1. 2.
护士签名		
医师签名		

日期	住院第 3~4 天（手术日）	
	术前与术中	术后
主要诊疗工作	□ 陪送患者入手术室 □ 麻醉准备，监测生命体征 □ 施行手术 □ 保持各引流管通畅 □ 术中行冷冻病理学检查，术终行常规病理学检查	□ 麻醉医师完成麻醉记录 □ 完成术后首次病程记录 □ 完成手术记录 □ 向患者及家属说明手术情况
重点医嘱	长期医嘱： □ 甲状腺良性肿瘤常规护理 □ 一级或二级护理 □ 禁食 临时医嘱： □ 术中冷冻检查	长期医嘱： □ 甲状腺部分切除术后常规护理 □ 一级护理 □ 禁食 □ 常规雾化吸入，bid □ 颈部切口引流接引流袋并记量或切口置橡皮引流条 □ 尿管接尿袋（视手术时间而定） □ 化痰药 临时医嘱： □ 吸氧 □ 床边备气管切开包 □ 血常规及生化检查（必要时） □ 注意切口出血
主要护理工作	□ 健康教育 □ 饮食：术前禁食、禁水 □ 术前沐浴、更衣，取下义齿、饰物 □ 告知患者及家属术前流程及注意事项 □ 指导术前注射用药后注意事项 □ 术前手术物品准备 □ 陪送患者入手术室 □ 术中按需留置尿管 □ 床边放置气管切开包 □ 心理支持	□ 体位与活动：平卧，去枕 6 小时，协助改变体位（半坐卧位） □ 按医嘱吸氧、禁食、禁水 □ 密切观察患者情况 □ 疼痛护理 □ 留置管道护理及指导 □ 心理支持（患者及家属）
病情变异记录	□ 无 □ 有，原因： 1. 2.	
护士签名		
医师签名		

日期	住院第4~5天（术后第1天）	住院第5~7天（术后第2~4天）	住院第7~10天（出院日）
主要诊疗工作	□ 上级医师查房 □ 观察病情变化，包括颈部、耳前叩击征及声音情况等 □ 观察引流量和性状，视引流情况拔除颈部引流管或引流条及尿管 □ 检查手术切口，更换敷料 □ 分析实验室检验结果 □ 维持水、电解质平衡 □ 住院医师完成常规病程记录	□ 上级医师查房 □ 观察病情变化，包括颈部、耳前叩击征及声音情况等 □ 住院医师完成常规病程记录 □ 必要时予相关特殊检查	□ 上级医师查房 □ 切口拆线 □ 明确是否符合出院标准 □ 完成出院记录、病案首页、出院证明书等 □ 通知出入院处 □ 通知患者及家属 □ 向患者告知出院后注意事项，如康复计划、返院复诊、后续治疗，及相关并发症的处理等 □ 出院小结、疾病证明书及出院须知交予患者
重点医嘱	长期医嘱： □ 甲状腺手术后常规护理 □ 一级护理 □ 半流食 □ 常规喷喉，bid □ 视情况拔除颈部引流管接袋并记量 □ 化痰药（酌情） □ 患者既往基础用药 临时医嘱： □ 适当补充葡萄糖液和盐水液体支持 □ 切口换药并拔除引流 □ 拔除尿管	长期医嘱： □ 二级或三级护理（视情况） □ 患者既往基础用药 □ 半流质饮食 临时医嘱： □ 补充进食不足的液体支持	临时医嘱： □ 切口拆线 出院医嘱： □ 出院后相关用药
主要护理工作	□ 体位：指导患者下床活动及颈部活动 □ 观察患者病情变化 □ 指导饮食 □ 遵医嘱拔除尿管 □ 疼痛护理 □ 生活护理（一级护理） □ 心理支持	□ 体位与活动：自主体位，指导颈部活动 □ 指导饮食 □ 协助或指导生活护理	□ 出院指导 □ 办理出院手续 □ 预约复诊时间 □ 作息、饮食、活动指导 □ 服药指导 □ 清洁卫生 □ 疾病知识
病情变异记录	□ 无 □ 有，原因： 1. 2.	□ 无 □ 有，原因： 1. 2.	□ 无 □ 有，原因： 1. 2.
护士签名			
医师签名			

第三章 急性乳腺炎临床路径释义

一、急性乳腺炎编码

疾病名称及编码：急性乳腺炎（ICD-10：O91，N61）

脓肿切开引流术（ICD-9-CM-3：85.0）

二、临床路径检索方法

O91/N61 伴 85.0

三、急性乳腺炎临床路径标准住院流程

（一）适用对象

第一诊断为急性乳腺炎（ICD-10 编码：O91，N61），需要行脓肿切开引流术（ICD-9-CM-3：85.0）的患者。

> **释义**
>
> ■ 急性乳腺炎（acute mastitis，CAP）是指乳腺的急性化脓性感染在医院外罹患的感染，乳腺导管内及周围结缔组织炎症，多见于初产妇。哺乳期内均可发生，多见于产后 3~4 周，又称产褥期乳腺炎。
>
> ■ 急性乳腺炎需性脓肿切开引流术：当急性乳腺炎控制不佳时会形成脓肿，局部形成肿物并伴有波动感。深部脓肿常需超声检查发现，脓肿区超声呈液性暗区。

（二）诊断依据

根据《临床诊疗指南——外科学分册》（中华医学会编著，人民卫生出版社），《黄家驷外科学》（第 7 版，人民卫生出版社）。

1. 病史：乳房出现红、肿、热、痛等急性炎症表现；多为哺乳期女性，常发生在产后 3~4 周；也可为非哺乳期女性。

2. 体征：患侧乳房出现红、肿、热、痛等急性炎症表现，常伴有患侧腋窝淋巴结肿大、压痛等，随炎症发展常伴有寒战、高热、脉搏加快等全身中毒表现。

3. 实验室检查：白细胞计数明显增高。

4. 影像学检查：超声提示有炎性浸润，单个或多个脓腔形成。

> **释义**
>
> ■需重视急性乳腺炎的流行病学特点即多见于产后哺乳期。对非哺乳期乳腺炎症性改变需鉴别浆细胞性乳腺炎、炎性乳癌等。浆细胞性乳腺炎多发生在非哺乳期，可伴有先天乳头发育不良、乳头溢液。进一步发展可形成肿物，继发细菌感染后可出现红、肿、局部皮温升高和疼痛。炎性乳腺癌是乳腺癌一特殊临床类型，进展快、预后差，主要表现为乳房水肿、局部皮肤发红、橘皮征阳性、皮温升高，但疼痛不明显，没有全身性炎症表现。患者流行病学资料在这三者鉴别中有重要参考价值。

（三）治疗方案的选择

根据《临床诊疗指南——外科学分册》（中华医学会编著，人民卫生出版社），《黄家驷外科学》（第7版，人民卫生出版社）。

1. 早期应用抗菌药物治疗，支持、对症治疗。
2. 中医中药治疗，可用蒲公英、野菊花等清热解毒药物。
3. 脓肿形成后及时行脓肿切开引流术。

> **释义**
>
> ■急性乳腺炎的进展因人、因治疗而异。一般初期呈急性蜂窝织炎样改变，数天后可能形成脓肿。脓肿形成者往往全身症状较重、疼痛明显，表浅脓肿可以触及波动感。在急性乳腺炎初期尚无脓肿形成时治疗以促进乳汁通常排出、药物治疗为主，此时患者不适合进入本路径。
>
> ■急性乳腺炎的重要病因即是乳汁引流不通畅，所以保证乳汁分泌正常是所有治疗的基础。炎症早起可继续对侧哺乳，患侧通过理疗热敷、按摩促进引流及炎症消退。
>
> ■脓肿形成的诊断对进入该路径非常关键。首先脓肿形成者一般疼痛、发热症状明显，浅表者查体可触及波动感，深部或多发、多房脓肿常需超声发现。

（四）标准住院日为≤11天

> **释义**
>
> ■如果患者术后恢复良好住院时间可以尽量缩短。

（五）进入路径标准

1. 第一诊断为急性乳腺炎（ICD-10编码：O91，N61），需要行脓肿切开引流术（ICD-9-CM-3：85.0）的患者。
2. 当患者同时具有其他疾病诊断，但在治疗期间不需要特殊处理也不影响第一诊断的临床路径流程实施时，可以进入路径。

释义

■ 患者同时具有其他疾病影响第一诊断的临床路径流程实施时均不适合进入临床路径。
■ 无脓肿切开引流指征患者不适合进入本临床路径。

（六）术前准备1~3天

1. 必需的检查项目
（1）血常规、尿常规、便常规。
（2）肝肾功能、凝血功能、血型、感染性疾病筛查（乙肝、丙肝、艾滋病、梅毒等）。
（3）胸部X线片、心电图。
（4）乳房彩超（脓肿形成者需行术前定位）。
2. 根据患者病情可选择：肺功能、超声心动图等。

释义

■ 部分或全部检查可以在门、急诊完成。
■ 特殊情况下有其他重要脏器病变时可在可选项中增加必要检查项目。
■ 乳腺彩超检查必须在术前完成，以进行脓肿定位及判断有无多房或深部脓肿。

（七）抗菌药物选择与使用时机

1. 按照《抗菌药物临床应用指导原则》（卫医发〔2004〕285号）执行，并结合患者的病情决定抗菌药物的选择。
2. 入院后即开始使用抗菌药物，经验性抗菌治疗可选用耐青霉素酶的半合成青霉素、头孢菌素、大环内酯类或克林霉素类药物。
（1）推荐使用苯唑西林钠肌内或静脉注射。①成人：1克/次，一日4次。②有青霉素类药物过敏史或青霉素皮肤试验阳性者禁用。③使用本药前需进行皮试。④严重肾功能减退者应避免应用大剂量。
（2）推荐使用头孢唑林钠肌内或静脉注射。①成人：0.5~1克/次，一日2~3次。②对本药或其他头孢菌素类药过敏者，对青霉素类药有过敏性休克史者禁用；肝肾功能不全者、有胃肠道疾病史者慎用。③使用本药前需进行皮肤过敏试验。
（3）推荐头孢呋辛钠肌内或静脉注射。①成人：0.75~1.5克/次，一日3次。②肾功能不全患者按照肌酐清除率制订给药方案：肌酐清除率>20ml/min者，每日3次，每次0.75~1.5g；肌酐清除率10~20ml/min患者，每次0.75g，一日2次；肌酐清除率<10ml/min患者，每次0.75g，一日1次。③对本药或其他头孢菌素类药过敏者，对青霉素类药有过敏性休克史者禁用；肝肾功能不全者、有胃肠道疾病史者慎用。④使用本药前需进行皮肤过敏试验。
（4）对β内酰胺类抗菌药物过敏者，可选用红霉素或克林霉素。

> **释义**
>
> ■ 急性乳腺炎的致病菌多为葡萄球菌，尤以金黄色葡萄球菌常见，因而经验性抗菌治疗可选择耐青霉素酶的半合成青霉素、头孢菌素。需要强调对青霉素类抗生素应用应注意过敏史的询问和皮试的进行。青霉素类和头孢类抗生素的半衰期短，在使用上应根据半衰期每日 2~3 次。对于青霉素类过敏患者可以选择大环内酯类或克林霉素类药物，后者可能在乳汁中分泌所以在哺乳期需慎用。对肾功能不全患者应用头孢呋辛时应根据肌酐清除率调整抗生素剂量。

（八）手术日为入院第 2~4 天

1. 麻醉方式：全身麻醉或局部麻醉。
2. 术中用药：麻醉常规用药。
3. 术后取（炎性）肿物或脓腔壁组织送病理检查，脓液送细菌培养+药物敏感试验，调整抗菌药物种类。

> **释义**
>
> ■ 脓肿范围小可在局麻下完成手术，如脓肿范围大或深部脓肿局麻效果欠佳，全麻较为理想。
>
> ■ 术中留取脓液行病原学诊断也是非常重要的部分。根据病原学诊断和药敏结果帮助调整抗菌药物的应用。在药敏结果出来前经验性抗菌治疗可选择半合成青霉素、头孢菌素等药物。脓肿壁或周围炎性组织需留取送病理检查，以确定诊断。

（九）术后住院恢复 5~7 天

1. 复查项目：血常规，必要时行乳房超声检查。
2. 术后抗菌药物：按照《抗菌药物临床应用指导原则》（卫医发〔2004〕285 号）执行，抗菌药物用至体温正常后 3 天。

> **释义**
>
> ■ 术后复查血常规及观测体温变化了解炎症控制情况。对于深部脓肿或多房脓肿或引流不畅时可借助超声检查判断乳房内有无脓液集聚。

（十）出院标准

1. 体温正常 3 天，引流管通畅或已拔除。
2. 常规化验指标无明显异常。
3. 没有需要住院处理的并发症和（或）合并症。

释义

■ 脓肿切开引流后需注意观察引流或渗出量,保证引流通畅。敷料需及时更换,保持干燥。

(十一)变异及原因分析

1. 有影响手术的其他疾病,需要进行相关的诊断和治疗,住院时间延长。

2. 出现新发脓肿,需要继续治疗,将延长住院时间,增加治疗费用。

3. 未形成脓肿患者,不进入本路径。

释义

■ 微小变异:因为急诊手术提前结束或进入下一日检查或治疗;因医院检验项目的及时性,不能按照要求完成检查;因为节假日不能按照要求完成检查;患者不愿配合完成相应检查。乳房内出现新发脓肿继续治疗产生的变异。

■ 重大变异:治疗中并发重大疾病需要进一步诊断和治疗;因各种原因需要其他治疗措施;医院与患者或家属发生医疗纠纷,患者要求离院或转院;不愿按照要求出院随诊而导致入院时间明显延长。

(十二)参考费用标准

4000~8000元。

四、急性乳腺炎给药方案

【用药选择】

1. 急性乳腺炎诊断明确后尽早开始抗菌药物经验治疗。应选用针对革兰阳性细菌能覆盖金黄色葡萄球菌和链球菌的药物。

2. 住院手术治疗患者应留取脓液标本,送细菌培养及药物敏感试验。

3. 轻症患者可口服用药;重症患者选用静脉给药,待发热控制后改用口服药序贯治疗。

【药学提示】

1. 目前很多金黄色葡萄球菌存在对青霉素耐药的情况,因而经验性治疗可选择耐青霉素酶的半合成青霉素、头孢菌素。

2. 应用半合成青霉素或头孢菌素均需根据说明书要求进行青霉素皮试或头孢菌素皮肤过敏试验。对上述药物过敏者可考虑大环内酯类药物、克林霉素等。

3. 大环内酯类静脉给药可引起血栓性静脉炎,故红霉素静脉滴注时药物浓度不宜超过 1mg/ml。

4. 应考虑患者处于哺乳期这一特点,注意药物经母乳排泄影响乳儿的可能。哺乳期患者时应避免选用氨基糖苷类、喹诺酮类、四环素类、氯霉素、磺胺药等。大环内酯类药物乳汁中分泌量较高,应用时应暂停哺乳。青霉素类、头孢菌素类等β内酰胺类在乳汁中含量低,青霉素类有致过敏反应的可能等。哺乳期患者应用任何抗菌药物时,宜暂停哺乳。

【注意事项】

1. 半合成青霉素、头孢菌素等半衰期短,应每天多次应用。

2. 对脓肿形成的急性乳腺炎患者抗菌药物治疗不能替代外科治疗。

五、推荐表单

（一）医师表单

急性乳腺炎临床路径医师表单

适用对象：**第一诊断为**急性乳腺炎（ICD-10：O91，N61）

行乳腺脓肿切开引流术（ICD-9-CM-3：85.0）

患者姓名：_____ 性别：_____ 年龄：_____ 门诊号：_____ 住院号：_____

住院日期：____年___月___日 出院日期：____年___月___日 标准住院日：7~14 天

时间	住院第 1 天	住院第 2~3 天	住院第 3~4 天（手术日）
主要诊疗工作	□ 询问病史及体格检查 □ 完成病历书写 □ 完善检查 □ 上级医师查房与术前评估 □ 初步确定手术方式和日期	□ 上级医师查房 □ 完成术前准备与术前评估 □ 完成必要的相关科室会诊 □ 完成术前小结、上级医师查房记录等病历书写 □ 签署手术知情同意书 □ 签署自费用品协议书、输血同意书（必要时） □ 向患者及家属交代围术期注意事项	□ 手术 □ 术者完成手术记录 □ 完成术后病程 □ 上级医师查房 □ 向患者及家属交代病情及术后注意事项
重点医嘱	**长期医嘱：** □ 外科护理常规 □ 二级护理 □ 饮食 □ 患者既往基础用药 □ 使用抗菌药物 **临时医嘱：** □ 血常规、尿常规、便常规 □ 肝肾功能、凝血功能、血型、感染性疾病筛查 □ 胸片、心电图 □ 乳房超声及脓肿定位 □ 肺功能、超声心动图（视情况而定） □ 青霉素试敏	**长期医嘱：** □ 患者既往基础用药 **术前医嘱：** □ 拟明日 ◎ 局部麻醉 ◎ 全身麻醉下行乳腺脓肿切开引流术 □ 术前 6 小时禁食、禁水 □ 备皮 □ 使用抗菌药物	**长期医嘱：** □ 术后 6 小时后普食（全身麻醉）/普食（局部麻醉） □ 一级护理（全身麻醉）/二级护理（局部麻醉） □ 使用抗菌药物 **临时医嘱：** □ 必要时给予镇痛药物
病情变异记录	□ 无 □ 有，原因： 1. 2.	□ 无 □ 有，原因： 1. 2.	□ 无 □ 有，原因： 1. 2.
医师签名			

时间	住院第 4~5 天 （术后第 1 日）	住院第 6~7 天 （术后第 2~3 日）	住院第 7~11 天 （术后第 3~7 天，出院日）
主要诊疗工作	□ 上级医师查房，注意病情变化 □ 住院医师完成常规病历书写 □ 注意引流量和引流液性状 □ 注意观察体温、血压等 □ 根据需要复查血常规	□ 上级医师查房 □ 完成常规病历书写 □ 根据引流情况决定是否拔除引流管	□ 上级医师查房，进行手术及伤口评估，确定有无手术并发症和切口愈合不良情况，明确是否出院 □ 完成出院记录、病案首页、出院证明书等 □ 向患者交代出院后的注意事项
重点医嘱	长期医嘱： □ 二级护理 □ 普食 □ 使用抗菌药物 临时医嘱： □ 换药	长期医嘱： □ 二级护理 □ 普食 □ 使用抗菌药物 临时医嘱： □ 换药	出院医嘱： □ 换药 □ 必要时复查患乳彩超 □ 拔除引流或定期门诊换药
病情变异记录	□ 无　□ 有，原因： 1. 2.	□ 无　□ 有，原因： 1. 2.	□ 无　□ 有，原因： 1. 2.
医师签名			

（二）护士表单

急性乳腺炎临床路径护士表单

适用对象：**第一诊断为**急性乳腺炎（ICD-10：O91，N61）

　　　　　行乳腺脓肿切开引流术（ICD-9-CM-3：85.0）

患者姓名：_____ 性别：_____ 年龄：_____ 门诊号：_____ 住院号：_____

住院日期：____年____月____日　出院日期：____年____月____日　标准住院日：7~14 天

时间	住院第 1 天	住院第 2~3 天	住院第 3~4 天（手术日）
健康宣教	□ 介绍主管医生、护士 □ 介绍环境、设施 □ 介绍住院注意事项 □ 入院护理评估 □ 指导进行相关检查 □ 母乳喂养技术宣教	□ 晨起静脉取血 □ 卫生知识及手术知识宣教 □ 嘱患者禁食、禁水时间 □ 药物敏感试验 □ 备皮	□ 术前更衣 □ 指导手术注意事项 □ 给予术后饮食指导 □ 指导并协助术后活动
护理处置	□ 核对患者、佩戴腕带 □ 建立入院护理病历 □ 卫生处置：剪指甲、沐浴、更换病号服 □ 执行入院后医嘱	□ 随时观察患者病情变化 □ 遵医嘱正确使用抗生素 □ 协助医生完成各项检查化验 □ 术前准备 □ 禁食、禁水	□ 与手术室人员核对患者 □ 执行术后医嘱 □ 观察术后病情变化 □ 观察创口出血及引流情况 □ 保持各种管路通畅
基础护理	□ 二级护理 □ 晨晚间护理 □ 患者安全管理	□ 二级护理 □ 晨晚间护理 □ 患者安全管理	□ 一级护理 □ 晨晚间护理 □ 患者安全管理
专科护理	□ 护理查体 □ 体温、疼痛评估 □ 心理护理	□ 体温监测 □ 遵医嘱完成相关检查 □ 心理护理 □ 患处疼痛评估 □ 遵医嘱正确给药 □ 指导患者术前准备	□ 病情观察：评估患者生命体征，特别是体温 □ 观察伤口引流情况 □ 观察伤口敷料包扎 □ 需要时请家属陪伴 □ 心理护理
重点医嘱	□ 详见医嘱执行单	□ 详见医嘱执行单	□ 详见医嘱执行单
病情变异记录	□ 无　□ 有，原因： 1. 2.	□ 无　□ 有，原因： 1. 2.	□ 无　□ 有，原因： 1. 2.
护士签名			

时间	住院第 4~5 天 （术后第 1 日）	住院第 6~7 天 （术后第 2~3 日）	住院第 7~11 天 （术后第 3~7 天，出院日）
健康 宣教	□ 术后康复宣教 □ 观察进食情况并进行指导	□ 术后换药注意事项的宣教 □ 防止乳汁淤积	□ 急性乳腺炎知识指导 □ 正确母乳喂养技术宣教 □ 指导办理出院手续
护理 处置	□ 观察病情变化 □ 观察创口出血情况 □ 观察进食情况并给予指导 □ 心理与生活护理	□ 观察病情变化及饮食情况 □ 心理与生活护理	□ 指导办理出院手续 □ 指导复查时间和注意事项
基础 护理	□ 二级护理 □ 晨晚间护理 □ 患者安全管理	□ 二级护理 □ 晨晚间护理 □ 患者安全管理	□ 三级护理 □ 晨晚间护理 □ 患者安全管理
专科 护理	□ 护理查体 □ 体温、疼痛评估 □ 心理护理	□ 体温监测 □ 遵医嘱完成相关检查 □ 心理护理 □ 协助换药 □ 遵医嘱正确给药 □ 指导患者乳房按摩	□ 病情观察：评估患者生命 □ 观察伤口引流情况 □ 观察伤口敷料包扎
重点 医嘱	□ 详见医嘱执行单	□ 详见医嘱执行单	□ 详见医嘱执行单
病情 变异 记录	□ 无 □ 有，原因： 1. 2.	□ 无 □ 有，原因： 1. 2.	□ 无 □ 有，原因： 1. 2.
护士 签名			

（三）患者表单

急性乳腺炎临床路径患者表单

适用对象：**第一诊断为**急性乳腺炎（ICD-10：O91，N61）

　　　　　行乳腺脓肿切开引流术（ICD-9-CM-3：85.0）

患者姓名：_____ 性别：_____ 年龄：_____ 门诊号：_____ 住院号：_____

住院日期：____年___月___日 出院日期：____年___月___日 标准住院：7~14 天

时间	入院当日	住院期间（第2~3天）	住院第3~4天（手术日）
医患配合	□ 配合询问病史、收集资料，请务必详细告知既往史、用药史、过敏史 □ 配合进行体格检查 □ 有任何不适告知医生	□ 配合完善相关检查、化验，如采血、留尿、心电图、胸部X线片等 □ 医生向患者及家属介绍病情，签署手术知情同意 □ 如有异常检查结果需进一步检查 □ 配合用药及治疗 □ 配合医师调整用药 □ 有任何不适告知医生	□ 接受手术前指导 □ 知道手术目的、方式 □ 了解麻醉方式
护患配合	□ 配合测量体温、脉搏、呼吸、血压、血氧饱和度、体重 □ 配合完成入院护理评估单（简单询问病史、过敏史、用药史） □ 接受入院宣教（环境介绍、病室规定、订餐制度、贵重物品保管等） □ 有任何不适告知护士	□ 配合测量体温、脉搏、呼吸，询问每日排便情况 □ 接受相关化验检查宣教，正确留取标本，配合检查 □ 有任何不适告知护士 □ 接受输液、服药治疗 □ 注意活动安全，避免坠床或跌倒 □ 配合执行探视及陪伴 □ 接受疾病及用药等相关知识指导	□ 配合测量体温、脉搏、呼吸，询问每日排便情况 □ 接受引流量记录 □ 配合伤口情况检查 □ 有任何不适告知护士 □ 接受输液、服药治疗 □ 注意活动安全，避免坠床或跌倒 □ 配合执行探视及陪伴 □ 接受疾病及用药等相关知识指导
饮食	□ 正常普食	□ 术前6~8小时禁食、禁水	□ 术后6小时禁食
排泄	□ 正常排尿便	□ 正常排尿便	□ 正常排尿便
活动	□ 适量活动	□ 适量活动	□ 适量活动

时间	住院第 4~5 天 （术后第 1 日）	住院第 6~7 天 （术后第 2~3 日）	住院第 7~11 天 （术后第 3~7 天，出院日）
医患配合	□ 配合医生查房 □ 配合进行伤口检查 □ 有任何不适告知医生	□ 配合伤口换药 □ 配合用药及治疗 □ 有任何不适告知医生	□ 接受出院前查体 □ 配合换药
护患配合	□ 配合测量体温、脉搏、呼吸、血压、血氧饱和度、体重 □ 配合完成术后护理评估单（简单询问病史、过敏史、用药史） □ 接受入院宣教（环境介绍、病室规定、订餐制度、贵重物品保管等） □ 有任何不适告知护士	□ 配合测量体温、脉搏、呼吸，询问每日排便情况 □ 配合护士母乳喂养技术宣教 □ 配合乳房按摩理疗 □ 配合用药及治疗 □ 有任何不适告知护士 □ 接受输液、服药治疗 □ 注意活动安全，避免坠床或跌倒 □ 配合执行探视及陪伴 □ 接受疾病及用药等相关知识指导	□ 配合测量体温、脉搏、呼吸，询问每日排便情况 □ 接受引流量记录 □ 配合伤口情况检查 □ 有任何不适告知护士 □ 配合出院宣教 □ 配合完成术后护理记录评估单 □ 配合执行探视及陪伴
饮食	□ 正常普食	□ 正常普食	□ 正常普食
排泄	□ 正常排尿便	□ 正常排尿便	□ 正常排尿便
活动	□ 适量活动	□ 适量活动	□ 适量活动

附：原表单（2012 年版）

急性乳腺炎临床路径表单

适用对象：**第一诊断为**急性乳腺炎（ICD-10：O91，N61）
行乳腺脓肿切开引流术（ICD-9-CM-3：85.0）

患者姓名：_____ 性别：_____ 年龄：_____ 门诊号：_____ 住院号：_____

住院日期：____年___月___日 出院日期：____年___月___日 标准住院日：≤11 天

时间	住院第 1 天	住院第 2~3 天	住院第 3~4 天 （手术日）
主要诊疗工作	□ 询问病史及体格检查 □ 完成病历书写 □ 完善检查 □ 上级医师查房与术前评估 □ 初步确定手术方式和日期	□ 上级医师查房 □ 完成术前准备与术前评估 □ 完成必要的相关科室会诊 □ 完成术前小结、上级医师查房记录等病历书写 □ 签署手术知情同意书 □ 签署自费用品协议书 □ 向患者及家属交代围术期注意事项	□ 手术 □ 术者完成手术记录 □ 完成术后病程 □ 上级医师查房 □ 向患者及家属交代病情及术后注意事项
重点医嘱	**长期医嘱：** □ 外科护理常规 □ 二级护理 □ 饮食 □ 患者既往基础用药 □ 使用抗菌药物 **临时医嘱：** □ 血常规、尿常规 □ 肝肾功能、凝血功能、感染性疾病筛查 □ 胸部 X 线检查、心电图 □ 乳房超声及脓肿定位	**长期医嘱：** □ 患者既往基础用药 **术前医嘱：** □ 拟明日◎局部麻醉◎全身麻醉下行乳腺脓肿切开引流术 □ 术前 6 小时禁食、禁水 □ 备皮 □ 使用抗菌药物	**长期医嘱：** □ 术后 6 小时后普食（全身麻醉）/普食（局部麻醉） □ 一级护理（全身麻醉）/二级护理（局部麻醉） □ 使用抗菌药物 **临时医嘱：** □ 必要时给予镇痛药物
主要护理工作	□ 介绍病房环境、设施及设备 □ 入院护理评估 □ 执行入院后医嘱 □ 指导进行相关检查等	□ 晨起静脉取血 □ 卫生知识及手术知识宣教 □ 嘱患者禁食、禁水时间 □ 药物敏感试验 □ 备皮	□ 术前更衣 □ 观察术后病情变化 □ 观察创口出血及引流情况 □ 保持各种管路通畅 □ 给予术后饮食指导 □ 指导并协助术后活动
病情变异记录	□ 无 □ 有，原因： 1. 2.	□ 无 □ 有，原因： 1. 2.	□ 无 □ 有，原因： 1. 2.
护士签名			
医师签名			

时间	住院第 4~5 天 （术后第 1 日）	住院第 6~7 天 （术后第 2~3 日）	住院第 7~11 天 （术后第 3~10 天，出院日）
主要诊疗工作	□ 上级医师查房，注意病情变化 □ 住院医师完成常规病历书写 □ 注意引流量和引流液性状 □ 注意观察体温、血压等 □ 根据需要复查血常规	□ 上级医师查房 □ 完成常规病历书写 □ 拔除引流管	□ 上级医师查房，进行手术及伤口评估，确定有无手术并发症和切口愈合不良情况，明确是否出院 □ 完成出院记录、病案首页、出院证明书等 □ 向患者交代出院后的注意事项
重点医嘱	长期医嘱： □ 二级护理 □ 普食 □ 使用抗菌药物 临时医嘱： □ 换药	长期医嘱： □ 二级护理 □ 普食 □ 使用抗菌药物 临时医嘱： □ 换药	出院医嘱： □ 换药 □ 复查患乳彩超 □ 定期门诊换药
主要护理工作	□ 观察病情变化 □ 观察创口出血情况 □ 观察进食情况并给予指导 □ 心理与生活护理 □ 术后患肢功能锻炼	□ 观察病情变化及饮食情况 □ 心理与生活护理 □ 术后患肢功能锻炼	□ 指导办理出院手续 □ 指导复查时间和注意事项
病情变异记录	□ 无　□ 有，原因： 1. 2.	□ 无　□ 有，原因： 1. 2.	□ 无　□ 有，原因： 1. 2.
护士签名			
医师签名			

第四章 慢性胆囊炎临床路径释义

一、慢性胆囊炎编码

1. 疾病名称及编码：慢性胆囊炎（ICD-10：K80.1/K81.101）
2. 手术操作名称及编码：腹腔镜下胆囊切除术（ICD-9-CM-3：51.23）

二、临床路径检索方法

K80.1/K81.101 伴 51.23

三、慢性胆囊炎临床路径标准住院流程

（一）适用对象

第一诊断为慢性胆囊炎或合并胆囊结石（ICD-10：K80.1/K81.1）

行腹腔镜胆囊切除术（ICD-9-CM-3：51.23）。

> **释义**
>
> ■ 适用对象编码参见第一部分。
> ■ 本路径适用对象为慢性胆囊炎或合并胆囊结石。
> ■ 根据病情程度评估，具有手术适应证者可行腹腔镜胆囊切除术。

（二）诊断依据

根据《临床诊疗指南——外科学分册》（中华医学会编著，人民卫生出版社）、《黄家驷外科学》（第7版，人民卫生出版社）等。

1. 症状：右上腹持续性隐痛或胀痛，可放射到右肩胛区，高脂餐后加剧；反复发作的胃灼热、嗳气、反酸、腹胀、恶心等消化不良症状。
2. 体征：部分患者有胆囊区的压痛或叩击痛。
3. 实验室检查：白细胞计数可不升高，少数患者转氨酶升高。
4. 影像学检查：B超检查可明确诊断，合并胆囊结石且发生过黄疸、胰腺炎的患者应行 MRCP 或 CT 等检查了解胆总管情况。

> **释义**
>
> ■ 慢性胆囊炎是急性胆囊炎反复多次发作或长期存在胆囊结石的后果，致使胆囊萎缩，囊壁增厚，内含结石，胆囊功能不良。

■B超为诊断胆系疾病的首选方法，且可同时检测其他脏器，对胆囊结石诊断的准确率可达90%~100%，能发现直径2~3mm大小胆囊壁上隆起性病变。B超可提示胆囊大小、胆囊收缩功能、胆囊壁的厚度以及结石大小等情况。

■胆囊结石伴慢性胆囊炎患者　一旦出现黄疸、胰腺炎应考虑到Mirizzi综合征或胆囊结石进入胆总管，或其他原因引起梗阻性黄疸，此时应行MRCP及CT等检查，同时应排除内科型黄疸。

■慢性胆囊炎应与胆囊胆固醇沉积症、胆囊腺肌增生症、胆囊神经瘤病相鉴别。

（三）选择治疗方案的依据

根据《临床诊疗指南——外科学分册》（中华医学会编著，人民卫生出版社）、《黄家驷外科学》（第7版，人民卫生出版社）等。

拟行腹腔镜胆囊切除术。

释义

■对伴有结石或确诊为慢性胆囊炎无结石者首选腹腔镜胆囊切除。对无症状者，手术治疗应慎重。对年迈体弱或伴有重要器官严重器质性病变者，可采用非手术治疗。

■在腹腔镜胆囊切除术中因解剖关系复杂、胆囊管炎症重、周围组织粘连等，应果断中转开腹，确保手术安全。

（四）标准住院日为6~7天

释义

■慢性胆囊炎或合并胆囊结石患者入院后，常规检查（包括B超等）准备2~3天，术后恢复3~4天，总住院时间小于7天均符合本路径要求。

（五）进入路径标准

1. 第一诊断必须符合ICD-10：K80.1/K81.1慢性胆囊炎或合并胆囊结石疾病编码。

2. 当患者合并其他疾病，但住院期间不需要特殊处理也不影响第一诊断的临床路径流程实施时，可以进入路径。

释义

■患者如果合并高血压、糖尿病、冠心病、慢阻肺、慢性肾病等其他慢性疾病，需要术前对症治疗时，如果不影响麻醉和手术，不影响术前准备的时间，可进入本路径。上述慢性疾病如果需要经治疗稳定后才能手术、或抗凝、抗血小板治疗等，术前需特殊准备的，先进入其他相应内科疾病的诊疗路径。

（六）术前准备2天（指工作日）

1. 必需的检查项目

（1）血常规、尿常规、便常规+ 隐血。

（2）肝功能、肾功能、电解质、凝血功能、感染性疾病筛查、血型。

（3）腹部超声。

（4）心电图、胸部X线平片。

2. 根据患者病情可选择的检查项目：消化肿瘤标志物（CEA、CA199）、MRCP或上腹部CT、血气分析、肺功能、超声心动图检查等。

释义

■ 必查项目是评估患者一般状况及重要脏器功能，判断患者能否耐受麻醉、手术，确保手术安全、有效的基础，需在术前完成。尤其对年龄较大，病程较长的胆囊结石伴慢性胆囊炎患者应筛查肿瘤标志物，注意与胆囊癌相鉴别。

■ 为缩短患者住院等待时间，检查项目可以在患者入院前于门诊完成。

■ 高龄患者或有心肺功能异常者，术前根据病情增加心脏彩超、肺功能、血气分析、头颅MR等检查。

（七）抗菌药物选择与使用时机

1. 抗菌药物：按照《抗菌药物临床应用指导原则》（卫医发〔2004〕285号）执行。可考虑使用第二代头孢菌素，有反复感染史者可选头孢曲松或头孢哌酮或头孢哌酮/舒巴坦；明确感染患者，可根据药物敏感试验结果调整抗菌药物。

（1）推荐头孢呋辛钠肌内或静脉注射。①成人：0.75~1.5克/次，一日3次。②儿童：平均一日剂量为60mg/kg，严重感染可用到100 mg/kg，分3~4次给予。③肾功能不全患者按照肌酐清除率制订给药方案：肌酐清除率>20ml/min者，每日3次，每次0.75~1.5g；肌酐清除率10~20ml/min患者，每次0.75g，一日2次；肌酐清除率<10ml/min患者，每次0.75g，一日1次。④对本药或其他头孢菌素类药过敏者，对青霉素类药有过敏性休克史者禁用；肝肾功能不全者、有胃肠道疾病史者慎用。⑤使用本药前需进行皮肤过敏试验。

（2）推荐头孢曲松钠肌内注射、静脉注射或静脉滴注。①成人：1克/次，一次肌内注射或静脉滴注。②儿童：儿童用量一般按成人量的1/2给予。③对本药或其他头孢菌素类药过敏者，对青霉素类药有过敏性休克史者禁用；肝肾功能不全者、有胃肠道疾病史者慎用。

2. 在给予抗菌药物治疗之前应尽可能留取相关标本送培养，获病原菌后进行药物敏感试验，作为调整用药的依据。有手术指征者应进行外科处理，并于手术过程中采集病变部位标本做细菌培养及药物敏感试验。

3. 预防性用抗菌药物，时间为术前0.5小时，手术超过3小时加用1次抗菌药物；总预防性用药时间一般不超过24小时，个别情况可延长至48小时。

4. 造影剂选择：碘过敏试验阴性者，选用泛影葡胺；碘过敏试验阳性者，选用有机碘造影剂。

> **释义**
>
> ■ 腹腔镜胆囊切除手术属于Ⅱ类切口，需要术前30分钟及术后预防性使用抗生素，常选择对革兰阴性杆菌敏感抗生素，如第二代头孢菌素。Ⅱ类切口术后预防性用药时间为24小时，必要时可延至48小时。
>
> ■ 对于手术时间小于2小时者于术前30分钟使用抗生素即可，对于手术时间超过3小时者或失血量大超过1500ml者，可于术中给予第2剂抗生素。
>
> ■ 如果术前已存在感染，可选用对肠道致病菌敏感的抗生素，推荐使用第二代或第三代头孢类。治疗前尽可能留取标本培养，根据药物敏感试验结果选用敏感抗生素。

（八）手术日为入院第3天

1. 麻醉方式：气管插管全身麻醉。
2. 手术方式：腹腔镜胆囊切除术。
3. 术中用药：麻醉常规用药。
4. 输血：根据术前血红蛋白状况及术中出血情况而定。
5. 病理学检查：切除标本解剖后作病理学检查，必要时行术中冷冻病理学检查。

> **释义**
>
> ■ 腹腔镜胆囊切除术一般选择气管插管全身麻醉。
>
> ■ 胆囊切除要点是必须认清胆囊管及肝总管、胆总管三管的关系，警惕和辨认胆囊三角的解剖变异，保留0.5cm长的胆囊管残端，避免胆管损伤。
>
> ■ 术前用抗菌药物参考《抗菌药物临床应用指导原则》执行。
>
> ■ 手术是否输血依照术中出血量及监测血常规而定，必要时输红细胞悬液或血浆。
>
> ■ 对切除的胆囊均应及时剖开，检查胆囊黏膜是否光滑，是否局限增厚及新生物形成。如可疑合并恶性病变应及时送术中冷冻病理学检查，待检查结果回报后决定是否需进一步扩大手术。术后常规送石蜡病理检查。

（九）术后住院恢复3~4天

1. 必须复查的检查项目：血常规、肝肾功能、电解质。
2. 术后用药：抗菌药物使用按照《抗菌药物临床应用指导原则》（卫医发〔2004〕285号）执行。如有继发感染征象，尽早开始抗菌药物的经验治疗。经验治疗需选用能覆盖肠道革兰阴性杆菌、肠球菌属等需氧菌和脆弱拟杆菌等厌氧菌的药物。
3. 严密观察有无胆瘘、出血等并发症，并作相应处理。
4. 术后饮食指导。

> **释义**
>
> ■ 术后可根据患者恢复情况做必须复查的检查项目，如血常规、肝肾功能、电解质，必要时检查血、尿淀粉酶，并根据病情变化增加检查的频次。其他复查项目需根据具体病情选择，不局限于路径中项目。
>
> ■ 胆囊切除术后常见的并发症有：胆道损伤、胆瘘、出血、胆道狭窄等，其中早期并发症以胆瘘及出血为常见。术后严密观察腹腔引流管引流情况，若引流液含有胆汁，即考虑胆瘘可能，结合腹部 B 超检查可动态观察。

（十）出院标准

1. 一般状况好，体温正常，无明显腹痛。
2. 恢复肛门排气排便，可进半流食，可以自由活动，无明显腹部体征。
3. 实验室检查基本正常。
4. 切口愈合良好：引流管拔除，伤口无感染，无皮下积液（或门诊可处理的少量积液），可门诊拆线。

> **释义**
>
> ■ 主治医师应在出院前，通过评估患者一般状况，饮食及二便情况，查体及复查各项检查结果决定是否能出院。如果确有需要继续留院治疗的情况，超出了路径所规定的时间，应先处理并发症并符合出院条件后再准许患者出院。

（十一）变异及原因分析

1. 术前合并其他基础疾病影响手术的患者，需要进行相关的诊断和治疗。
2. 术中发现胆管癌、肝癌，则进入相应路径。
4. 术后出现并发症（胆瘘、出血等）的患者，住院时间延长、费用增加。
5. 合并不可逆转的凝血酶原时间异常，住院时间延长、费用增加。

> **释义**
>
> ■ 如不能按照要求完成检查或因为节假日不能按照要求完成检查等原因造成的变异，路径指示应当于某一天的操作不能如期进行而要延期的，这种轻微变异不会对最终结果产生重大改变，也不会更多地增加住院天数和住院费用，可不退出本路径。
>
> ■ 对于因基础疾病需要进一步诊断和治疗、术中发现合并其他疾病、术后出现严重并发症或患者不同意手术、要求离院或转院等重大变异须及时退出本路径。将特殊的变异原因进行归纳、总结，以便重新修订路径时作为参考，不断完善和修订路径。

（十二）参考费用标准

5000～9000 元。

释义

■ 腹腔镜胆囊切除术住院费用主要包括检查费用、麻醉费用、手术费用、药物费用及住院床位护理费用。若患者一般情况好，合并症少，术后恢复顺利则住院费用在一般县级医院5000～7000 元。反之，若患者病程较长，合并症多，术后现并发症，则住院费用相应增加。

四、慢性胆囊炎临床路径给药方案

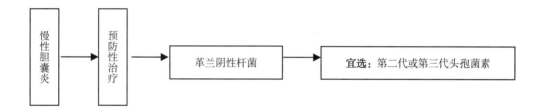

【用药选择】

1. 为预防术后切口感染，应针对革兰阴性杆菌选用药物。

2. 建议使用第二代头孢菌素，有反复感染史者可选用第三代头孢菌素；明确感染患者，可根据药物敏感试验结果调整抗菌药物。第二代头孢菌素注射剂有头孢呋辛、头孢替安等，第三代头孢菌素注射剂有头孢他啶、头孢哌酮、头孢曲松，口服制剂有头孢克洛、头孢呋辛酯和头孢丙烯等。

【药学提示】

1. 第二代头孢菌素：主要用于治疗革兰阳性球菌，以及大肠埃希菌、奇异变形杆菌等所致的感染。用于腹腔感染和盆腔感染时需与抗厌氧菌药合用，也用于手术前预防用药。

2. 第三代头孢菌素：适用于敏感肠杆菌科细菌等革兰阴性杆菌所致严重感染。治疗腹腔、盆腔感染时需与抗厌氧菌药如甲硝唑合用。本类药物对化脓性链球菌、肺炎链球菌、甲氧西林敏感葡萄球菌所致的各种感染亦有效，但并非首选用药。头孢他啶、头孢哌酮尚可用于铜绿假单胞菌所致的各种感染。

【注意事项】

1. 在给予抗菌药物治疗之前应尽可能留取血液、胆汁等相关标本送培养，获病原菌后进行药物敏感试验，作为调整用药的依据。

2. 用药前必须详细询问患者先前有否对头孢菌素类、青霉素类或其他药物的过敏史。

3. 注意根据患者肝肾功能选择适宜抗生素及合理剂量。

五、推荐表单

（一）医师表单

慢性胆囊炎的临床路径医师表单

适用对象：**第一诊断为慢性胆囊炎或合并胆囊结石**（ICD-10：K80.1/K81.1）

行腹腔镜胆囊切除术（ICD-9-CM-3：51.23）

患者姓名：_____ 性别：_____ 年龄：_____ 门诊号：_____ 住院号：_____

住院日期：____年___月___日 出院日期：____年___月___日 标准住院日：6~7天

日期	住院第1天	住院第2天（手术准备日）
主要诊疗工作	□ 询问病史与体格检查 □ 完成住院病历和首次病程记录 □ 开具检查检验单 □ 上级医师查房 □ 初步确定诊治方案和特殊检查项目	□ 上级医师查房 □ 手术医嘱 □ 完成术前准备与术前评估 □ 完成必要的相关科室会诊 □ 住院医师完成上级医师查房记录、术前小结等 □ 完成术前总结 □ 向患者及家属交代围术期注意事项 □ 签署手术知情同意书（含标本处置）、自费用品协议书、输血同意书、麻醉同意书或授权委托书
重点医嘱	**长期医嘱：** □ 外科护理常规 □ 二级或三级护理 □ 饮食：根据患者情况而定 □ 患者既往基础用药 **临时医嘱：** □ 血常规、尿常规、便常规+隐血 □ 凝血功能、血电解质、肝肾功能、血型、感染性疾病筛查 □ 心电图、胸部X线平片 □ 腹部B超 □ 上腹部CT（必要时） □ 血气分析、肺功能、超声心动图（必要时）	**长期医嘱：** □ 外科护理常规 □ 二级或三级护理 □ 饮食：根据患者情况而定 □ 患者既往基础用药 □ 其他相关治疗 **临时医嘱：** □ 术前医嘱 □ 拟明日全麻下行LC术 □ 备皮 □ 术前禁食、禁水 □ 皮肤过敏试验 □ 麻醉前用药（术前30分钟） □ 术前留置胃管和尿管 □ 术中特殊用药带药 □ 带影像学资料入手术室
病情变异记录	□ 无 □ 有，原因： 1. 2.	□ 无 □ 有，原因： 1. 2.
医师签名		

日期	住院第 3 天（手术日）	
	术前、术中	术后
主要诊疗工作	□ 送患者入手术室 □ 麻醉准备，监测生命体征 □ 施行手术 □ 保持各引流管通畅 □ 解剖标本，送病理检查	□ 麻醉医师完成麻醉记录 □ 完成术后首次病程记录 □ 完成手术记录 □ 向患者及家属说明手术情况
重点医嘱	长期医嘱： □ 慢性胆囊炎常规护理 □ 一级护理 □ 禁食 临时医嘱： □ 术前 0.5 小时使用抗菌药物 □ 液体治疗 □ 相应治疗（视情况）	长期医嘱： □ 胆囊切除术后常规护理 □ 一级护理 □ 禁食 □ 监测生命体征 □ 记录 24 小时液体出入量 □ 常规雾化吸入，bid □ 胃管接负压瓶吸引并记量（视情况） □ 尿管接尿袋记尿量 □ 预防性抗菌药物使用 □ 监测血糖（视情况） □ 必要时测定中心静脉压 □ 必要时使用制酸剂 临时医嘱： □ 吸氧 □ 液体治疗 □ 必要时查血尿淀粉酶、出凝血功能等 □ 明晨查血常规、电解质或肝功能等
病情变异记录	□ 无　□ 有，原因： 1. 2.	
医师签名		

日期	住院第4天 （术后第1日）	住院第5天 （术后第2天）	住院第6~7天 （出院日）
主要诊疗工作	□ 上级医师查房 □ 观察病情变化 □ 观察引流量和性状 □ 检查手术伤口，更换敷料 □ 分析实验室检验结果 □ 维持水电解质平衡 □ 住院医师完成常规病程记录	□ 上级医师查房 □ 观察腹部、肠功能恢复情况 □ 观察引流量和颜色、性状 □ 住院医师完成常规病程记录 □ 必要时予相关特殊检查	□ 上级医师查房 □ 明确是否符合出院标准 □ 完成出院记录、病案首页、出院证明书等 □ 通知出入院处 □ 通知患者及家属 □ 向患者告知出院后注意事项：康复计划、返院复诊、后续治疗及相关并发症的处理等 □ 出院小结、诊断证明书及出院须知交予患者
重点医嘱	长期医嘱： □ 二级或三级护理（视情况） □ 患者既往基础用药 □ 拔除胃管（视情况） □ 拔除尿管（视情况） 临时医嘱： □ 液体治疗及纠正水、电解质失衡 □ 更换手术伤口敷料	长期医嘱： □ 二级或三级护理（视情况） □ 无感染征象时停用抗菌药物 □ 肛门排气后改流质饮食 □ 停止记24小时出入量 □ 减少或停止肠外营养或液体治疗 临时医嘱： □ 复查血常规、生化、肝功能 □ 必要时行胸部X线片、B超	临时医嘱： □ 伤口拆线 出院医嘱： □ 出院后相关用药
病情变异记录	□ 无　□ 有，原因： 1. 2.	□ 无　□ 有，原因： 1. 2.	□ 无　□ 有，原因： 1. 2.
医师签名			

（二）护士表单

慢性胆囊炎的临床路径护士表单

适用对象：**第一诊断为**慢性胆囊炎或合并胆囊结石（ICD-10：K80.1/K81.1）

　　　　　行腹腔镜胆囊切除术（ICD-9-CM-3：51.23）

患者姓名：＿＿＿＿　性别：＿＿＿＿　年龄：＿＿＿＿门诊号：＿＿＿＿　住院号：＿＿＿＿

住院日期：＿＿年＿＿月＿＿日　出院日期：＿＿＿年＿＿月＿＿日　标准住院日：6~7 天

日期	住院第 1 天	住院第 2 天（手术准备日）
健康宣教	□ 入院宣教 　介绍主管医生、护士 　介绍环境、设施 　介绍住院注意事项 　告知探视陪伴须知	□ 术前宣教 　宣教疾病知识、术前准备及手术过程 　告知准备物品、沐浴 　告知术后饮食、活动及探视注意事项 　告知术后可能出现的情况及应对方式 　主管护士与患者沟通，了解并指导心理应对
护理处置	□ 协助医生完成术前检查化验 □ 核对患者，佩戴腕带 □ 建立入院护理病历 □ 卫生处置：剪指（趾）甲、沐浴，更换病号服	□ 协助医生完成术前检查化验 □ 术前准备 □ 禁食、禁水 □ 健康教育、心理支持
基础护理	□ 二级或三级护理 　晨晚间护理 　患者安全管理（必要时家属签字）	□ 二级护理或三级护理 　晨晚间护理 　患者安全管理
专科护理	□ 饮食根据患者情况而定 □ 护理查体 □ 静脉采血 □ 需要时请家属陪伴 □ 服药指导	□ 术前沐浴更衣 □ 告知患者及家属术前流程及注意事项 □ 备皮、配血、胃肠道准备 □ 术前留置胃管、尿管 □ 术中特殊用药准备
重点医嘱	□ 详见医嘱执行单	□ 详见医嘱执行单
病情变异记录	□ 无　□ 有，原因： 1. 2.	□ 无　□ 有，原因： 1. 2.
护士签名		

日期	住院第 3 天（手术日）	
	术前、术中	术后
健康宣教	□ 术前宣教 　主管护士与患者沟通，了解并指导心理应对 □ 告知家属等候区位置	□ 术后当日宣教 　告知监护设备、管路功能及注意事项 　告知饮食、体位要求 　告知疼痛注意事项 　告知术后可能出现情况及应对方式 　告知用药情况 　给予患者及家属心理支持 □ 再次明确探视陪伴须知
护理处置	□ 术前准备 □ 送手术 　摘除患者各种活动物品 　核对患者资料及带药 　填写手术交接单，签字确认 □ 健康教育、心理支持	□ 接手术 □ 核对患者及资料，签字确认 □ 病情观察，写护理记录
基础护理	□ 一级护理 □ 术前 30 分钟静滴抗生素	□ 一级护理 　卧位护理：协助翻身、床上移动、预防压疮 　排泄护理 　患者安全管理
专科护理	□ 术晨按医嘱清洁肠道、留置胃管、尿管 □ 健康教育 □ 饮食指导：禁水、禁食 □ 指导术前注射麻醉用药后注意事项 □ 安排陪送患者入手术室 □ 心理支持	□ 术后去枕平卧 6 小时，协助改变体位及足部活动 □ 禁食、禁水 □ 静脉采血 □ 密切观察患者情况 □ 疼痛护理 □ 遵医嘱给予药物治疗 □ 管道护理及指导（必要时填写脱管高危防范表） □ 记录 24 小时出入量 □ 营养支持护理 □ 心理支持（患者及家属）
重点医嘱	□ 详见医嘱执行单	□ 详见医嘱执行单
病情变异记录	□ 无　□ 有，原因： 1. 2.	
护士签名		

日期	住院第 4 天 （术后第 1 日）	住院第 5 天 （术后第 2 天）	住院第 6~7 天 （出院日）
健康 宣教	□ 术后宣教 　药物作用及频率 　活动指导 　复查患者对术前宣教内容的掌 　握程度 　疾病恢复期注意事项 　拔尿管后注意事项 　下床活动注意事项	□ 术后宣教 　恢复饮食注意事项 　活动指导 　疾病恢复期注意事项 　拔腹腔引流管后注意事项	□ 出院宣教 　复查时间 　服药方法 　活动休息 　指导饮食 　康复计划及后续治疗方案 □ 指导办理出院手续
护理 处 置	□ 遵医嘱完成相关检查 □ 视情况拔除胃管 □ 视情况拔除尿管	□ 指导流质饮食 □ 协助完成复查项目	□ 办理出院手续 □ 书写出院小结
基础 护理	□ 二级或三级护理 □ 晨晚间护理 □ 患者安全管理	□ 二级或三级护理 □ 晨晚间护理 □ 患者安全管理	□ 三级护理 □ 晨晚间护理 □ 患者安全管理
专科 护理	□ 观察生命体征及腹部体征 □ 指导下床活动 □ 饮食指导：流食 □ 静脉采血 □ 营养支持护理 □ 心理支持（患者及家属） □ 康复指导	□ 静脉采血 □ 体位与活动：自主体位，鼓励 　离床活动 □ 胃肠功能恢复，拔除胃管后指 　导清流质饮食，协助或指导生 　活护理 □ 观察患者腹部体征及肠道功能 　恢复的情况 □ 康复指导	□ 出院指导 □ 办理出院手续 □ 复诊时间 □ 作息、饮食、活动 □ 日常保健 □ 清洁卫生 □ 疾病知识及后续治疗
重点 医嘱	□ 详见医嘱执行单	□ 详见医嘱执行单	□ 详见医嘱执行单
病情 变异 记录	□ 无　□ 有，原因： 1. 2.	□ 无　□ 有，原因： 1. 2.	□ 无　□ 有，原因： 1. 2.
护士 签名			

（三）患者表单

慢性胆囊炎的临床路径患者表单

适用对象：第一诊断为慢性胆囊炎或合并胆囊结石（ICD-10：K80.1/K81.1）

　　　　　　　行腹腔镜胆囊切除术（ICD-9-CM-3：51.23）

患者姓名：＿＿＿＿＿性别：＿＿＿＿＿年龄：＿＿＿＿＿门诊号：＿＿＿＿＿住院号：＿＿＿＿＿

住院日期：＿＿＿年＿＿月＿＿日　出院日期：＿＿＿年＿＿月＿＿日　标准住院日：6~7天

日期	住院第1天	住院第2天（手术准备日）
监测	□ 测量生命体征、体重	□ 测量生命体征、询问排便
医患配合	□ 护士行入院护理评估（简单询问病史） □ 接受入院宣教 □ 医生询问病史、既往病史、用药情况，收集资料 □ 进行体格检查	□ 配合完善术前相关化验、检查，术前宣教 □ 胆囊结石伴急性胆囊炎疾病知识、临床表现、治疗方法 □ 术前用物准备 □ 医生与患者及家属介绍病情及手术谈话 □ 手术时家属在等候区等候 □ 探视及陪伴制度
重点诊疗及检查	□ 二级或三级护理 □ 既往基础用药 □ 常规及生化检查 □ 胸片、心电图 □ 腹部B超 □ 必要时上腹部CT平扫加增强 □ 必要时使用抗菌药物	□ 术前签字 □ 术前准备 　饮食：术前禁食、禁水 　术前沐浴、更衣，取下义齿、饰物 　了解术前流程及注意事项 　备皮、配血、胃肠道准备等
饮食及活动	□ 饮食视情况而定 □ 患者活动无特殊限制	□ 饮食：按医嘱禁水、禁食 □ 患者活动无特殊限制

日期	住院第3天（手术日）	
	术前、术中	术后
监测	□ 测量生命体征	□ 心电监护、监测生命体征
医患配合	□ 术前宣教 　　与主管医生、护士沟通，加强心理应对 □ 家属等候区等候	□ 医生巡视，了解病情 　　配合意识、活动、腹部体征的检查 □ 护士行晨晚间护理 □ 护士协助活动、排泄等生活护理 □ 配合监测出入量 □ 膀胱功能锻炼，成功后可将尿管拔除 □ 注意探视及陪伴时间
重点诊疗及检查	□ 配合医生护士完成留置胃管及尿管 □ 配合完成手术交接 □ 术前30分钟使用抗生素	□ 一级护理 □ 予监护设备、吸氧 □ 注意留置管路安全与通畅 □ 用药：抗菌药物、止血药、抑酸、补液药物的应用 □ 护士协助记录出入量
饮食及活动	□ 饮食：禁饮禁食 □ 患者活动无特殊限制	□ 禁饮食 □ 平卧休息

日期	住院第4天 （术后第1日）	住院第5天 （术后第2天）	住院第6~7天 （出院日）
监测	□ 定时监测生命体征	□ 定时监测生命体征	□ 定时监测生命体征
医患配合	□ 医生视情况拔除腹腔引流管 □ 护士视情况拔除胃管 □ 护士视情况拔除尿管 □ 医生巡视，了解病情 □ 配合下床活动 □ 注意探视及陪伴时间	□ 医生巡视，了解病情 □ 下床活动 □ 增加进食量 □ 减少静脉液体入量 □ 无感染时停止抗菌药物 □ 注意探视及陪伴时间	□ 护士行晨晚间护理 □ 伤口注意事项 **出院宣教** □ 接受出院前康复宣教 □ 学习出院注意事项 □ 了解复查程序 □ 办理出院手续，取出院带药
重点诊疗及检查	□ 二级护理 □ 继续营养支持及液体治疗 □ 医生予伤口换药 □ 定期抽血化验	□ 二级或三级护理 □ 必要时静脉采血 □ 配合营养及康复指导	□ 二级或三级护理 □ 必要时抽血化验 　　配合营养及康复指导
饮食及活动	□ 进流食 □ 适当下床活动	□ 流食、半流食 □ 下床活动	□ 低脂饮食，营养均衡 □ 循序渐进，逐渐恢复正常活动， 　　注意保护伤口

附：原表单（2012 年版）

慢性胆囊炎的临床路径表单

适用对象：**第一诊断为慢性胆囊炎或合并胆囊结石**（ICD-10：K80.1/K81.1）

行腹腔镜胆囊切除术（ICD-9-CM-3：51.23）

患者姓名：_____ 性别：_____ 年龄：_____ 门诊号：_____ 住院号：_____

住院日期：____年___月___日 出院日期：____年___月___日 标准住院日：6~7 天

日期	住院第 1 天	住院第 2 天（手术准备日）
主要诊疗工作	□ 询问病史与体格检查 □ 完成住院病历和首次病程记录 □ 开具检查检验单 □ 上级医师查房 □ 初步确定诊治方案和特殊检查项目	□ 上级医师查房 □ 手术医嘱 □ 完成术前准备与术前评估 □ 完成必要的相关科室会诊 □ 住院医师完成上级医师查房记录、术前小结等 □ 完成术前总结 □ 向患者及家属交代围术期注意事项 □ 签署手术知情同意书（含标本处置）、自费用品协议书、输血同意书、麻醉同意书或授权委托书
重点医嘱	**长期医嘱：** □ 外科护理常规 □ 二级或三级护理 □ 饮食：根据患者情况而定 □ 患者既往基础用药 **临时医嘱：** □ 血常规、尿常规、便常规+潜血 □ 凝血功能、血电解质、肝肾功能、血型、感染性疾病筛查 □ 心电图、胸部 X 线平片 □ 腹部 B 超 □ 上腹部 CT（必要时） □ 血气分析、肺功能、超声心动图（必要时）	**长期医嘱：** □ 外科护理常规 □ 二级或三级护理 □ 饮食：根据患者情况而定 □ 患者既往基础用药 □ 其他相关治疗 **临时医嘱：** □ 术前医嘱 □ 拟明日全身麻醉下行 LC 术 □ 备皮 □ 术前禁食、禁水 □ 皮肤过敏试验 □ 麻醉前用药（术前 30 分钟） □ 术前留置胃管和尿管 □ 术中特殊用药带药 □ 带影像学资料入手术室
主要护理工作	□ 介绍病房环境、设施及设备 □ 入院护理评估 □ 健康教育 □ 患者活动：无限制 □ 饮食：半流或全流 □ 执行入院后医嘱 □ 心理支持 □ 指导进行相关检查等 □ 静脉采血	□ 患者活动：无限制 □ 饮食：禁食、禁水 □ 静脉抽血 □ 备皮、配血、胃肠道准备、药物敏感试验等 □ 健康教育、心理支持、卫生知识及手术知识宣教 □ 饮食：术前禁食、禁水 □ 术前沐浴、更衣，取下义齿、饰物 □ 告知患者及家属术前流程及注意事项 □ 术前手术物品准备 □ 促进睡眠（环境、药物）
病情变异记录	□ 无 □ 有，原因： 1. 2.	□ 无 □ 有，原因： 1. 2.
护士签名		
医师签名		

日期	住院第 3 天（手术日）	
	术前、术中	术后
主要诊疗工作	□ 送患者入手术室 □ 麻醉准备，监测生命体征 □ 施行手术 □ 保持各引流管通畅 □ 解剖标本，送病理检查	□ 麻醉医师完成麻醉记录 □ 完成术后首次病程记录 □ 完成手术记录 □ 向患者及家属说明手术情况
重点医嘱	**长期医嘱：** □ 慢性胆囊炎常规护理 □ 一级护理 □ 禁食 **临时医嘱：** □ 术前 0.5 小时使用抗菌药物 □ 液体治疗 □ 相应治疗（视情况）	**长期医嘱：** □ 胆囊切除术后常规护理 □ 一级护理 □ 禁食 □ 监测生命体征 □ 记录 24 小时液体出入量 □ 常规雾化吸入，bid □ 胃管接负压瓶吸引并记量（视情况） □ 尿管接尿袋记尿量 □ 预防性抗菌药物使用 □ 监测血糖（视情况） □ 必要时测定中心静脉压 □ 必要时使用制酸剂 **临时医嘱：** □ 吸氧 □ 液体治疗 □ 必要时查血尿淀粉酶、出凝血功能等 □ 明晨查血常规、电解质或肝功能等
主要护理工作	□ 留置胃管、尿管 □ 指导术前注射麻醉用药后注意事项 □ 安排陪送患者入手术室 □ 按一级护理常规护理 □ 术前更衣 □ 健康教育 □ 饮食指导：禁水、禁食 □ 指导术前注射麻醉用药后注意事项 □ 心理支持	□ 术后平卧，去枕 6 小时，协助改变体位及足部活动、清醒后平卧，头偏一侧 □ 吸氧、禁食、禁水 □ 术后 8 小时流质饮食 □ 密切观察患者情况，包括神志、生命体征、伤口敷料、腹部体征、尿量等 □ 疼痛护理 □ 生活护理（一级护理）：床上浴、口腔护理、女性会阴冲洗 □ 留置管道护理及指导（胃管、尿管） □ 静脉抽血 □ 营养支持护理 □ 鼓励患者自行排尿 □ 心理支持（患者及家属）
病情变异记录	□ 无 □ 有，原因： 1. 2.	
护士签名		
医师签名		

日期	住院第 4 天 （术后第 1 日）	住院第 5 天 （术后第 2 天）	住院第 6~7 天 （出院日）
主要诊疗工作	□ 上级医师查房 □ 观察病情变化 □ 观察引流量和性状 □ 检查手术伤口，更换敷料 □ 分析实验室检验结果 □ 维持水、电解质平衡 □ 住院医师完成常规病程记录	□ 上级医师查房 □ 观察腹部、肠功能恢复情况 □ 观察引流量和颜色、性状 □ 住院医师完成常规病程记录 □ 必要时予相关特殊检查	□ 上级医师查房 □ 明确是否符合出院标准 □ 完成出院记录、病案首页、出院证明书等 □ 通知出入院处 □ 通知患者及家属 □ 向患者告知出院后注意事项：康复计划、返院复诊、后续治疗及相关并发症的处理等 □ 出院小结、诊断证明书及出院须知交予患者
重点医嘱	长期医嘱： □ 二级或三级护理（视情况） □ 患者既往基础用药 □ 拔除胃管（视情况） □ 拔除尿管（视情况） 临时医嘱： □ 液体治疗及纠正水电解质失衡 □ 更换手术伤口敷料	长期医嘱： □ 二级或三级护理（视情况） □ 无感染征象时停用抗菌药物 □ 肛门排气后改流质饮食 □ 停止记 24 小时出入量 □ 减少或停止肠外营养或液体治疗 临时医嘱： □ 复查血常规、生化、肝功能 □ 必要时行胸部 X 线片、B 超检查	临时医嘱： □ 伤口拆线 出院医嘱： □ 出院后相关用药
主要护理工作	□ 静脉采血 □ 活动：指导床边活动 □ 饮食：流食 □ 观察患者生命体征、腹部体征及黄疸情况 □ 心理支持（患者及家属） □ 康复指导	□ 静脉采血 □ 体位与活动：自主体位，鼓励离床活动 □ 胃肠功能恢复，拔除胃管后指导清流质饮食，协助或指导生活护理 □ 观察患者腹部体征及肠道功能恢复的情况 □ 营养支持护理 □ 康复指导	□ 出院指导 □ 办理出院手续 □ 复诊时间 □ 作息、饮食、活动 □ 日常保健 □ 清洁卫生 □ 疾病知识及后续治疗
病情变异记录	□ 无　□ 有，原因： 1. 2.	□ 无　□ 有，原因： 1. 2.	□ 无　□ 有，原因： 1. 2.
护士签名			
医师签名			

第五章　胆总管结石临床路径释义

一、胆总管结石编码

1. 原胆总管结石编码：胆总管结石（ICD-10：K80.5）
2. 修改编码

疾病名称及编码：胆总管结石（ICD-10：K80.501）

手术操作名称及编码：胆总管切开取石（ICD-9-CM-3：51.41）

胆总管T管引流术（ICD-9-CM-3：51.43）

二、临床路径检索方法

K80.501 伴 51.41+51.43

三、胆总管结石临床路径标准住院流程

（一）适用对象

第一诊断为胆总管结石合并胆管炎（ICD-10：K80.3）

行胆囊切除、胆总管探查、取石术+胆总管T管引流术（ICD-9-CM-3：51.41）。

释义

■ 适用对象编码参见第一部分。

■ 本路径适用对象为单纯胆总管结石没有合并胆管炎或胆囊炎的患者。胆总管切开取石+胆总管T管引流术为基本术式。目的是防止结石在胆总管内造成梗阻诱发胆系感染，避免给患者带来严重的后果。如果患者状态允许、医生技术能力具备，同时应做胆囊切除术。

（二）诊断依据

根据《临床诊疗指南——外科学分册》（中华医学会编著，人民卫生出版社）、《黄家驷外科学》（第7版，人民卫生出版社）等。

1. 症状：腹痛、寒战高热、黄疸。
2. 体征：巩膜可有黄染，有剑突下和右上腹深压痛及局部腹膜炎征象，肝区有叩击痛。
3. 辅助检查：B超、CT、MR或MRCP检查，怀疑或提示胆总管结石。
4. 实验室检查：血常规检查显示白细胞总数升高，中性粒细胞百分比升高，血清总胆红素及结合胆红素增高，血清转氨酶和碱性磷酸酶升高。

> **释义**
>
> ■ 胆总管结石按结石的来源分为原发性和继发性。结石形成的原因极其复杂，并且是一个长期的慢性过程，因此，原发性胆总管结石在其形成的早期，体积较小时一般不会引发症状。只有其增至足够大，或肝内胆管结石、胆囊结石突然掉入胆总管，刺激胆管壁或堵塞胆管，影响胆汁通过，或嵌顿于胆管远端壶腹区引发胆管强力收缩甚或痉挛时方可出现腹痛症状，此时称为胆总管结石的发作性胆绞痛。当胆道收缩与痉挛缓解后，疼痛便随之消失。另外，由于疼痛是局部管道系统收缩与痉挛所致，体格检查时的阳性体征明显轻于疼痛的症状。如疼痛症状未得到及时缓解且出现胆系感染，相继可出现寒战、发热及黄疸，加之开始时的腹痛统称为Charcots 三联征，这是胆总管结石合并感染的典型临床表现，甚至可诱发急性胰腺炎。
>
> ■ 影像学检查是诊断胆总管结石的主要手段，B 超、CT 和 MRCP 检查均可选择，但各自均有其优缺点。B 超检查方便、适用、经济又无辐射，常作为首选，但由于受十二指肠内气体影响，有时对肝外胆管观察不清。CT 检查受气体影响较小，但对钙质较少的结石显影欠佳且价格昂贵和辐射较强。MRCP 对胆总管结石显影较好，但对较小的结石时有漏诊。
>
> ■ 胆总管结石引起的绞痛多为突发、剧烈、位于上腹或心窝部、有时向背部放射，因此，应特别注意与心绞痛或心肌梗死相鉴别。
>
> ■ 胆总管结石并发胆管炎或（和）胆囊炎时不属于本路径范畴。

（三）治疗方案的选择

根据《临床诊疗指南——外科学分册》（中华医学会编著，人民卫生出版社）、《黄家驷外科学》（第 7 版，人民卫生出版社）等。

1. 急诊手术：并发急性胆管炎的，急诊行胆囊切除+胆总管切开取石+胆总管 T 管引流术。

2. 择期手术：患者本人有手术治疗意愿；生命体征稳定；无重要脏器衰竭表现的，可择期行胆囊切除+胆总管切开探查、取石+胆总管 T 管引流术或内镜下取石术。

> **释义**
>
> ■ 胆总管结石迟早会产生临床症状，或反复发作性胆绞痛，或诱发胆管炎、甚至诱发急性胰腺炎等。因此，诊断之后如无手术禁忌证，胆总管已有扩张，应向患者充分交代清楚，征得同意后及时取出结石。
>
> ■ 外科治疗胆总管结石的原则是取净结石、解除梗阻、通畅胆汁引流，方法是胆总管切开取石+T 管引流术，具体手术方式依据当地医院条件和医生技术能力通过开腹或经腹腔镜+胆道镜完成。
>
> ■ 此外，在某些情况下，也可酌情根据患者具体状态及意愿，通过非手术经十二指肠内镜取石，达到预期目的。此法相对简单，创伤小，但由于需要切开 Oddi 括约肌，后者的利弊仍有争议，需严格掌握适应证。
>
> ■ 由于胆总管结石并发急性胆管炎时不属于本路径范围。

（四）标准住院日为 14~16 天

> **释义**
>
> ■ 胆总管结石无胆管炎或胆囊炎时的手术为择期手术，可在门诊或住院后 1~3 天内完成手术必需的相关检查，尤其是明确诊断的影像学检查。术后观察 13~15 天，无并发症便可带 T 管出院，待满足拔管期限时可于当地或来院确认符合拔管条件后予以拔除。总住院时间 14~16 天者均符合本路径要求。

（五）进入路径标准

1. 第一诊断必须符合 ICD-10：K80.3 胆总管结石合并胆管炎疾病编码。
2. 当患者合并其他疾病，但住院期间不需要特殊处理也不影响第一诊断的临床路径流程实施时，可以进入路径。

> **释义**
>
> ■ 本路径适用于肝外胆总管结石无并发胆管炎或（和）胆囊炎，患者本人知晓病情并有手术意愿。
>
> ■ 患者可以有发作性疼痛或黄疸，但无典型的 Charcot 三联征。
>
> ■ 患者合并其他慢性疾病处于稳定期，无需特殊处置者，不延长术前准备及术后住院时间，不影响麻醉及手术。

（六）术前准备 1~2 天（指工作日）

1. 必需的检查项目
（1）血常规、尿常规、大便常规+隐血。
（2）肝功能、肾功能、电解质、血糖、血淀粉酶、血型、凝血功能、感染性疾病筛查（乙肝、丙肝、艾滋病、梅毒）。
（3）腹部超声。
（4）心电图，胸、腹部 X 线平片。
2. 根据患者病情可选择的检查项目
（1）肿瘤标志物检查（含 CA19-9、CEA）。
（2）超声心动图、肺功能检测和血气分析（存在心肺基础疾病或者老年体弱患者）。
（3）ERCP，上腹部 CT 或 MRCP/MRA。

> **释义**
>
> ■ 必须检查的项目是为了确保手术安全有效进行的前提，必须在术前全部完成，并根据检查结果评估其对手术的影响。
>
> ■ 为缩短患者术前住院时间，部分或全部检查项目可以在患者入院前于门诊完成。
>
> ■ 为进一步明确结石的大小和具体部位，以及胆管和肝脏整体情况，可酌情做腹部 CT 或 MRCP 等。

（七）选择用药

1. 抗菌药物：按照《抗菌药物临床应用指导原则》（卫医发〔2004〕285号）执行。建议使用第二代头孢菌素，有反复感染史者可选头孢曲松或头孢哌酮或头孢哌酮/舒巴坦；明确感染患者，可根据药物敏感试验结果调整抗菌药物。

（1）推荐头孢呋辛钠肌内或静脉注射。①成人：0.75~1.5克/次，一日3次。②肾功能不全患者按照肌酐清除率制订给药方案：肌酐清除率>20ml/min者，每日3次，每次0.75~1.5g；肌酐清除率10~20ml/min患者，每次0.75g，一日2次；肌酐清除率<10ml/min患者，每次0.75g，一日1次。③对本药或其他头孢菌素类药过敏者，对青霉素类药有过敏性休克史者禁用；肝肾功能不全者、有胃肠道疾病史者慎用。④使用本药前需进行皮肤过敏试验。

（2）推荐头孢曲松钠肌内注射、静脉注射或静脉滴注。①成人：1克/次，一次肌内注射或静脉滴注。②对本药或其他头孢菌素类药过敏者，对青霉素类药有过敏性休克史者禁用；肝肾功能不全者、有胃肠道疾病史者慎用。

（3）推荐头孢哌酮钠静脉注射或静脉滴注。①成人：1~2克/次，一日2次；严重感染可增至4克/次，一日2次。②对本药或其他头孢菌素类药过敏者，对青霉素类药有过敏性休克史者禁用；肝肾功能不全者、有胃肠道疾病史者慎用。

（4）推荐头孢哌酮/舒巴坦静脉注射或静脉滴注。①成人：1~2克/次，一日2次；严重感染可增至4克/次，一日2次。②肾功能不全患者按照肌酐清除率制订给药方案：肌酐清除率>30ml/min者，每日2次，每次1~2g；肌酐清除率16~30ml/min患者，每次1g，一日2次；肌酐清除率<15ml/min患者，每次0.5g，一日2次。③对本药或其他头孢菌素类药过敏者，对青霉素类药有过敏性休克史者禁用；肝肾功能不全者、有胃肠道疾病史者慎用。

2. 在给予抗菌药物治疗之前应尽可能留取相关标本送培养，获病原菌后进行药物敏感试验，作为调整用药的依据。有手术指征者应进行外科处理，并于手术过程中采集胆汁做细菌培养及药物敏感试验。

3. 尽早开始抗菌药物的经验治疗。经验治疗需选用能覆盖肠道革兰阴性杆菌、肠球菌属等需氧菌和脆弱拟杆菌等厌氧菌的药物。一般宜用至体温正常、症状消退后72~96小时。

4. 造影剂选择：碘过敏试验阴性者，选用泛影葡胺；碘过敏试验阳性者，选用有机碘造影剂。

释义

■ 关于抗菌药物，有必要预防性应用。虽然本病限于无胆管炎和胆囊炎，但术中需切开胆总管而与胃肠道相通，属于可能污染切口，并且结石中也可能有细菌存留。当患者出现感染迹象或已明确合并感染时，需延长抗菌药物应用时间，同时应做好病原学检测及药物敏感试验。所推荐的药物需根据当地医院及患者的实际情况参考选择。

■ 如果胆管结石导致胆道梗阻，引发肝细胞受损，转氨酶及胆红素升高，需适当应用保肝利胆药物。

■ 手术对患者是一个打击，导致其抵抗力下降。此时，任何用药都应注意过敏反应问题。

（八）手术治疗日为入院第1~3天

1. 麻醉方式：全身麻醉。

2. 术中用药：麻醉常规用药。

3. 输血：视术中情况而定。

释义

■ 在完成术前检查及准备后，诊断明确并已评估是手术适应证且患者有手术意愿，无手术禁忌证，手术应于入院后 1~3 天实施。

■ 手术方式选择开腹或腹腔镜手术应根据医院的条件、术者的实际经验，结合患者的意愿及自身条件等因素决定。但无论选择何种方式，前提应该是确保安全有效。

■ T 管的放置条件应该是确认胆管两端通畅，并选择与胆总管直径相匹配的型号，过粗或过细均不可取，材料以橡胶管为宜，安置后确切缝闭胆总管并检查有无泄漏。关腹时防止 T 管在腹腔内打折，关腹后于腹壁固定牢靠以免滑脱。

■ 为防止术后胆道感染，应于术前 0.5 小时开始预防性应用抗菌药物。

■ 胆总管结石未合并胆管炎及其他严重疾病的情况下，一般术前很少出现贫血，术中也很少发生大出血。因此，多数情况下无需进行输血。

（九）术后住院恢复 13~15 天

1. 必须复查的检查项目：血常规、血电解质、肝肾功能、血淀粉酶。

2. 根据患者病情选择：经 T 管胆管造影、腹部 B 超等。

3. 术后用药：根据患者病情可能使用抗菌药物、抑酸剂、改善心功能及静脉营养等。

4. 各种管道处理：视具体情况尽早拔除胃管、尿管、引流管。

5. T 管处理（一般原则）：拔管时间须在术后 2 周以上，拔管前试夹 T 管 24~48 小时无异常，T 管造影显示胆管下段通畅，无狭窄，无胆管内残余结石；T 管窦道造影提示窦道形成完整（必要时）。

6. 康复情况评估：监测生命体征、严密观察有无胰腺炎、胆道感染、穿孔、出血等并发症，并做相应处理。观察切口及胃肠道功能恢复情况、指导患者术后饮食。

释义

■ 为了及时准确掌握病情变化，术后必须复查相关的化验指标，复查的时间和次数根据病情决定。

■ 术后选用针对易致胆系感染的敏感菌和经胆汁排泄的抗菌药物，做好营养支持和指导饮食。

■ 术后密切观察患者症状及体征变化以及腹腔和 T 管引流情况，及时发现和处理相关并发症。

■ 术后对各种管道要认真管理，防止自行脱落并记录好各自的引流量及性状，根据其安置的目的和病情恢复情况及时拔除。对 T 管和与其相邻的腹腔引流管必须明确标记，以防将 T 管误认为腹腔引流管提前拔除，导致胆瘘和腹膜炎的发生。T 管拔除时间至少手术后 2 周以上，并且拔管前需试行夹毕 24~48 小时无异常，再经 T 管造影显示胆管下段通畅，无狭窄，无胆管内残余结石，方可酌情考虑拔除。

（十）出院标准

1. 一般状况好，体温正常，无明显腹痛。
2. 实验室检查基本正常。
3. 胆总管造影，肝内外肝管通畅。
4. 无需要住院治疗的并发症。

> **释义**
>
> ■按照本病临床路径对术后住院恢复时间的要求，主治医师应提前做好各项出院指标的评估，包括患者的全身状态、局部情况、相关化验指标、胃肠功能及有无需要住院处理的并发症与合并症等。达到标准者可按期出院，否则，需继续留院治疗，原则是出院时间服从病情需要。
>
> ■T管按照上述要求，符合标准者可予拔除，否则，可带管出院并做好院外护理指导，酌情择机回院拔除。

（十一）变异及原因分析

1. 出现并发症（胰腺炎、胆道感染、出血、穿孔及麻醉意外者）等转入相应临床路径。
2. 合并胆道狭窄、占位者转入相应临床路径。
3. 合并胆囊结石、肝内胆管结石者转入相应临床路径。

> **释义**
>
> ■术前、术中及术后均应高度重视和认真做好有关变异的观察分析，包括有无变异、何种变异、变异程度及原因等，这对是否符合进入或退出本路径至关重要，并且直接影响到治疗效果、所需时间、治疗费用以及患方的满意度等。
>
> ■对于轻微变异及时发现、合理处置，估计对路径流程和最终效果影响不明显者，可继续本流程。
>
> ■对于严重或复杂变异，一时难以去除或纠正，注定会影响到流程的进行和治疗效果者，应及时退出本路径，转入相应的临床路径。并对产生变异的原因加以总结分析，为日后进一步完善和重新修订路径积累资料。

（十二）参考费用标准

6000~12000 元。

四、胆总管结石临床路径给药方案

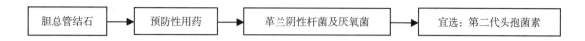

胆总管结石 → 预防性用药 → 革兰阴性杆菌及厌氧菌 → 宜选：第二代头孢菌素

【用药选择】

1. 胆系感染中，致病菌主要为革兰阴性细菌，其中以大肠埃希菌、克雷伯菌多见，有时亦合并厌氧菌感染。故为预防术后感染，应选用抗菌谱广的第二代头孢菌素。

2. 第二代头孢菌素注射剂有头孢呋辛、头孢替安等，口服制剂有头孢克洛、头孢呋辛酯和头孢丙烯等。

【药学提示】

1. 预防性用药应在术前 0.5~2 小时给药，或麻醉后手术开始前给药，使手术切口暴露时局部组织中的药物浓度已达到足以杀灭手术过程中入侵的细菌。

2. 如手术时间较短（<2 小时），术前用药一次即可。手术时间超过 3 小时，或失血量大（>1500ml），应在手术中追加一次。

【注意事项】

1. 因结石引起胆汁淤积，容易引起感染，若胆汁因压力增大逆向进入血液循环，便可并发全身感染，一旦发生，患者预后多不佳。因此应积极处理结石原发病，同时可按规定适当预防性和术后应用抗菌药物，但需注意应尽可能单一、短程、足量给药。

2. 用药前必须详细询问患者先前有否对头孢菌素类、青霉素类或其他药物的过敏史。

五、推荐表单

（一）医师表单

胆总管结石临床路径医师表单

适用对象：**第一诊断为胆总管结石（ICD-10：K80.5）**

行胆总管切开取石术+T 管引流术

患者姓名：_____ 性别：_____ 年龄：_____ 门诊号：_____ 住院号：_____

住院日期：____年___月___日 出院日期：____年___月___日 标准住院日 14~16 天

时间	住院第 1 天	住院第 1~3（术前 1 天）
主要诊疗工作	□ 询问病史及体格检查 □ 完成住院病历和首次病程记录 □ 开化验单以及检查单 □ 上级医师查房 □ 初步确定诊治方案和特殊检查项目	□ 上级医师查房 □ 手术医嘱 □ 完成术前准备与术前评估 □ 完成必要的相关科室会诊 □ 根据检查检验结果等，进行术前讨论，确定治疗方案 □ 住院医师完成上级医师查房记录、术前小结等 □ 完成术前总结（拟行手术方式、手术关键步骤、术中注意事项等） □ 向患者及家属交代病情、围术期安排及注意事项 □ 签署手术知情同意书（含标本处置）、自费用品协议书、输血同意书、麻醉同意书或授权委托书 □ 必要时预约 ICU
重点医嘱	**长期医嘱：** □ 普通外科二级或三级护理 □ 饮食：根据患者情况而定 **临时医嘱：** □ 血常规+血型、尿常规、便常规+隐血 □ 凝血功能、血电解质和肝功能、肾功能、感染性疾病筛查 □ 腹部 B 超 □ 心电图、胸部 X 线平片 □ 根据病情可考虑：上腹部 CT 和（或）MRCP/MRI、ERCP □ 血气分析、肺功能、超声心动图（必要时）	**长期医嘱：** □ 普通外科二级护理 □ 饮食：依据患者情况定 **临时医嘱：** □ 术前医嘱： □ 常规准备明日在气管内全身麻醉下拟行◎胆总管切开取石+T 管引流术 □ 备皮、药物过敏试验 □ 术前禁食 4~6 小时，禁水 2~4 小时 □ 必要时行肠道准备（清洁肠道） □ 麻醉前用药 □ 术前留置胃管和尿管 □ 术中特殊用药带药 □ 备血
病情变异记录	□ 无 □ 有，原因： 1. 2.	□ 无 □ 有，原因： 1. 2.
医师签名		

时间	住院第1~3天（手术日）		住院第2~4天 （术后第1天）
	术前及术中	术后	
主 要 诊 疗 工 作	□ 送患者入手术室 □ 麻醉准备，监测生命体征 □ 手术 □ 保持各引流管通畅 □ 解剖标本，送病理检查 □ 麻醉医师完成麻醉记录	□ 完成术后首次病程记录 □ 完成手术记录 □ 向患者及家属说明手术情况	□ 上级医师查房 □ 观察病情变化 □ 观察引流量和性状 □ 检查手术伤口，更换敷料 □ 分析实验室检查结果 □ 维持水、电解质平衡 □ 完成常规病程记录
重 点 医 嘱	**长期医嘱：** □ 外科常规护理 □ 一级护理 □ 禁食 **临时医嘱：** □ 液体治疗 □ 相应治疗（视情况） □ 术前0.5小时使用抗菌药物	**长期医嘱：** □ 普通外科术后常规护理 □ 一级护理 □ 禁食 □ 监测生命体征 □ 记录24小时液体出入量 □ 常规雾化吸入（2次/日） □ T管引流记量 □ 胃管接负压瓶吸引记量（视情况） □ 腹腔引流管接负压吸引记量 □ 尿管接尿袋记尿量 □ 监测血糖（视情况） □ 制酸剂及生长抑素（视情况） **临时医嘱：** □ 吸氧 □ 液体治疗 □ 术后当天查血常规和血生化 □ 必要时查血或尿淀粉酶等 □ 明晨查血常规、生化等	**长期医嘱：** □ 患者既往基础用药 □ T管或腹腔引流记量 □ 肠外营养治疗 **临时医嘱：** □ 液体治疗及纠正水电解质失衡 □ 复查实验室检查（如血常规、血生化等实验室检查）（视情况） □ 更换手术伤口敷料 □ 根据病情变化施行相关治疗
病情 变异 记录	□ 无　□ 有，原因： 1. 2.	□ 无　□ 有，原因： 1. 2.	□ 无　□ 有，原因： 1. 2.
医师 签名			

时间	住院第3~7天 （术后第2~6天）	住院第7~12天 （术后第6~11天）	住院第12~16天 （出院日）
主要诊疗工作	□ 上级医师查房 □ 观察病情变化 □ 观察引流量和性状 □ 复查实验室检查 □ 住院医师完成常规病程记录 □ 必要时予相关特殊检查	□ 上级医师查房 □ 观察腹部、肠功能恢复情况 □ 观察引流量和颜色 □ 根据手术情况和术后病理结果，确定临床诊断，确定有无手术并发症和切口愈合不良情况，明确是否出院，评估是否达到出院标准 □ 住院医师完成常规病程记录 □ 必要时予相关特殊检查	□ 上级医师查房 □ 明确是否符合出院标准 □ 术后12天，闭T管2~3天后拔除，拔管前先行T管造影，确定胆汁通过情况 □ 通知出院处 □ 通知患者及其家属出院 □ 完成出院记录、病案首页、出院证明书等 □ 向患者告知出院后注意事项，康复计划、返院复诊、后续治疗及相关并发症的处理等 □ 出院小结、出院证明及出院须知并交给患者或其家属
重点医嘱	长期医嘱： □ 二级或三级护理（视情况） □ 继续监测生命体征（视情况） □ 拔除胃管（视情况） □ 拔除尿管（视情况） □ T管或腹腔引流记量 □ 肠外营养支持或液体治疗 □ 肠内营养（视情况） 临时医嘱： □ 其他相关治疗 □ 复查血常规、电解质、肝肾功能等	长期医嘱： □ 二级或三级护理（视情况） □ 肛门排气后改流质饮食/半流质饮食 □ T管记量 □ 拔除腹腔引流管（视情况） □ 逐步减少或停止肠外营养或液体治疗 □ 伤口换药（视情况） 临时医嘱： □ 复查血常规、生化等 □ 必要时行胸部X线片、CT、B超等	出院医嘱： □ 出院相关用药 □ 返院复诊的时间、地点，发生紧急情况时的处理等
病情变异记录	□ 无　□ 有，原因： 1. 2.	□ 无　□ 有，原因： 1. 2.	□ 无　□ 有，原因： 1. 2.
医师签名			

（二）护士表单

胆总管结石临床路径护士表单

适用对象：**第一诊断为胆总管结石**（ICD-10：K80.5）

　　　　　行胆总管切开取石术+T 管引流术

患者姓名：_____ 性别：_____ 年龄：_____ 门诊号：_____ 住院号：_____

住院日期：____年__月__日　出院日期：____年__月__日　标准住院日 14~16 天

时间	住院第 1 天	住院第 1~3 天（术前 1 天）
健康宣教	□ 入院宣教 □ 介绍科室负责人，主管医疗组成员，护士长，主管护士 □ 介绍病房环境、设施 □ 介绍住院期间规章制度及注意事项	□ 术前宣教 □ 宣教疾病知识，术前准备及手术过程 □ 告知准备物品、沐浴 □ 告知术后饮食、活动及探视注意事项 □ 告知术后可能出现的情况及应对方式 □ 主管护士与患者沟通，了解并给予患者心理支持
护理处置	□ 核对患者、佩戴腕带 □ 建立入院护理病历、制定护理计划 □ 卫生处置：剪指（趾）甲、沐浴，更换病员服 □ 饮食指导：◎半流饮食◎糖尿病饮食 □ 静脉采血	□ 协助医生完成术前检查化验 术前准备 □ 备皮、药物过敏试验 □ 术前禁食 4~6 小时，禁水 2~4 小时 □ 必要时行肠道准备（清洁肠道） □ 麻醉前用药 □ 术中特殊用药带药 □ 备血
基础护理	□ 二级或三级护理 □ 晨晚间护理 □ 患者安全管理	□ 二级护理 □ 晨晚间护理 □ 患者安全管理
专科护理	□ 护理、查体 □ 必要时，告知家属陪护注意事项	□ 术前手术物品准备（如腹带等） □ 必要时促进睡眠（环境、药物）
重点医嘱	□ 详见医嘱执行单	□ 详见医嘱执行单
病情变异记录	□ 无　□ 有，原因： 1. 2.	□ 无　□ 有，原因： 1. 2.
护士签名		

时间	住院第1~3天（手术日）		住院第2~4天（术后第1天）
	术前及术中	术后	
健康宣教	□ 告知手术区及等候区位置 □ 告知术后可能需要物品（如大、小便器，毛巾等） □ 给予患者及家属心理支持	□ 告知监护设备、管路功能及注意事项 □ 告知饮食、体位要求 □ 告知疼痛注意事项 □ 告知术后可能出现情况及应对方式 □ 告知用药情况及可能的不良反应 □ 给予患者及家属心理支持 □ 再次明确探视探视陪伴须知	□ 饮食、活动指导 □ 复查患者对术前宣教内容的掌握程度 □ 告知预防肺感染及下肢静脉血栓注意事项
护理处置	**送手术** □ 摘除患者各种活动物品 □ 核对患者身份，携带病历、所需药品及相关资料，填写手术交接单、签字确认 **术中** □ 核对患者身份，携带病历、所需药品及相关资料，血型核对、传染病核对 □ 输血 □ 送病理 **接手术** □ 核对患者身份、携带病历、带回药品及相关资料，填写手术交接单，签字确认	□ 清醒后平卧，头偏一侧，协助改变体位及足部活动 □ 静脉采血 □ 记录24小时出入量 □ 心理支持（患者及家属） □ 夜间巡视	□ 协助翻身、取半坐或斜坡卧位，指导床上或床边活动 □ 遵医嘱完成相关检查 □ 如有尿管，间断夹闭尿管，锻炼膀胱功能 □ 指导患者咳痰
基础护理	□ 一级护理 □ 患者安全管理	□ 一级护理 □ 卧位护理、排泄护理、胃管、尿管、T管及引流管护理 □ 患者安全管理	□ 一级护理 □ 卧位护理、排泄护理、胃管、尿管、T管及引流管护理 □ 患者安全管理
专科护理	□ 术晨按医嘱清洁肠道、留置胃管、尿管，待术期间补液，指导术前注射麻醉用药后注意事项	□ 生命体征监测，T管引流情况，写护理记录 □ 吸氧及心电、血压监测 □ 遵医嘱给予液体治疗。	□ 定时生命体征监测，观察皮肤、巩膜有无黄染，T管引流情况，腹部体征及肠道功能恢复的情况
重点医嘱	□ 详见医嘱执行单	□ 详见医嘱执行单	□ 详见医嘱执行单
病情变异记录	□ 无　□ 有，原因： 1. 2.	□ 无　□ 有，原因： 1. 2.	□ 无　□ 有，原因： 1. 2.
护士签名			

时间	住院第 3~7 天 （术后第 2~6 天）	住院第 7~12 天 （术后第 6~11 天）	住院第 12~16 天 （出院日）
健康 宣教	□ 饮食、活动指导 □ 告知拔尿管前后注意事项 □ 告知预防肺感染及下肢静脉血栓注意事项	□ 饮食、活动指导	□ 出院宣教 　复查时间 　活动休息 　指导饮食 　疾病知识及后续治疗 　指导办理出院手续
护理 处置	□ 遵医嘱完成相关检查 □ 遵医嘱拔除胃管、尿管、镇痛泵管（麻醉医师执行）	□ 遵医嘱完成相关检查	□ 办理出院手续 □ 书写护理出院小结
基础 护理	□ 二级或三级护理 □ 腹带固定确切，自由体位，适当活动 □ 如胃肠功能恢复，拔除胃管后指导全流质饮食、半流质饮食 □ 如排尿功能恢复，拔出尿管 □ 患者安全管理	□ 二级或三级护理 □ 患者安全管理	□ 二级或三级护理 □ 住院费用核对
专科 护理	□ 病情观察 　观察患者皮肤、巩膜有无黄染，T 管及腹部引流管引流情况，引流管周围皮肤情况，观察患者腹部体征及肠道功能恢复的情况	□ 病情观察 　观察患者皮肤、巩膜有无黄染，T 管引流情况，引流管周围皮肤情况，观察患者腹部体征及肠道功能恢复的情况	□ 病情观察 　观察夹闭 T 管及拔出 T 管后患者有无不适主诉及异常体征
重点 医嘱	□ 详见医嘱执行单	□ 详见医嘱执行单	□ 详见医嘱执行单
病情 变异 记录	□ 无　□ 有，原因： 1. 2.	□ 无　□ 有，原因： 1. 2.	□ 无　□ 有，原因： 1. 2.
护士 签名			

（三）患者表单

胆总管结石临床路径患者表单

适用对象：**第一诊断为**胆总管结石（ICD-10：K80.5）

行胆总管切开取石术+T 管引流术

患者姓名：_____ 性别：_____ 年龄：_____ 门诊号：_____ 住院号：_____

住院日期：____年___月___日　出院日期：____年___月___日　标准住院日 14 · 16 天

时间	住院第 1 天	住院第 1~3 天（术前 1 天）
监测	□ 测量生命体征、体重	□ 测量生命体征、询问排便，手术前一天晚测量生命体征
医患配合	□ 护士行入院护理评估（简单询问病史） □ 接受入院宣教 □ 医生询问病史、既往病史、用药情况，收集资料 □ 进行体格检查	□ 配合完善术前相关化验、检查，术前宣教 □ 了解疾病知识、临床表现、治疗方法 □ 术前用物准备：大、小便器，湿巾等 □ 医生与患者及家属介绍病情及手术谈话 □ 了解探视及陪伴制度
重点诊疗及检查	重点诊疗： □ 二级或三级护理 □ 既往基础用药 □ 配合采血及各项辅助检查	重点诊疗： □ 二级或三级护理 □ 既往基础用药 □ 配合采血及各项辅助检查 □ 二级护理 □ 备皮 □ 配血 □ 药物灌肠 □ 术前签字 重要检查： □ 心电图、胸部 X 线平片 □ 腹部 B 超、MRCP、ERCP □ 血常规+血型、尿常规、便常规+隐血，凝血功能、血电解质和肝功能、肾功能、感染性疾病筛查
饮食及活动	□ 正常普食 □ 正常活动	□ 术前 6 小时禁食、禁水 □ 正常活动

时间	住院第 1~3 天（手术日）		住院第 2~4 天（术后第 1 天）
	术前及术中	术后	
监测	□ 手术清晨测量生命体征，糖尿病患者监测血糖	□ 监测生命体征，注意胃管、尿管、T 管及引流管量及性状	□ 定时监测生命体征，观察有无排气、排便，皮肤、巩膜黄染及腹痛表现 □ 注意胃管、尿管、T 管及引流管量及性状
医患配合	□ 配合摘除各种活动物品 □ 配合麻醉医师，告知病史，有无活动性牙齿等 □ 配合留置胃管、尿管 □ 配合进行静脉通路建立	术后宣教 □ 术后体位：麻醉未醒时平卧，清醒后，4~6 小时无不适反应可垫枕或根据医嘱予监护设备、吸氧 □ 配合护士定时监测生命体征、伤口敷料等 □ 不要随意动胃管、尿管、T 管及引流管 □ 疼痛的注意事项及处理 □ 告知医护不适及异常感受 □ 配合评估手术效果	□ 医生巡视，了解病情 □ 配合医生查体检查 □ 护士行晨晚间护理 □ 护士协助排泄护理 □ 配合监测出入量 □ 膀胱功能锻炼，成功后可将尿管拔除 □ 配合预防肺感染及下肢静脉血栓 □ 注意探视及陪伴时间
重点诊疗及检查	重点诊疗： □ 一级护理 □ 给予监护设备、吸氧 □ 注意留置管路安全与通畅	重点诊疗： □ 一级护理 □ 给予监护设备、吸氧 □ 注意留置管路安全与通畅 □ 用药：抗炎、止血、化痰，止痛、抑酸、肠外营养的应用 □ 协助护士记录出入量	重点诊疗： □ 一级护理 □ 协助观察伤口敷料情况 □ 协助观察腹部体征 □ 协助观察 T 管及引流管情况
饮食及活动	□ 术前 6 小时禁食、禁水 □ 自由体位	□ 禁食、禁水 □ 卧床休息，半卧位/平卧位	□ 禁食、禁水 □ 卧床休息时可半卧位 □ 可视体力情况适当下床活动，循序渐进，注意安全

时间	住院第3~7天（术后第2~6天）	住院第7~12天（术后第6~11天）	住院第12~16天（出院日）
监测	□ 定时监测生命体征，观察有无排气、排便，皮肤、巩膜黄染及腹痛表现 □ 注意胃管、尿管、T管及引流管量及性状	□ 定时监测生命体征，观察有无排气、排便，皮肤、巩膜黄染及腹痛表现 □ 注意T管及引流管量及性状	□ 定时监测生命体征，观察有无排气、排便，皮肤、巩膜黄染及腹痛表现
医患配合	□ 医生巡视，了解病情 □ 配合医生查体检查 □ 配合行晨晚间护理 □ 护士协助排泄护理 □ 配合监测出入量 □ 配合预防肺感染及下肢静脉血栓 □ 注意探视及陪伴时间	□ 医生巡视，了解病情 □ 配合医生查体检查 □ 配合行晨晚间护理 □ 配合监测出入量 □ 配合预防肺感染及下肢静脉血栓 □ 注意探视及陪伴时间	□ 配合护士行晨晚间护理 □ 医生拆线 □ 了解伤口注意事项 出院宣教 □ 接受出院前康复宣教 □ 学习出院注意事项、康复计划、返院复诊、后续治疗及相关并发症的处理等 □ 办理出院手续，取出院带药
重点诊疗及检查	重点诊疗： □ 二级或三级护理 □ 协助观察伤口敷料情况 □ 协助观察腹部体征 □ 协助观察T管及引流管情况 □ 配合拔出胃管及尿管 □ 伤口换药	重点诊疗： □ 二级或三级护理 □ 定期抽血化验（必要时） □ 协助观察T管情况 □ 配合拔除腹腔引流管（视情况） □ 伤口换药（视情况）	重点诊疗： □ 二级或三级护理 □ 配合行T管造影及拔出T管。 □ 定期抽血化验（必要时） □ 遵医嘱按时复诊
饮食及活动	□ 禁食、禁水，肛门排气后改流质饮食/半流质饮食 □ 腹带固定确切，自由体位，适当活动	□ 肛门排气后改流质饮食/半流质饮食 □ 腹带固定确切，自由体位，适当活动	□ 普食，营养均衡 □ 自由体位，适当活动

附：原表单（2012 年版）

胆总管结石临床路径表单

适用对象：**第一诊断为胆总管结石**（ICD-10：K80.5）
　　　　　行胆总管切开取石术+T 管引流术

患者姓名：_____ 性别：_____ 年龄：_____ 门诊号：_____ 住院号：_____

住院日期：____年___月___日　出院日期：____年___月___日　标准住院日 14~16 天

时间	住院第 1 天	住院第 2 天	住院第 1~3 天（手术日）
主要诊疗工作	□ 询问病史与体格检查 □ 完成病历书写 □ 完善检查 □ 上级医师查房 □ 完成上级医师查房记录 □ 确定诊断和初定手术日期	□ 上级医师查房，明确下一步诊疗计划 □ 术前讨论，确定手术方案 □ 完成必要的相关科室会诊 □ 患者和（或）其家属签署手术知情同意书、自费用品协议书、输血知情同意书 □ 术前小结和上级医师查房记录 □ 向患者及其家属交代围术期注意事项	□ 手术 □ 术者完成手术记录 □ 麻醉师完成麻醉记录 □ 完成术后病程记录 □ 上级医师查房 □ 向患者和（或）其家属交代手术情况和术后注意事项
重点医嘱	**长期医嘱：** □ 普通外科护理常规 □ 二级护理 □ 低脂半流食 **临时医嘱：** □ 血常规、尿常规、便常规+隐血 □ 肝肾功能、电解质、血糖、血淀粉酶、凝血功能、血型、Rh因子、感染性疾病筛查 □ 腹部超声、心电图、胸部 X 线片 □ 超声心动、腹部 CT、MRCP（必要时）	**长期医嘱：** □ 患者既往基础用药 □ 改善肝脏储备功能的药物 **临时医嘱：** □ 术前医嘱：常规准备明日在全麻下行：胆总管切开取石+T 管引流术 □ 术前禁食、禁水 □ 明晨留置胃管、尿管 □ 抗菌药物：术前 30 分钟使用	**长期医嘱：** □ 普通外科术后护理常规 □ 一级护理 □ 禁食禁水 □ 胃肠减压接负压吸引记量 □ 尿管接袋记量 □ T 管引流腹腔引流管接袋记量 □ 记录 24 小时出入量 □ 抗菌药物 **临时医嘱：** □ 心电监护、吸氧（必要时） □ 补液 □ 复查血常规、血氨、凝血功能（必要时） □ 其他特殊医嘱
主要护理工作	□ 介绍病房环境、设施和设备 □ 入院护理评估 □ 护理计划 □ 指导患者到相关科室进行心电图、胸片等检查 □ 静脉取血（当天或次日晨）	□ 宣教、备皮等术前准备 □ 手术前心理护理 □ 手术前物品准备 □ 提醒患者术前禁食、禁水	□ 观察患者病情变化 □ 观察 T 管引流情况 □ 术后心理与生活护理 □ 指导并监督患者手术后活动 □ 夜间巡视
病情变异记录	□ 无　□ 有，原因： 1. 2.	□ 无　□ 有，原因： 1. 2.	□ 无　□ 有，原因： 1. 2.
护士签名			
医师签名			

时间	住院第2~4天 （术后第1天）	住院第3~8天 （术后第2~5天）	住院第8~14天 （出院日）
主要诊疗工作	□ 上级医师查房，观察患者情况，进行手术及伤口评估，确定下一步治疗方案 □ 观察 T 管引流情况 □ 对手术及手术切口进行评估，检查有无手术并发症 □ 完成常规病程、病历书写	□ 观察患者排气情况、腹部症状和体征变化 □ 观察 T 管引流情况 □ 上级医师查房，明确下一步诊疗计划 □ 复查异常化验指标	□ 术后 12 天，闭 T 管 2~3 天后拔除，拔管前先行 T 管造影 □ 上级医师查房、确定能否出院 □ 通知患者及家属出院 □ 向患者及家属交代出院后注意事项 □ 准备出院带药 □ 通知出院处 □ 将出院记录副本交给患者 □ 如果患者不能出院，在病程记录中说明原因和继续治疗的方案
重点医嘱	长期医嘱： □ 普通外科术后护理常规 □ 一级或二级护理 □ 禁食、禁水 临时医嘱： □ 镇痛 □ 伤口换药	长期医嘱： □ 普通外科术后护理常规 □ 一级或二级护理 □ 普食（流食/半流食） 临时医嘱： □ 血常规、肝功能、电解质（必要时） □ 复查血淀粉酶 □ 腹部超声	长期医嘱： □ 出院带药 □ 门诊随诊
主要护理工作	□ 观察患者病情变化 □ 手术后心理与生活护理 □ 指导并监督患者手术后活动 □ 夜间巡视	□ 观察患者病情变化 □ 基本生活和心理护理 □ 监督患者用药	□ 帮助患者办理出院手续、交费等事宜 □ 领取出院带药
病情变异记录	□ 无 □ 有，原因： 1. 2.	□ 无 □ 有，原因： 1. 2.	□ 无 □ 有，原因： 1. 2.
护士签名			
医师签名			

第六章 胆总管结石合并胆管炎临床路径释义

一、胆管结石合并胆管炎编码

1. 原胆管结石合并胆管炎编码：胆管结石合并胆管炎（ICD-10：K80.3）

胆总管探查、取石术+胆总管 T 管引流术（ICD-9-CM-3：51.41）

2. 修正编码

疾病名称及编码：胆管结石合并胆管炎（ICD-10：K80.3）

手术操作名称及编码：胆囊切除（ICD-9-CM-3：51.22）

胆总管切开取石（ICD-9-CM-3：51.41）

胆总管 T 管引流术（ICD-9-CM-3：51.43）

胆总管探查（ICD-9-CM-3：51.51）

二、临床路径检索方法

K80.3 伴 51.22/51.41/51.51/51.43

三、胆管结石合并胆管炎临床路径标准住院流程

（一）适用对象

第一诊断为胆总管结石合并胆管炎（ICD-10：K80.3）

行胆囊切除、胆总管探查、取石术+胆总管 T 管引流术（ICD-9-CM-3：51.41）。

> **释义**
>
> ■ 适用对象编码参见第一部分。
> ■ 本路径适用对象为胆总管结石合并胆管炎的患者。
> ■ 胆总管结石合并胆管炎时，病情多较危急，一般需急诊手术，尽快取出结石，解除梗阻，通畅胆汁引流，及时阻止病情的进一步发展。

（二）诊断依据

根据《临床诊疗指南——外科学分册》（中华医学会编著，人民卫生出版社）、《黄家驷外科学》（第 7 版，人民卫生出版社）等。

1. 症状：腹痛、寒战高热、黄疸。
2. 体征：巩膜可有黄染，有剑突下和右上腹深压痛及局部腹膜炎征象，肝区有叩击痛。
3. 辅助检查：B 超、CT、MR 或 MRCP 检查，怀疑或提示胆总管结石。
4. 实验室检查：血常规检查显示白细胞总数升高，中性粒细胞百分比升高，血清总胆红素及结合胆红素增高，血清转氨酶和碱性磷酸酶升高。

> **释义**
>
> ■ 由于各种诱发因素导致结石刺激胆管壁，引起胆管痉挛或影响胆汁通过时，均会引起患者剧烈腹痛，进而引发胆道系统炎症时，患者除了腹痛之外，还将出现寒战发热及黄疸。所以，腹痛、寒战发热、黄疸被称为胆总管结石合并胆道感染时典型的 Charcot 三联征。若炎症继续加重，还可在此基础上出现血压下降和精神症状，即 Reynolds 五联征，此时称为急性梗阻性化脓性胆管炎（AOSC）。给患者做体格检查时表现为急重症病容、皮肤及巩膜黄染，右上腹局部腹膜炎等。
>
> ■ 影像学检查是诊断胆总管结石的主要手段，B 超、CT 和 MRCP 检查均可选择，但各自均有其优缺点。B 超方便、适用、经济又无辐射，常作为首选，但由于受十二指肠内气体影响，有时观察不清。CT 受气体影响较小，但对钙质较少的结石显影欠佳且价格昂贵和辐射较强。MRCP 对胆总管内结石显影相对较好，但有时对壶腹区小结石也有遗漏现象。
>
> ■ 由于胆总管结石合并胆系感染，因此，实验室检查白细胞计数、肝功能、胆红素等均会出现明显改变，并且以直接胆红素升高为主。
>
> ■ 此时的疼痛较剧烈且常位于上腹或心窝部、有时向背部放射，因此，应特别注意与心绞痛或心肌梗死相鉴别以及警惕其诱发心绞痛及心肌梗死的危险。

（三）治疗方案的选择

根据《临床诊疗指南——外科学分册》（中华医学会编著，人民卫生出版社）、《黄家驷外科学》（第 7 版，人民卫生出版社）等。

1. 急诊手术：并发急性胆管炎的，急诊行胆囊切除+胆总管切开取石+胆总管 T 管引流术。

2. 择期手术：患者本人有手术治疗意愿；生命体征稳定；无重要脏器衰竭表现的，可择期行胆囊切除+胆总管切开探查、取石+胆总管 T 管引流术或内镜下取石术。

> **释义**
>
> ■ 胆总管结石合并胆管炎时，由于其发病急、症状重、发展快，应尽早干预，尤其是当患者出现 Charcot 三联征或 Reynolds 五联征时，应急诊手术。基本术式为胆囊切除+胆总管切开取石+胆总管 T 管引流术。
>
> ■ 对某些胆总管结石合并胆管炎患者，有时应用抗菌药物也可以得到控制。但是，由于结石的存在，日后还有反复发生感染的危险。因此，应与患者和（或）家属充分沟通，对那些不适合或不愿意接受急诊手术者，亦应考虑在合适的时候进行择期手术。
>
> ■ 胆总管结石的取出方式有传统的开腹手术和现代的腹腔镜手术，可根据医院、医生、患者的条件及患者的意愿加以选择。有时也可酌情选择采用经十二指肠内镜取石，此法相对简单，创伤小，但由于需要切开 Oddi 括约肌，后者的利弊仍有争议，需严格掌握适应证。

（四）标准住院日为 14~16 天

> **释义**
>
> ■胆总管结石合并胆管炎时病情较重，需及时入院。根据病情边做非于术治疗边做术前检查及准备，一般 1~2 天，或急症施行手术治疗。入院后急诊完成手术必需的相关检查，尤其是明确诊断的影像学检查。术后恢复 13~15 天，无并发症便可带 T 管出院，待满足拔管条件时可来院确认后予以拔除。总住院时间 14~16 天者均符合本路径要求。

（五）进入路径标准

1. 第一诊断必须符合 ICD-10：K80.3 胆总管结石合并胆管炎疾病编码。

2. 当患者合并其他疾病，但住院期间不需要特殊处理也不影响第一诊断的临床路径流程实施时，可以进入路径。

> **释义**
>
> ■本路径适用于胆总管结石合并胆管炎，患者本人知晓病情，可能出现的危险后果，并有手术意愿。
>
> ■患者有发作性疼痛、寒战、发热、黄疸的典型的 Charcot 三联征，或还伴有血压下降和精神症状之 Reynolds 五联征，即急性梗阻性化脓性胆管炎（AOSC）。
>
> ■患者合并其他慢性疾病处于稳定期，无需特殊处置者，不延长术前准备及术后住院时间，不影响麻醉及手术。

（六）术前准备 1~2 天（指工作日）

1. 必需的检查项目

（1）血常规、尿常规、便常规+隐血。

（2）肝功能、肾功能、电解质、血糖、血淀粉酶、血型、凝血功能、感染性疾病筛查（乙肝、丙肝、艾滋病、梅毒）。

（3）腹部超声。

（4）心电图，胸、腹部 X 线平片。

2. 根据患者病情可选择的检查项目

（1）肿瘤标志物检查（含 CA19-9、CEA）。

（2）超声心动图、肺功能检测和血气分析（存在心肺基础疾病或者老年体弱患者）。

（3）ERCP，上腹部 CT 或 MRCP/MRA。

> **释义**
>
> ■ 必须检查的项目是为了确保手术安全有效进行的前提，必须在术前全部完成，并根据检查结果评估其对手术的影响。但由于患者合并胆管炎，属于急症，有关各项检查应在最短时间内急诊完成。
>
> ■ 高龄患者或有心肺功能异常者，术前根据病情增加心脏彩超、Hoter、肺功能、血气分析等检查。
>
> ■ 为排除胆道系统或十二指肠乳头区域肿瘤的可能，根据患者病情术前可加做相关的肿瘤标志物检测。
>
> ■ 按照术前需禁食4~6小时，禁水2~4小时的要求，以及针对胆管炎治疗的需要，患者入院后最好禁食、禁水，以便根据病情需要随时手术。

（七）选择用药

1. 抗菌药物：按照《抗菌药物临床应用指导原则》（卫医发〔2004〕285号）执行。建议使用第二代头孢菌素，有反复感染史者可选头孢曲松或头孢哌酮或头孢哌酮/舒巴坦；明确感染患者，可根据药物敏感试验结果调整抗菌药物。

（1）推荐头孢呋辛钠肌内或静脉注射。①成人：0.75~1.5克/次，一日3次。②肾功能不全患者按照肌酐清除率制订给药方案：肌酐清除率>20ml/min者，每日3次，每次0.75~1.5g；肌酐清除率10~20ml/min患者，每次0.75g，一日2次；肌酐清除率<10ml/min患者，每次0.75g，一日1次。③对本药或其他头孢菌素类药过敏者，对青霉素类药有过敏性休克史者禁用；肝肾功能不全者、有胃肠道疾病史者慎用。④使用本药前需进行皮肤过敏试验。

（2）推荐头孢曲松钠肌内注射、静脉注射或静脉滴注。①成人：1克/次，一次肌内注射或静脉滴注。②对本药或其他头孢菌素类药过敏者，对青霉素类药有过敏性休克史者禁用；肝肾功能不全者、有胃肠道疾病史者慎用。

（3）推荐头孢哌酮钠静脉注射或静脉滴注。①成人：1~2克/次，一日2次；严重感染可增至4克/次，一日2次。②对本药或其他头孢菌素类药过敏者，对青霉素类药有过敏性休克史者禁用；肝肾功能不全者、有胃肠道疾病史者慎用。

（4）推荐头孢哌酮/舒巴坦静脉注射或静脉滴注。①成人：1~2克/次，一日2次；严重感染可增至4克/次，一日2次。②肾功能不全患者按照肌酐清除率制订给药方案：肌酐清除率>30ml/min者，每日2次，每次1~2g；肌酐清除率16~30ml/min患者，每次1g，一日2次；肌酐清除率<15ml/min患者，每次0.5g，一日2次。③对本药或其他头孢菌素类药过敏者，对青霉素类药有过敏性休克史者禁用；肝肾功能不全者、有胃肠道疾病史者慎用。

2. 在给予抗菌药物治疗之前应尽可能留取相关标本送培养，获病原菌后进行药敏试验，作为调整用药的依据。有手术指征者应进行外科处理，并于手术过程中采集胆汁做细菌培养及药物敏感试验。

3. 尽早开始抗菌药物的经验治疗。经验治疗需选用能覆盖肠道革兰阴性杆菌、肠球菌属等需氧菌和脆弱拟杆菌等厌氧菌的药物。一般宜用至体温正常、症状消退后72~96小时。

4. 造影剂选择：碘过敏试验阴性者，选用泛影葡胺；碘过敏试验阳性者，选用有机碘造影剂。

释义

■ 由于患者已合并胆系感染，应于入院后第一时间尽早开始应用抗菌药物。如有可能，力争在用药前留取相关标本做细菌培养和药敏试验，否则，应于之后的手术中完成标本的采集。

■ 关于抗菌药物的选择，开始为经验性的针对需氧菌和厌氧菌，待细菌培养和药敏试验报告后根据结果判断需否调整。用药原则应合理、有效、足量、足时。所推荐的药物需根据当地医院及患者的实际情况供参考选择。

■ 如果胆管结石导致胆道梗阻，引发肝细胞受损，转氨酶及胆红素升高，需适当应用保肝利胆药物。

■ 手术对患者是一个打击，导致其抵抗力下降。此时，任何用药都应注意过敏反应问题。

（八）手术日为入院第 1~3 天

1. 麻醉方式：气管内插管全身麻醉或硬膜外麻醉。
2. 术中用药：麻醉常规用药。
3. 输血：根据术前血红蛋白状况及术中出血情况而定。

释义

■ 经非手术治疗后，如病情稳定并有所改善，已完成各项术前检查及准备，诊断明确并已评估是手术适应证，无手术禁忌证，手术应于入院后 1~3 天实施。

■ 胆管结石合并胆系感染，尤其是出现急性梗阻性化脓性胆管炎时，术前应做好备血。术中根据循环及出血情况决定是否输血。

（九）术后住院恢复 13~15 天

1. 必须复查的检查项目：血常规、血电解质、肝肾功能、血淀粉酶。
2. 根据患者病情选择：经 T 管胆管造影、腹部 B 超等。
3. 术后用药：根据患者病情可能使用抗菌药物、抑酸剂、改善心功能及静脉营养等。
4. 各种管道处理：视具体情况尽早拔除胃管、尿管、引流管。
5. T 管处理（一般原则）：拔管时间需在术后 2 周以上，拔管前试夹 T 管 24~48 小时无异常，T 管造影显示胆管下段通畅，无狭窄，无胆管内残余结石；T 管窦道造影提示窦道形成完整（必要时）。
6. 康复情况评估：监测生命体征、严密观察有无胰腺炎、胆道感染、穿孔、出血等并发症，并做相应处理。观察切口及胃肠道功能恢复情况、指导患者术后饮食。

释义

■ 术后必须复查相关的化验指标，复查的时间和次数需根据病情决定。同时，根据腹部症状与体征以及腹腔和 T 管引流情况决定是否需要行 B 超检查。

■ 术后对各种管道要认真管理，防止自行脱落并记录好各自的引流量及性状，根据其安置的目的和病情恢复情况及时拔除。对 T 管和与其相邻的腹腔引流管必须明确标记，以防将 T 管误认为腹腔引流管提前拔除，导致胆瘘和腹膜炎的发生。手术 2 周以后是否一概拔除 T 管，应通过造影和夹闭试验来检测决定。对不符合拔管条件者可带管出院，做好院外 T 管护理指导，定期返院检查决定拔管。

■ 术后根据患者全身及胃肠道等恢复情况决定抗菌药物的应用、营养支持和指导饮食。

■ 术后如期检创切口和密切观察有无各种并发症的发生，发现异常及时做相应的处置。

（十）出院标准

1. 一般情况好，体温正常，无明显腹痛，伤口无感染、引流管拔除。
2. 实验室检查基本正常。
3. 胆总管造影，肝内外胆管通畅。
4. 无需要住院治疗的并发症。

释义

■ 按照本病临床路径对术后住院恢复时间的要求，主治医师应提前做好各项出院指标的评估，包括患者的全身状态、局部情况、相关化验指标、胃肠功能及有无需要住院处理的并发症与合并症等。达到标准者可按期出院，否则，需继续留院治疗，原则是出院时间服从病情需要。

（十一）变异及原因分析

1. 出现并发症（胰腺炎、胆道感染、出血、穿孔及麻醉意外者）等转入相应临床路径。
2. 合并胆道狭窄、占位者转入相应临床路径。
3. 合并胆囊结石、肝内胆管结石者转入相应临床路径。

释义

■ 术前、术中及术后均应高度重视和认真做好有关变异的观察分析，包括有无变异、何种变异、变异程度及原因等，这对是否符合进入或退出本路径至关重要，并且直接影响到治疗效果、所需时间、治疗费用以及患方的满意度等等。

■ 对于轻微变异及时发现、合理处置，估计对路径流程和最终效果影响不明显者，可继续本流程。

■ 对于严重或复杂变异，一时难以去除或纠正，注定会影响到流程的进行和治疗效果者，应及时退出本路径，转入相应的临床路径。并对产生变异的原因加以总结分析，为日后进一步完善和重新修订路径积累资料。

（十二）参考费用标准

6000~12000 元。

四、胆总管结石合并胆管炎临床路径给药方案

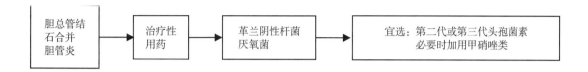

【用药选择】

胆系感染中，致病菌主要为革兰阴性细菌，其中以大肠埃希菌、克雷伯菌多见，有时亦合并厌氧菌感染。如患者有发热表现，可采血培养，根据药物敏感试验结果针对性选用抗生素。因胆系感染有时十分凶险，经验性用药应选用对革兰阴性菌有效的第二代、第三代头孢菌素，必要时可加用甲硝唑类药物抑制厌氧菌。如感染仍难以控制，可考虑应用碳青霉烯类药物，如泰能等。

【药学提示】

1. 如患者入院时有发热或白细胞计数升高表现，应常规使用抗生素。手术患者应在术前 0.5~2 小时给药，或麻醉后手术开始前给药，使手术切口暴露时局部组织中已达到足以杀灭手术过程中入侵切口细菌的药物浓度。

2. 如手术时间较短（<2 小时），术前用药一次即可。手术时间超过 3 小时，或失血量大（＞1500ml），应在手术中追加一次。

【注意事项】

1. 因结石常常是导致胆系感染的主要原因，如不及时去除胆管结石，胆系感染多难以彻底治愈。因此，临床上应在抗感染治疗的同时，积极处理胆管结石原发病。

2. 如患者为间断发热，同时伴有寒战，多为菌血症表现。可考虑在体温开始升高时采血进行细菌培养，此时阳性率较高。

3. 用药前必须详细询问患者先前有否对头孢菌素类、青霉素类或其他药物的过敏史。

五、推荐表单

（一）医师表单

胆总管结石合并胆管炎临床路径医师表单

适用对象：**第一诊断为胆总管结石合并胆管炎（ICD-10：K80.3）**

行胆囊切除、胆总管探查、取石术+胆总管 T 管引流术（ICD-9-CM-3：51.41）

患者姓名：_____ 性别：_____ 年龄：_____ 门诊号：_____ 住院号：_____

住院日期：____年___月___日 出院日期：____年___月___日 标准住院日：14~16 天

时间	住院第 1 天	住院第 2 天（术前 1 天）
主要诊疗工作	□ 询问病史及体格检查 □ 完成住院病历和首次病程记录 □ 开急诊化验单以及检查单 □ 上级医师查房 □ 初步确定诊治方案和特殊检查项目 □ 向患者及家属交代病情，围术期安排及注意事项	□ 上级医师查房 □ 手术医嘱 □ 完成术前准备与术前评估 □ 完成必要的相关科室会诊 □ 根据检查检验结果等，进行术前讨论，确定治疗方案 □ 住院医师完成上级医师查房记录、术前小结等 □ 完成术前总结（拟行手术方式、手术关键步骤、术中注意事项等） □ 向患者及家属交代病情，围术期安排及注意事项 □ 签署手术知情同意书（含标本处置）、自费用品协议书、输血同意书、麻醉同意书或授权委托书 □ 必要时预约 ICU
重点医嘱	**长期医嘱：** □ 普通外科二级或三级护理 □ 饮食：根据患者情况而定 □ 专科基础用药（视情况） □ 应用抗菌药物 **临时医嘱：** □ 急检血常规+血型、尿常规、便常规+隐血 □ 急检凝血功能、血电解质和肝功能、肾功能、感染性疾病筛查 □ 急检腹部 B 超 □ 急检心电图、胸部 X 线平片 □ 根据病情可考虑：上腹部 CT 和（或）MRCP/MRI、ERCP □ 血气分析、肺功能、超声心动图（必要时）	**长期医嘱：** □ 普通外科二级护理 □ 饮食：依据患者情况定 □ 应用抗菌药物 **临时医嘱：** □ 术前医嘱 □ 根据病情准备随时在气管内全身麻醉/硬膜外麻醉下拟行◎胆囊切除+胆总管切开取石术+T 管引流术 □ 备皮、皮肤过敏试验 □ 术前禁食 4~6 小时，禁水 2~4 小时 □ 必要时行肠道准备（清洁肠道） □ 麻醉前用药 □ 术前留置胃管和尿管 □ 术中特殊用药带药 □ 备血
病情变异记录	□ 无 □ 有，原因： 1. 2.	□ 无 □ 有，原因： 1. 2.
医师签名		

时间	住院第 2~3 天（手术日）		住院第 2~3 天 （术后第 1 天）
	术前及术中	术后	
主要诊疗工作	□ 送患者入手术室 □ 麻醉准备，监测生命体征 □ 手术 □ 保持各引流管通畅 □ 解剖标本，送病理检查 □ 麻醉医师完成麻醉记录	□ 完成术后首次病程记录 □ 完成手术记录 □ 向患者及家属说明手术情况	□ 上级医师查房 □ 观察病情变化 □ 观察引流量和性状 □ 检查手术伤口，更换敷料 □ 分析实验室检查结果 □ 维持水、电解质平衡 □ 完成常规病程记录
重点医嘱	长期医嘱： □ 外科常规护理 □ 一级护理 □ 禁食 临时医嘱： □ 液体治疗 □ 相应治疗（视情况） □ 术前 0.5 小时使用抗菌药物	长期医嘱： □ 普通外科术后常规护理 □ 一级护理 □ 禁食 □ 监测生命体征 □ 记录 24 小时液体出入量 □ 常规雾化吸入（2 次/日） □ T 管引流记量 □ 胃管接负压瓶吸引记量（视情况） □ 腹腔引流管接负压吸引记量 □ 尿管接尿袋记尿量 □ 应用抗菌药物 □ 监测血糖（视情况） □ 制酸剂及生长抑素（视情况） 临时医嘱： □ 吸氧 □ 液体治疗 □ 术后当天查血常规和血生化 □ 必要时查血或尿淀粉酶等 □ 明晨查血常规、生化等	长期医嘱： □ 患者既往基础用药 □ T 管或腹腔引流记量 □ 肠外营养治疗 □ 应用抗菌药物 临时医嘱： □ 液体治疗及纠正水、电解质失衡 □ 复查实验室检查（如血常规、血生化等实验室检查等）（视情况） □ 更换手术伤口敷料 □ 根据病情变化施行相关治疗
病情变异记录	□ 无　□ 有，原因： 1. 2.	□ 无　□ 有，原因： 1. 2.	□ 无　□ 有，原因： 1. 2.
医师签名			

时间	住院第 3~8 天 （术后第 2~5 天）	住院第 9~12 天 （术后第 6~9 天）	住院第 13~16 天 （出院日）
主要诊疗工作	□ 上级医师查房 □ 观察病情变化 □ 观察引流量和性状 □ 复查实验室检查 □ 住院医师完成常规病程记录 □ 必要时予相关特殊检查	□ 上级医师查房 □ 观察腹部、肠功能恢复情况 □ 观察引流量和颜色 □ 根据手术情况和术后病理结果，确定临床诊断，确定有无手术并发症和切口愈合不良情况，明确是否出院，评估是否达到出院标准 □ 住院医师完成常规病程记录 □ 必要时予相关特殊检查	□ 上级医师查房 □ 明确是否符合出院标准 □ 通知出院处 □ 通知患者及其家属出院 □ 完成出院记录、病案首页、出院证明书等 □ 向患者告知出院后注意事项，如通知其术后第 8~10 天门诊拆线，交代拔除 T 管日期（超过术后 2 周）、康复计划、返院复诊、后续治疗及相关并发症的处理等 □ 出院小结、出院证明及出院须知并交给患者或其家属
重点医嘱	长期医嘱： □ 二级或三级护理（视情况） □ 继续监测生命体征（视情况） □ 拔除胃管（视情况） □ 拔除尿管（视情况） □ T 管或腹腔引流记量 □ 应用抗菌药物 □ 肠外营养支持或液体治疗 □ 肠内营养（视情况） 临时医嘱： □ 其他相关治疗 □ 复查血常规、电解质、肝肾功能等	长期医嘱： □ 二级或三级护理（视情况） □ 肛门排气后改流质饮食/半流质饮食 □ T 管记量 □ 拔除腹腔引流管（视情况） □ 停用抗菌药物 □ 逐步减少或停止肠外营养或液体治疗 □ 伤口换药（视情况） 临时医嘱： □ 复查血常规、生化等 □ 必要时行胸部 X 线片、CT、B 超等	出院医嘱： □ 出院相关用药 □ T 管道护理 □ 返院复诊的时间、地点，发生紧急情况时的处理等
病情变异记录	□ 无　□ 有，原因： 1. 2.	□ 无　□ 有，原因： 1. 2.	□ 无　□ 有，原因： 1. 2.
医师签名			

（二）护士表单

<h3 style="text-align:center">胆总管结石合并胆管炎临床路径护士表单</h3>

适用对象：**第一诊断为**胆总管结石合并胆管炎（ICD-10：K80.3）

　　　　　行胆囊切除、胆总管探查、取石术+胆总管 T 管引流术（ICD-9-CM-3：51.41）

患者姓名：_____ 性别：____ 年龄：_____ 门诊号：_____ 住院号：_____

住院日期：____年__月__日 出院日期：____年__月__日 标准住院日：14~16 天

时间	住院第 1 天	住院第 2 天（术前 1 天）
健康宣教	□ 入院宣教 □ 介绍科室负责人，主管医疗组成员，护士长，主管护士 □ 介绍病房环境、设施 □ 介绍住院期间规章制度及注意事项	□ 宣教疾病知识，术前准备及手术过程 □ 告知准备物品、沐浴 □ 告知术后饮食、活动及探视注意事项 □ 告知术后可能出现的情况及应对方式 □ 主管护士与患者沟通，了解并给予患者心理支持
护理处置	□ 核对患者、佩戴腕带 □ 建立入院护理病历、制订护理计划 □ 卫生处置：剪指（趾）甲、沐浴，更换病员服 □ 饮食指导：◎半流饮食◎糖尿病饮食 □ 静脉采血 □ 药物过敏试验（如需要），静脉滴注抗菌药物	□ 协助医生完成术前检查化验 □ 备皮、皮肤过敏试验 □ 术前禁食 4~6 小时，禁水 2~4 小时 □ 必要时行肠道准备（清洁肠道） □ 麻醉前用药 □ 酌情术前留置胃管和尿管 □ 术中特殊用药带药 □ 备血
基础护理	□ 二级或三级护理 □ 晨晚间护理 □ 患者安全管理	□ 二级护理 □ 晨晚间护理 □ 患者安全管理
专科护理	□ 护理查体 □ 监测体温，观察有无寒战、高热及腹痛表现 □ 必要时，告知家属陪护注意事项	□ 术前手术物品准备（如腹带等） □ 必要时促进睡眠（环境、药物）
重点医嘱	□ 详见医嘱执行单	□ 详见医嘱执行单
病情变异记录	□ 无 □ 有，原因： 1. 2.	□ 无 □ 有，原因： 1. 2.
护士签名		

时间	住院第2~3天（手术日）		住院第2~3天
	术前及术中	术后	（术后第1天）
健康宣教	□ 告知手术区及等候区位置 □ 告知术后可能需要物品（如大、小便器，毛巾等） □ 给予患者及家属心理支持	□ 告知监护设备、管路功能及注意事项 □ 告知饮食、体位要求 □ 告知疼痛注意事项 □ 告知术后可能出现情况及应对方式 □ 告知用药情况及可能的不良反应 □ 给予患者及家属心理支持 □ 再次明确探视陪伴须知	□ 饮食、活动指导 □ 复查患者对术前宣教内容的掌握程度 □ 告知预防肺感染及下肢静脉血栓注意事项
护理处置	送手术 □ 摘除患者各种活动物品 □ 核对患者身份，携带病历、所需药品及相关资料，填写手术交接单、签字确认 术中 □ 核对患者身份，携带病历、所需药品及相关资料，血型核对、传染病核对 □ 输血 □ 送病理 接手术 □ 核对患者身份，携带病历、带回药品及相关资料，填写手术交接单，签字确认	□ 清醒后平卧，头偏一侧，协助改变体位及足部活动 □ 静脉采血 □ 记录24小时出入量 □ 心理支持（患者及家属） □ 夜间巡视	□ 协助翻身、取半坐或斜坡卧位，指导床上或床边活动 □ 遵医嘱完成相关检查 □ 如有尿管，间断夹闭尿管，锻炼膀胱功能 □ 指导患者咳痰
基础护理	□ 一级护理 □ 患者安全管理	□ 一级护理 □ 卧位护理、排泄护理、胃管、尿管、T管及引流管护理 □ 患者安全管理	□ 一级护理 □ 卧位护理、排泄护理、胃管、尿管、T管及引流管护理 □ 患者安全管理
专科护理	□ 术晨按医嘱清洁肠道、留置胃管、尿管，待术期间补液，指导术前注射麻醉用药后注意事项	□ 生命体征监测，T管引流情况，写护理记录 □ 吸氧及心电、血压监测 □ 遵医嘱给予液体治疗	□ 定时生命体征监测，观察皮肤、巩膜有无黄染，T管引流情况，腹部体征及肠道功能恢复的情况
重点医嘱	□ 详见医嘱执行单	□ 详见医嘱执行单	□ 详见医嘱执行单
病情变异记录	□ 无 □ 有，原因： 1. 2.	□ 无 □ 有，原因： 1. 2.	□ 无 □ 有，原因： 1. 2.
护士签名			

时间	住院第3~8天 （术后第2~5天）	住院第9~12天 （术后第6~9天）	住院第13~16天 （出院日）
健康宣教	□ 饮食、活动指导 □ 告知拔尿管前后注意事项 □ 告知预防肺感染及下肢静脉血栓注意事项	□ 饮食、活动指导	□ 出院宣教 　复查时间 　活动休息 　指导饮食 　疾病知识及后续治疗 　指导办理出院手续
护理处置	□ 遵医嘱完成相关检查 □ 遵医嘱拔除胃管、尿管、镇痛泵管（麻醉医师执行）	□ 遵医嘱完成相关检查	□ 办理出院手续 □ 书写护理出院小结
基础护理	□ 二级或三级护理 □ 腹带固定确切，自由体位，适当活动 □ 如胃肠功能恢复，拔除胃管后指导全流质饮食、半流质饮食 □ 如排尿功能恢复，拔出尿管 □ 患者安全管理	□ 二级或三级护理 □ 患者安全管理	□ 二级或三级护理 □ 住院费用核对
专科护理	□ 病情观察 　观察患者皮肤、巩膜有无黄染，T管及腹部引流管引流情况，引流管周围皮肤情况，观察患者腹部体征及肠道功能恢复的情况	□ 病情观察 　观察患者皮肤、巩膜有无黄染，T管引流情况，引流管周围皮肤情况，观察患者腹部体征及肠道功能恢复的情况	□ 病情观察 　观察患者皮肤、巩膜有无黄染，T管引流情况，引流管周围皮肤情况
重点医嘱	□ 详见医嘱执行单	□ 详见医嘱执行单	□ 详见医嘱执行单
病情变异记录	□ 无　□ 有，原因： 1. 2.	□ 无　□ 有，原因： 1. 2.	□ 无　□ 有，原因： 1. 2.
护士签名			

（三）患者表单

胆总管结石合并胆管炎临床路径患者表单

适用对象：**第一诊断为胆总管结石合并胆管炎**（ICD-10：K80.3）

行胆囊切除、胆总管探查、取石术+胆总管 T 管引流术（ICD-9-CM-3：51.41）

患者姓名：_____ 性别：_____ 年龄：_____ 门诊号：_____ 住院号：_____

住院日期：____年__月_日 出院日期：____年__月__日 标准住院日：14~16 天

时间	住院第 1 天	住院第 2 天（术前 1 天）
监测	□ 测量生命体征、体重	□ 测量生命体征、询问排便，手术前一天晚测量生命体征
医患配合	□ 护士行入院护理评估（简单询问病史） □ 接受入院宣教 □ 医生询问病史、既往病史、用药情况，收集资料 □ 进行体格检查	□ 配合完善术前相关化验、检查，术前宣教 □ 了解疾病知识、临床表现、治疗方法 □ 术前用物准备：大、小便器，湿巾等 □ 医生与患者及家属介绍病情及手术谈话 □ 了解探视及陪伴制度
重点诊疗及检查	**重点诊疗：** □ 二级或三级护理 □ 既往基础用药 □ 配合采血及各项辅助及检查	**重点诊疗：** □ 二级护理 □ 备皮剃头 □ 配血 □ 药物灌肠 □ 术前签字 **重要检查：** □ 心电图、胸部 X 线平片 □ 腹部 B 超、MRCP、ERCP □ 血常规+血型、尿常规、便常规+隐血，凝血功能、血电解质和肝功能、肾功能、感染性疾病筛查
饮食及活动	□ 根据病情和医嘱进食、进水 □ 根据病情和医嘱活动	□ 术前 6 小时禁食、禁水 □ 根据病情和医嘱活动

时间	住院第 2~3 天（手术日）		住院第 2~3 天（术后第 1 天）
	术前及术中	术后	
监测	□ 根据病情监测生命体征，糖尿病患者监测血糖	□ 监测生命体征，注意胃管、尿管、T 管及引流管量及性状	□ 定时监测生命体征，观察有无排气、排便，皮肤、巩膜黄染及腹痛表现 □ 注意胃管、尿管、T 管及引流管量及性状
医患配合	□ 配合摘除各种活动物品 □ 配合麻醉医师，告知病史，有无活动性牙齿等 □ 配合留置胃管、尿管 □ 配合进行静脉通路建立	**术后宣教** □ 术后体位：麻醉未醒时平卧，清醒后，4~6 小时无不适反应可垫枕或根据医嘱予监护设备、吸氧 □ 配合护士定时监测生命体征、伤口敷料等 □ 不要随意动胃管、尿管、T 管及引流管 □ 疼痛的注意事项及处理 □ 告知医护不适及异常感受 □ 配合评估手术效果	□ 医生巡视，了解病情 □ 配合医生查体检查 □ 护士行晨晚间护理 □ 护士协助排泄护理 □ 配合监测出入量 □ 膀胱功能锻炼，成功后可将尿管拔除 □ 配合预防肺感染及下肢静脉血栓 □ 注意探视及陪伴时间
重点诊疗及检查	重点诊疗： □ 一级护理 □ 给予监护设备、吸氧 □ 注意留置管路安全与通畅	重点诊疗： □ 一级护理 □ 给予监护设备、吸氧 □ 注意留置管路安全与通畅 □ 用药：抗炎、止血、化痰，镇痛、抑酸、肠外营养的应用 □ 协助护士记录出入量	重点诊疗： □ 一级护理 □ 协助观察伤口敷料情况 □ 协助观察腹部体征 □ 协助观察 T 管及引流管情况
饮食及活动	□ 术前 6 小时禁食、禁水 □ 自由体位	□ 禁食、禁水 □ 卧床休息，半卧位/平卧位	□ 禁食、禁水 □ 卧床休息时可半卧位 □ 可视体力情况适当下床活动，循序渐进，注意安全

时间	住院第 3~8 天 （术后第 2~5 天）	住院第 9~12 天 （术后第 6~9 天）	住院第 13~16 天 （出院日）
监测	□ 定时监测生命体征，观察有无排气、排便，皮肤、巩膜黄染及腹痛表现 □ 注意胃管、尿管、T 管及引流管量及性状	□ 定时监测生命体征，观察有无排气、排便，皮肤、巩膜黄染及腹痛表现 □ 注意 T 管及引流管量及性状	□ 定时监测生命体征，观察有无排气、排便，皮肤、巩膜黄染及胸痛表现 □ 注意 T 管量及性状
医患配合	□ 医生巡视，了解病情 □ 配合医生查体检查 □ 配合行晨晚间护理 □ 护士协助排泄护理 □ 配合监测出入量 □ 配合预防肺感染及下肢静脉血栓 □ 注意探视及陪伴时间	□ 医生巡视，了解病情 □ 配合医生查体检查 □ 配合行晨晚间护理 □ 配合监测出入量 □ 配合预防肺感染及下肢静脉血栓 □ 注意探视及陪伴时间	□ 配合护士行晨晚间护理 □ 医生间断拆线 □ 了解伤口注意事项 **出院宣教** □ 接受出院前康复宣教 □ 学习出院注意事项，如术后第 8~10 天门诊拆线，拔除 T 管日期（超过术后 2 周）、康复计划、返院复诊、后续治疗及相关并发症的处理等 □ 办理出院手续，取出院带药
重点诊疗及检查	重点诊疗： □ 二级或三级护理 □ 协助观察伤口敷料情况 □ 协助观察腹部体征 □ 协助观察 T 管及引流管情况 □ 配合拔出胃管及尿管 □ 伤口换药	重点诊疗： □ 二级或三级护理 □ 定期抽血化验（必要时） □ 协助观察 T 管情况 □ 配合拔除腹腔引流管（视情况） □ 伤口换药（视情况）	重点诊疗： □ 二级或三级护理 □ 定期抽血化验（必要时） □ T 管记量 □ 遵医嘱按时拆线、拔 T 管（视情况）
饮食及活动	□ 肛门排气后改流质饮食/半流质饮食 □ 腹带固定确切，自由体位，适当活动	□ 肛门排气后改流质饮食/半流质饮食 □ 腹带固定确切，自由体位，适当活动	□ 普食，营养均衡 □ 拆线前仍需腹带固定，自由体位，适当活动

附：原表单（2012年版）

胆总管结石合并胆管炎临床路径表单

适用对象：**第一诊断为**胆总管结石合并胆管炎（ICD-10：K80.3）

　　　　　行胆囊切除、胆总管探查、取石术+胆总管T管引流术（ICD-9-CM-3：51.41）

患者姓名：_____　性别：_____　年龄：_____　门诊号：_____　住院号：_____

住院日期：____年___月___日　出院日期：____年___月___日　标准住院日：14~16天

时间	住院第1天	住院第2天（术前1天）
主要诊疗工作	□ 询问病史及体格检查 □ 完成住院病历和首次病程记录 □ 开化验单以及检查单 □ 上级医师查房 □ 初步确定诊治方案和特殊检查项目	□ 上级医师查房 □ 手术医嘱 □ 完成术前准备、术前评估及必要的相关科室会诊 □ 根据检查检验结果，进行术前讨论，确定治疗方案 □ 住院医师完成上级医师查房记录、术前小结等 □ 完成术前总结（拟行手术方式、手术关键步骤、术中注意事项等） □ 向患者及家属交代病情，围术期安排等注意事项 □ 签署手术知情同意书（含标本处置）、自费用品协议书、输血同意书、麻醉同意书或授权委托书 □ 必要时预约ICU
重点医嘱	**长期医嘱：** □ 外科二级或三级护理常规 □ 饮食：根据患者情况而定 □ 专科基础用药（视情况） □ 使用抗菌药物 **临时医嘱：** □ 血常规+血型、尿常规、便常规+隐血 □ 凝血功能、电解质、肝功能、肾功能、感染性疾病筛查、血糖、血淀粉酶 □ 心电图，胸、腹部X线平片 □ 腹部B超 □ 根据病情选择：上腹部CT和（或）MRCP/MRI、ERCP（必要时） □ 血气分析、肺功能、超声心动图（必要时）	**长期医嘱：** □ 普通外科二级护理 □ 改善肝脏储备功能的药物 **临时医嘱：** □ 术前医嘱： □ 常规准备明日在全身麻醉/硬外麻下拟行 　◎胆囊切除+胆总管切开取石+T管引流术 □ 备皮 □ 药物过敏试验 □ 术前禁食、禁水 □ 必要时行肠道准备（清洁肠道） □ 麻醉前用药 □ 术前留置胃管和尿管 □ 抗菌药物：术前30分钟使用 □ 术中特殊用药带药 □ 备血
主要护理工作	□ 入院介绍 □ 入院评估、制订护理计划 □ 健康教育 □ 服药指导、活动指导 □ 饮食指导：◎半流饮食◎糖尿病饮食 □ 静脉采血 □ 患者相关检查配合的指导 □ 心理支持 □ 夜间巡视	□ 静脉采血 □ 健康教育、心理支持 □ 饮食：术前禁食禁水 □ 术前沐浴、更衣，取下义齿、饰物 □ 告知患者及家属术前流程及注意事项 □ 备皮、皮肤过敏试验、配血、胃肠道准备等 □ 术前手术物品准备 □ 促进睡眠（环境、药物） □ 夜间巡视
病情变异记录	□ 无　□ 有，原因： 1. 2.	□ 无　□ 有，原因： 1. 2.
护士签名		
医师签名		

时间	住院第 1~3 天（手术当日）		住院第 2~4 天（术后第 1 天）
	术前及术中	术后	
主要诊疗工作	□ 送患者入手术室 □ 麻醉准备，监测生命体征 □ 手术 □ 保持各引流管通畅 □ 解剖标本，送病理检查 □ 麻醉医师完成麻醉记录	□ 完成术后首次病程记录 □ 完成手术记录 □ 向患者及家属说明手术情况	□ 上级医师查房 □ 观察病情变化 □ 观察引流量和性状 □ 检查手术伤口，更换敷料 □ 分析实验室检查结果 □ 维持水、电解质平衡 □ 完成常规病程记录
重点医嘱	长期医嘱： □ 外科常规护理 □ 一级护理 □ 禁食 临时医嘱： □ 液体治疗 □ 相应治疗（视情况） □ 手术前 0.5 小时使用抗菌药物	长期医嘱： □ 普通外科术后常规护理 □ 一级护理 □ 禁食 □ 监测生命体征 □ 记录 24 小时液体出入量 □ 常规雾化吸入，bid □ T 管引流记量 □ 胃管接负压瓶吸引记量（酌情） □ 腹腔引流管接负压吸引并记量 □ 尿管接尿袋记尿量 □ 使用抗菌药物 □ 监测血糖（视情况） □ 必要时使用制酸剂及生长抑素 临时医嘱： □ 吸氧 □ 液体治疗 □ 术后当天查血常规和血生化 □ 必要时查血或尿淀粉酶 □ 明晨查血常规、生化等	长期医嘱： □ 患者既往基础用药（见左列） □ T 管、腹腔引流记量 □ 肠外营养治疗 临时医嘱： □ 液体治疗及纠正水、电解质失衡 □ 复查实验室检查（如血常规、血生化等实验室检查等）（视情况） □ 更换手术伤口敷料 □ 根据病情变化施行相关治疗
主要护理工作	□ 术晨按医嘱清洁肠道、留置胃管、尿管 □ 健康教育 □ 饮食指导：禁水、禁食 □ 指导术前注射麻醉用药后注意事项 □ 安排陪送患者入手术室 □ 心理支持	□ 术后：清醒后平卧，头偏一侧，协助改变体位及足部活动 □ 禁食、禁水 □ 静脉采血 □ 密切观察患者情况 □ 疼痛护理、皮肤护理 □ 生活护理（一级护理） □ 管道护理及指导 □ 记录 24 小时出入量 □ 营养支持护理 □ 心理支持（患者及家属） □ 夜间巡视	□ 体位与活动：协助翻身、取半坐或斜坡卧位，指导床上或床边活动 □ 密切观察患者病情变化 □ 疼痛护理 □ 生活护理（一级护理） □ 皮肤护理 □ 管道护理及指导 □ 记录 24 小时出入量 □ 营养支持护理 □ 心理支持（患者及家属） □ 康复指导（运动指导） □ 夜间巡视
病情变异记录	□ 无 □ 有，原因： 1. 2.	□ 无 □ 有，原因： 1. 2.	
护士签名			
医师签名			

时间	住院第3~8天 （术后第2~5天）	住院第9~12天 （术后第6~9天）	住院第13~16天 （出院日）
主要诊疗工作	□ 上级医师查房 □ 观察病情变化 □ 观察引流量和性状 □ 复查实验室检查 □ 住院医师完成常规病程记录 □ 必要时予相关特殊检查	□ 上级医师查房 □ 观察腹部、肠功能恢复情况 □ 观察引流量和颜色 □ 根据手术情况和术后病理结果，确定临床诊断，确定有无手术并发症和切口愈合不良情况，明确是否出院，评估是否达到出院标准 □ 完成常规病程记录 □ 必要时予相关特殊检查	□ 上级医师查房 □ 明确是否符合出院标准 □ 通知出院处 □ 通知患者及其家属出院 □ 完成出院记录、病案首页、出院证明书等 □ 向患者告知出院后注意事项 □ 出院小结、出院证明及出院须知并交给患者或其家属
重点医嘱	长期医嘱： □ 继续监测生命体征（视情况） □ 拔除胃管（视情况） □ 拔除尿管（视情况） □ T管、腹腔引流记量 □ 使用抗菌药物 □ 停止镇痛治疗 □ 肠外营养支持或液体治疗 □ 肠内营养（视情况） 临时医嘱： □ 其他相关治疗 □ 复查血常规、生化、肝肾功能等	长期医嘱： □ 二级或三级护理（视情况） □ 肛门排气后改流质饮食/半流质饮食 □ T管记量 □ 拔除腹腔引流管（视情况） □ 拔除深静脉留置管（视情况） □ 逐步减少或停止肠外营养或液体治疗 □ 伤口换药（视情况） 临时医嘱： □ 复查血常规、生化等检查 □ 必要时行胸部X线片、CT、B超等	出院医嘱： 出院相关用药 T管道护理 返院复诊的时间、地点，发生紧急情况时的处理等
主要护理工作	□ 体位与活动：取半坐或斜坡卧位，指导下床活动 □ 饮食：禁食、胃肠功能恢复、拔除胃管后指导清流质饮食、半流质饮食 □ 疼痛护理、皮肤护理 □ 遵医嘱拔除胃管、尿管 □ 生活护理（一级护理） □ 观察患者腹部体征及肠道功能恢复的情况 □ 营养支持护理、康复指导、心理支持 □ 夜间巡视	□ 活动：斜坡卧位或半坐卧位 □ 饮食：流质或半流质饮食 □ 密切观察患者情况，包括观察腹部体征、胃肠功能恢复情况 □ 生活护理（二级或三级护理） □ 观察患者腹部体征及肠道功能恢复的情况 □ T管道、引流管护理及指导 □ 皮肤护理 □ 营养支持护理、康复指导 □ 心理支持（患者及家属） □ 夜间巡视	□ 出院指导 □ 办理出院手续 □ 复诊时间 □ 作息、饮食、活动 □ 服药指导 □ 日常保健 □ 清洁卫生 □ 疾病知识及后续治疗
病情变异记录	□ 无　□ 有，原因： 1. 2.	□ 无　□ 有，原因： 1. 2.	□ 无　□ 有，原因： 1. 2.
护士签名			
医师签名			

第七章　胆囊结石合并急性胆囊炎临床路径释义

一、胆囊结石合并急性胆囊炎编码

1. 原疾病及手术编码：胆囊结石合并急性胆囊炎（ICD-10：K80.0）

　　　　　　　　　　开腹胆囊切除术（ICD-9-CM-3：51.22）

2. 修改编码

疾病名称及编码：胆囊结石伴急性胆囊炎（ICD-10：K80.000）

　　　　　　　　胆囊结石伴坏疽性胆囊炎（ICD-10：K80.001）

　　　　　　　　胆囊结石伴急性化脓性胆囊炎（ICD-10：K80.002）

　　　　　　　　急性胆囊炎（ICD-10：K81.000）

手术操作名称及编码：胆囊部分切除术（ICD-9-CM-3：51.21）

　　　　　　　　　　胆囊切除术（ICD-9-CM-3：51.22）

　　　　　　　　　　胆囊造口术（ICD-9-CM-3：51.03）

二、临床路径检索方法

K80.000/K80.001/K80.002/K81.000 伴 51.21/51.22/51.03

三、胆囊结石合并急性胆囊炎临床路径标准住院流程

（一）适用对象

第一诊断为胆囊结石合并急性胆囊炎（ICD-10：K80.0）

行开腹胆囊切除术（ICD-9-CM-3：51.22）。

> **释义**
>
> ■ 适用对象编码参见第一部分。
>
> ■ 本路径适用对象为胆囊结石合并急性胆囊炎、急性化脓性胆囊炎、急性坏疽性胆囊炎、慢性结石性胆囊炎急性发作。必要时适用于急性非结石性胆囊炎。
>
> ■ 根据病情程度评估如不适宜行腹腔镜胆囊切除术需行开腹胆囊切除术。

（二）诊断依据

根据《临床诊疗指南——外科学分册》（中华医学会，人民卫生出版社）、《黄家驷外科学（第7版）》（人民卫生出版社）等。

1. 症状：胆绞痛或上腹部隐痛、发热，偶尔有黄疸。

2. 体征：巩膜可有黄染，可触及肿大的胆囊，胆囊区压痛，Murphy 征（+）。

3. 辅助检查：B超、CT 或 MRI 检查，怀疑或提示胆囊结石。

4. 实验室检查：血常规检查显示白细胞总数升高，中性粒细胞百分比升高，偶见血清总胆红素及结合胆红素增高，血清转氨酶和碱性磷酸酶升高。

释义

■ 胆囊结石伴急性胆囊炎初期炎症由胆囊结石直接损伤受压部位黏膜引起，细菌感染是在胆汁淤积的情况下出现，主要致病原因有：①胆囊管梗阻致胆汁排出受阻，胆汁浓缩，高浓度胆汁酸盐具有细胞毒性，引起细胞损害，加重黏膜炎症。②细菌感染，致病菌多从胆道逆行进入胆囊，在胆汁引流不畅时出现感染，主要致病菌为革兰阴性杆菌。

■ B超作为诊断胆系疾病的首选方法，并且在胆囊超声中，可以同时检测其他脏器，它对胆石诊断的准确率可达 90%~100%，能发现直径 2~3mm 大小胆囊壁上隆起性病变，这是其他影像学方法所达不到的。B超可明确胆囊壁的厚度、胆汁的透声度、胆泥等。但B超对肝内胆管结石、胆总管结石（尤其是胆总管下端的结石）判断准确率往往不高，所以在合并黄疸的患者需联合 CT 及 MRI 检查明确肝内外胆管情况。

■ 在典型临床表现和实验室检查基础上结合超声检查，多数情况下可做出正确诊断。但CT 和 MRI 检查具有良好空间分辨率和快速、动态增强扫描特点，因而可发现一些急性胆囊炎所特有的影像学征象，能做出较准确的定性诊断和评估其继发改变、并发症等。

■ 急性胆囊炎患者25%出现轻度黄疸。其原因可能是急性胆囊炎发作时肿大的胆囊压迫胆总管或刺激 Oddi 括约肌痉挛。另外，胆囊结石进入胆总管或 Mirizzi 综合征也可形成梗阻性黄疸，此时应行 CT、MRCP 检查明确诊断。

■ 胆囊结石伴急性胆囊炎需要与消化性溃疡穿孔、急性胰腺炎、高位阑尾炎、肝脓肿、胆囊癌以及右侧肺炎等进行鉴别。

（三）治疗方案的选择

根据《临床诊疗指南——外科学分册》（中华医学会，人民卫生出版社）、《黄家驷外科学（第7版）》（人民卫生出版社）等。

行开腹胆囊切除术。

释义

■ 胆囊炎症轻者可行腹腔镜胆囊切除术，在腹腔镜胆囊切除术中如发现胆囊管炎症反应重、周围组织粘连等，应果断中转开腹，确保手术安全。

■ 临床症状较轻患者在非手术治疗下，病情稳定并有明显缓解者，手术应争取在发病3日内进行。起病急、病情重，局部体征明显，年龄大者应在纠正急性生理紊乱后早期手术治疗。对保守治疗3日后病情不好转，也需要及早手术治疗。

■ 如果病情危急，患者全身情况差，开腹之后发现胆囊三角水肿、粘连严重，胆囊管、胆总管、肝总管解剖关系不清，为抢救患者生命，避免胆道损伤，也可行部分胆囊切除术或胆囊造瘘术。

（四）标准住院日

≤10 天。

> **释义**
>
> ■胆囊结石合并急性胆囊炎患者入院后，常规检查包括 B 超等准备 2~3 天，术后恢复 7~8 天，总住院时间小于 10 天均符合本路径要求。伤口换药拆线可出院后于门诊完成。

（五）进入路径标准

1. 第一诊断必须符合 ICD-10：K80.0 胆囊结石合并急性胆囊炎。

2. 当患者合并其他疾病，但住院期间不需要特殊处理也不影响第一诊断的临床路径流程实施时，可以进入路径。

> **释义**
>
> ■本路径适用对象为胆囊结石合并急性胆囊炎、急性化脓性胆囊炎、急性坏疽性胆囊炎、慢性结石性胆囊炎急性发作。必要时适用于急性非结石性胆囊炎。
>
> ■患者如果合并高血压、糖尿病、冠心病、慢阻肺、慢性肾病等其他慢性疾病，需要术前对症治疗时，如果不影响麻醉和手术，不影响术前准备的时间，可进入本路径。上述慢性疾病如果需要经治疗稳定后才能手术、或抗凝、抗血小板治疗等，术前需特殊准备的，先进入其他相应内科疾病的诊疗路径。

（六）明确诊断及入院常规检查

≤2 天。

1. 必须的检查项目

（1）血常规、尿常规、便常规。

（2）肝功能、肾功能、电解质、血糖、凝血功能、感染性疾病筛查（乙肝、丙肝、艾滋病、梅毒等）、血型。

（3）腹部超声。

（4）心电图，胸部、腹部 X 线透视或平片。

2. 根据患者病情可选择的检查：血气分析、肺功能测定、超声心动图、腹部 CT 等。

> **释义**
>
> ■必查项目是评估患者一般状况及重要脏器功能，判断患者能否耐受麻醉、手术，确保手术安全、有效的基础，需在术前完成。
>
> ■为缩短患者住院等待时间，检查项目可以在患者入院前于门诊完成。
>
> ■高龄患者或有心肺功能异常患者，术前根据病情增加心脏彩超、肺功能、血气分析、头颅 MR 等检查。

（七）抗菌药物选择与使用时机

1. 抗菌药物：按照《抗菌药物临床应用指导原则》（卫医发〔2004〕285号）执行。建议使用第二代头孢菌素，有反复感染史者可选头孢曲松或头孢哌酮或头孢哌酮/舒巴坦；明确感染患者，可根据药物敏感试验结果调整抗菌药物。

（1）推荐头孢呋辛钠静脉注射。①成人：每次0.75~1.5g，一日2~3次。②肾功能不全患者按照肌酐清除率制订给药方案：肌酐清除率>20ml/min者，每日3次，每次0.75~1.5g；肌酐清除率10~20ml/min患者，每次0.75g，一日2次；肌酐清除率<10ml/min患者，每次0.75g，一日1次。③对本药或其他头孢菌素类药过敏者，对青霉素类药有过敏性休克史者禁用；肝肾功能不全者、有胃肠道疾病史者慎用。④使用本药前需进行皮肤过敏试验。

（2）推荐头孢曲松钠静脉注射或静脉滴注。①成人：每次1g，一次静脉滴注。②对本药或其他头孢菌素类药过敏者，对青霉素类药有过敏性休克史者禁用；肝肾功能不全者、有胃肠道疾病史者慎用。

（3）推荐头孢哌酮钠静脉注射或静脉滴注。①成人：每次1~2g，一日2次。严重感染可增至4克/次，一日2次。②对本药或其他头孢菌素类药过敏者，对青霉素类药有过敏性休克史者禁用；肝肾功能不全者、有胃肠道疾病史者慎用。

（4）推荐头孢哌酮/舒巴坦静脉注射或静脉滴注。①成人：每次1~2g，一日2次；严重感染可增至每次4克/次，一日2次。②肾功能不全患者按照肌酐清除率制订给药方案：肌酐清除率>30ml/min者，每日2次，每次1~2g；肌酐清除率16~30ml/min患者，每次1g，一日2次；肌酐清除率<15ml/min患者，每次0.5g，一日2次。③对本药或其他头孢菌素类药过敏者，对青霉素类药有过敏性休克史者禁用；肝肾功能不全者、有胃肠道疾病史者慎用。

2. 在给予抗菌药物治疗之前应尽可能留取相关标本送培养，获病原菌后进行药敏试验，作为调整用药的依据。有手术指征者应进行外科处理，并于手术过程中采集病变部位标本做细菌培养及药敏试验。

3. 尽早开始抗菌药物的经验治疗。经验治疗需选用能覆盖肠道革兰阴性杆菌、肠球菌属等需氧菌和脆弱拟杆菌等厌氧菌的药物。一般宜用至体温正常、症状消退后72~96小时。

释义

■ 开腹胆囊切除手术属于Ⅱ类或Ⅲ类切口，需要术前30分钟及术后预防性使用抗生素，通常选择对革兰阴性杆菌敏感的抗生素，如第二代头孢菌素。Ⅱ类切口术后预防性用药时间为24小时，必要时可延至48小时。Ⅲ类切口手术可依据患者情况酌情延长使用时间。

■ 对于手术时间小于2小时者术前30分钟使用抗生素即可，对于手术时间超过3小时者或失血量大超过1500ml者，可于术中给予第2剂抗生素。

■ 如果术前已存在感染，可选用对肠道致病菌敏感的抗生素，推荐使用第二代或第三代头孢菌素。治疗前尽可能留取标本培养，根据药物敏感试验结果选用敏感抗生素。

（八）手术日

入院≤3天。

1. 麻醉方式：气管插管全身麻醉或硬膜外麻醉。

2. 手术方式：开腹胆囊切除术。

3. 术中用药：麻醉常规用药。

4. 输血：根据术前血红蛋白状况及术中出血情况而定。

5. 病理学检查：切除标本解剖后做病理学检查，必要时行术中冷冻病理学检查。

释义

■ 有条件的单位一般多选用气管插管全身麻醉。

■ 术前用抗菌药物参考《抗菌药物临床应用指导原则》执行。

■ 手术是否输血依照术中出血量及监测血常规而定，必要时输红细胞悬液或血浆。

■ 对切除的胆囊均应及时剖开，检查胆囊黏膜是否光滑，是否局限增厚及有新生物形成。如可疑合并恶性病变应及时送术中冷冻病理学检查，待检查结果回报后决定是否需进一步扩大手术。术后常规送石蜡病理检查。

（九）术后住院恢复

7~8 天。

1. 必须复查的检查项目：血常规、肝肾功能、电解质。

2. 术后用药：抗菌药物使用按照《抗菌药物临床应用指导原则》（卫医发〔2004〕285 号）执行。如有继发感染征象，尽早开始抗菌药物的经验治疗。经验治疗需选用能覆盖肠道革兰阴性杆菌、肠球菌属等需氧菌和脆弱拟杆菌等厌氧菌的药物。

3. 严密观察有无胆漏、出血等并发症，并做相应处理。

4. 术后饮食指导。

释义

■ 术后可根据患者恢复情况做必须复查的检查项目，如血常规、肝肾功能、电解质，必要时检查血、尿淀粉酶，并根据病情变化增加检查的频次。其他复查项目需根据具体病情选择，不局限于路径中项目。

■ 胆囊切除术后常见的并发症有胆道损伤、胆瘘，出血、胆道狭窄等，其中早期并发症以胆瘘及出血为常见。术后严密观察腹腔引流管引流情况，若引流液含有胆汁，即考虑胆瘘可能，结合腹部 B 超检查可动态观察。

（十）出院标准

1. 一般状况好，体温正常，无明显腹痛。

2. 恢复肛门排气排便，可进半流食。

3. 实验室检查基本正常。

4. 切口愈合良好：引流管拔除，伤口无感染，无皮下积液（或门诊可处理的少量积液）。

> **释义**
>
> ■ 主治医师应在出院前，通过评估患者一般状况、饮食及二便情况，查体及复查各项检查结果决定是否能出院。如果确有需要继续留院治疗的情况，超出了路径所规定的时间，应先处理并发症并符合出院条件后再准许患者出院。

（十一）变异及原因分析

1. 术前合并其他基础疾病影响手术的患者，需要进行相关的诊断和治疗。
2. 不同意手术患者，退出本路径。
3. 术中发现肝胆管结石和（或）炎症、胆管癌、肝癌，则进入相应路径。
4. 有并发症（胆瘘、出血等）的患者，则转入相应路径。

> **释义**
>
> ■ 如因为节假日不能按照要求完成检查，或路径指示应当于某一天的操作不能如期进行而需延期的，这种轻微变异不会对最终结果产生重大改变，也不会更多地增加住院天数和住院费用，可不退出本路径。
>
> ■ 对于因基础疾病需要进一步诊断和治疗、术中发现合并其他疾病、术后出现严重并发症或患者不同意手术、要求离院或转院等重大变异需及时退出本路径。将特殊的变异原因进行归纳、总结，以便重新修订路径时作为参考，不断完善和修订路径。

（十二）参考费用标准

5000～10000 元。

> **释义**
>
> ■ 开腹胆囊切除术住院费用主要包括检查费用、麻醉费用、手术费用、药物费用及住院床位护理费用。若患者一般情况好，合并症少，术后恢复顺利则住院费用在一般县级医院为6000～7000 元。反之，若患者病程较长，合并症多，术后现并发症，则住院费用相应增加。

四、胆囊结石合并急性胆囊炎临床路径给药方案

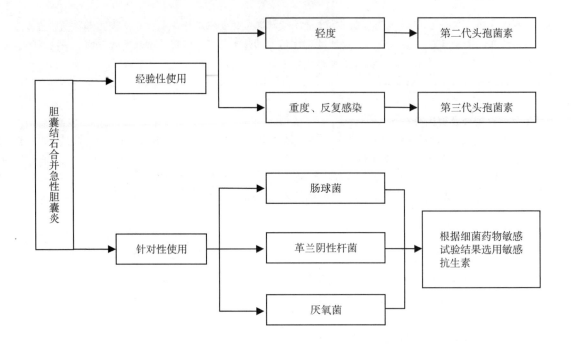

【用药选择】

1. 引起急性胆囊炎的主要致病菌是革兰阴性致病菌，以大肠埃希菌最常见，其他有克雷伯菌、粪肠球菌、铜绿假单胞菌，常合并厌氧菌感染，致病菌多从胆道逆行进入感染，少数经血循环或淋巴途径进入胆囊。

2. 尽早开始抗菌药物经验治疗。建议使用第二代头孢菌素，有反复感染史者可选用第三代头孢菌素；明确感染患者，可根据药敏试验结果调整抗菌药物。第二代头孢菌素注射剂有头孢呋辛、头孢替安等，第三代头孢菌素注射剂有头孢他啶、头孢哌酮、头孢曲松，口服制剂有头孢克洛、头孢呋辛酯和头孢丙烯等。

【药学提示】

1. 第二代头孢菌素：主要用于治疗革兰阳性球菌，以及大肠埃希菌、奇异变形杆菌等所致的感染。用于腹腔感染和盆腔感染时需与抗厌氧菌药合用，也用于手术前预防用药。

2. 第三代头孢菌素：适用于敏感肠杆菌科细菌等革兰阴性杆菌所致严重感染。治疗腹腔、盆腔感染时需与抗厌氧菌药如甲硝唑合用。本类药物对化脓性链球菌、肺炎链球菌、甲氧西林敏感葡萄球菌所致的各种感染亦有效，但并非首选用药。头孢他啶、头孢哌酮尚可用于铜绿假单胞菌所致的各种感染。

【注意事项】

1. 在给予抗菌药物治疗之前应尽可能留取血液、胆汁等相关标本送培养，获病原菌后进行药物敏感试验，作为调整用药的依据。

2. 用药前必须详细询问患者先前有否对头孢菌素类、青霉素类或其他药物的过敏史。

3. 注意根据患者肝肾功能选择适宜抗生素及合理剂量。

五、推荐表单

(一) 医师表单

胆囊结石合并急性胆囊炎临床路径医师表单

适用对象：**第一诊断为**胆囊结石合并急性胆囊炎（ICD-10：K80.0）

行开腹胆囊切除术（ICD-9-CM-3：51.22）

患者姓名：_____ 性别：_____ 年龄：_____ 门诊号：_____ 住院号：_____

住院日期：____年___月___日 出院日期：____年___月___日 标准住院日：≤7天

时间	住院第1天	住院第2天 （术前准备日）
主要诊疗工作	□ 询问病史及体格检查 □ 完成住院病历和首次病程记录 □ 开化验单以及检查单 □ 上级医师查房 □ 初步确定诊治方案和特殊检查项目	□ 手术医嘱 □ 住院医师完成上级医师查房记录、术前小结等 □ 完成术前总结（拟行手术方式、手术关键步骤、术中注意事项等） □ 向患者及家属交代病情、手术安排及围术期注意事项 □ 签署手术知情同意书（含标本处置）、自费用品协议书、输血同意书、麻醉同意书或授权委托书 □ 必要时预约ICU
重点医嘱	**长期医嘱：** □ 外科二级护理常规 □ 患者既往基础用药 **临时医嘱：** □ 血常规+血型、尿常规、便常规+隐血 □ 凝血功能、血电解质、血糖、肝功能、肾功能、感染性疾病筛查 □ 心电图、胸腹部透视或X线平片 □ 腹部B超 □ 必要时上腹部CT平扫+增强 □ 必要时行血气分析、肺功能、超声心动图 □ 治疗性使用抗菌药物	**长期医嘱：** □ 外科二级护理常规 □ 患者既往基础用药 □ 治疗性使用抗菌药物 **临时医嘱：** □ 术前医嘱 □ 常规准备明日在气管内插管全身麻醉下或硬膜外麻醉下行胆囊切除 □ 备皮 □ 药物敏感试验 □ 术前禁食、禁饮 □ 必要时行肠道准备（清洁肠道、抗菌药物） □ 麻醉前用药 □ 术前留置胃管和尿管 □ 术中特殊用药病房带药（如抗菌药物、胰岛素等） □ 备血（必要时）
病情变异记录	□ 无 □ 有，原因： 1. 2.	□ 无 □ 有，原因： 1. 2.
医师签名		

时间	住院第 3 天（手术日）		住院第 4 天（术后第 1 日）
	术前与术中	术后	
主要诊疗工作	□ 送患者入手术室 □ 麻醉准备，监测生命体征 □ 手术 □ 保持各引流管通畅 □ 解剖标本，送病理检查	□ 麻醉医师完成麻醉记录 □ 完成术后首次病程记录 □ 完成手术记录 □ 向患者及家属说明手术情况	□ 上级医师查房 □ 观察病情变化 □ 观察引流量和性状 □ 检查手术伤口，更换敷料 □ 分析实验室检验结果 □ 维持水、电解质平衡 □ 住院医师完成常规病程记录
重点医嘱	长期医嘱： □ 急性胆囊炎常规护理 □ 一级护理 □ 禁食 临时医嘱： □ 术前 0.5 小时使用抗菌药物 □ 液体治疗 □ 相应治疗（视情况）	长期医嘱： □ 胆囊切除术后常规护理 □ 一级护理 □ 禁食 □ 监测生命体征 □ 记录 24 小时液体出入量 □ 常规雾化吸入，bid □ 胃管接负压瓶吸引记量（酌情） □ 腹腔引流管接负压吸引并记量 □ 尿管接尿袋记尿量 □ 抗菌药物使用 □ 监测血糖（视情况） □ 必要时使用制酸剂及生长抑素 临时医嘱： □ 吸氧 □ 液体治疗 □ 术后当天查血常规和血生化 □ 必要时查血尿淀粉酶、凝血功能 □ 明晨查血常规、血生化和肝功能等	长期医嘱： □ 患者既往基础用药 □ 肠外营养治疗 临时医嘱： □ 液体治疗及纠正水、电解质失衡 □ 更换手术伤口敷料 □ 必要时测定中心静脉压 □ 根据病情变化施行相关治疗
病情变异记录	□ 无 □ 有，原因： 1. 2.	□ 无 □ 有，原因： 1. 2.	□ 无 □ 有，原因： 1. 2.
医师签名			

时间	住院第5天 （术后第2日）	住院第6天 （术后第3日）	住院第7~9天 （术后4~6日）	住院第10天 （出院日、术后7天）
主要诊疗工作	□ 上级医师查房 □ 观察腹部、肠功能恢复情况 □ 观察引流量和颜色 □ 住院医师完成常规病程记录 □ 必要时予相关特殊检查	□ 上级医师查房 □ 观察腹部、肠功能恢复情况 □ 观察引流量和颜色 □ 住院医师完成常规病程记录 □ 必要时予相关特殊检查	□ 上级医师查房 □ 观察腹部切口肠功能恢复情况 □ 住院医师完成常规病程记录 □ 必要时予以特殊检查	□ 上级医师查房 □ 通知患者及家属 □ 向患者告知出院后注意事项，如康复计划、返院复诊、后续治疗及相关并发症的处理等 □ 出院小结、诊断证明书及出院须知交予患者
重点医嘱	长期医嘱： □ 一级护理 □ 禁饮食 □ 胃肠减压 □ 继续监测生命体征（视情况） □ 拔除尿管（视情况） □ 应用抗菌药物 □ 肠外营养支持或液体治疗 临时医嘱： □ 其他相关治疗 □ 血常规、血生化、肝肾功能等	长期医嘱： □ 二级或三级护理（视情况） □ 继续应用抗菌药物 □ 肛门排气后改流质饮食 □ 拔除引流管（视情况） □ 拔除胃管（视情况） □ 拔除深静脉留置管（视情况） □ 停止记24小时出入量 □ 减少或停止肠外营养或液体治疗 临时医嘱： □ 复查血常规、血生化、肝功能 □ 必要时行胸部X线片、CT、B超、造影等检查 □ 切口换药	长期医嘱： □ 二级或三级护理 □ 流质或半流质饮食 □ 停用抗菌药物（视体温情况） □ 减少或停用静脉输液治疗 临时医嘱： □ 必要时更换辅料 □ 必要时复查血常规、血生化及肝功能	临时医嘱： □ 伤口拆线 出院医嘱： □ 出院后相关用药
病情变异记录	□ 无　□ 有，原因： 1. 2.	□ 无　□ 有，原因： 1. 2.	□ 无　□ 有，原因： 1. 2.	□ 无　□ 有，原因： 1. 2.
医师签名				

（二）护士表单

胆囊结石合并急性胆囊炎临床路径护士表单

适用对象：**第一诊断为胆囊结石合并急性胆囊炎**（ICD-10：K80.0）
行开腹胆囊切除术（ICD-9-CM-3：51.22）

患者姓名：_____ 性别：_____ 年龄：_____ 门诊号：_____ 住院号：_____

住院日期：____年__月__日 出院日期：____年__月__日 标准住院日：≤7天

时间	住院第1天	住院第2天 （术前准备日）
健康宣教	□ 入院宣教 　介绍主管医生、护士 　介绍环境、设施 　介绍住院注意事项 　告知探视陪伴须知	□ 术前宣教 　宣教疾病知识、术前准备及手术过程 　告知准备物品、沐浴 　告知术后饮食、活动及探视注意事项 　告知术后可能出现的情况及应对方式 　主管护士与患者沟通，了解并指导心理应对
护理处置	□ 协助医生完成术前检查化验 □ 核对患者，佩戴腕带 □ 建立入院护理病历 □ 卫生处置：剪指（趾）甲、沐浴，更换病号服	□ 协助医生完成术前检查化验 □ 术前准备 □ 禁食、禁水 □ 健康教育、心理支持
基础护理	□ 二级护理 　晨晚间护理 　患者安全管理（必要时家属签字）	□ 二级护理 　晨晚间护理 　患者安全管理
专科护理	□ 禁饮食 □ 护理查体 □ 静脉采血 □ 需要时请家属陪伴 □ 服药指导	□ 术前沐浴更衣 □ 告知患者及家属术前流程及注意事项 □ 备皮、配血、胃肠道准备 □ 术中特殊用药准备
重点医嘱	□ 详见医嘱执行单	□ 详见医嘱执行单
病情变异记录	□ 无 □ 有，原因： 1. 2.	□ 无 □ 有，原因： 1. 2.
护士签名		

时间	住院第 3 天（手术日）		住院第 4 天（术后第 1 日）
	术前与术中	术后	
健康宣教	□ 术前宣教 　主管护士与患者沟通，了解并指导心理应对 □ 告知家属等候区位置	□ 术后当日宣教 　告知监护设备、管路功能及注意事项 　告知饮食、体位要求 　告知疼痛注意事项 　告知术后可能出现情况及应对方式 　告知用药情况 　给予患者及家属心理支持 □ 再次明确探视陪伴须知	□ 术后宣教 　药物作用及频率 　活动指导 　复查患者对术前宣教内容的掌握程度 　疾病恢复期注意事项 　拔尿管后注意事项 　下床活动注意事项
护理处置	□ 术前准备 □ 送手术 　摘除患者各种活动物品 　核对患者资料及带药 　填写手术交接单，签字确认 □ 健康教育、心理支持	□ 接手术 □ 核对患者及资料，签字确认 □ 病情观察，写护理记录	□ 遵医嘱完成相关检查 □ 夹闭尿管，锻炼膀胱功能 □ 病情观察，写护理记录
基础护理	□ 一级护理 □ 术前 30 分钟静脉滴注抗生素	□ 一级护理 　卧位护理：协助翻身、床上移动、预防压疮 　排泄护理 　患者安全管理	□ 一级护理 　晨晚间护理 　协助翻身、床上移动、预防压疮 　排泄护理 　患者安全管理
专科护理	□ 术晨按医嘱清洁肠道、留置胃管、尿管 □ 健康教育 □ 服药指导 □ 饮食指导：禁水、禁食 □ 指导术前注射麻醉用药后注意事项 □ 安排陪送患者入手术室 □ 心理支持	□ 术后去枕平卧 6 小时，协助改变体位及足部活动 □ 禁水、禁食 □ 静脉采血 □ 密切观察患者情况 □ 疼痛护理 □ 遵医嘱给予药物治疗 □ 管道护理及指导（必要时填写脱管高危防范表） □ 记录 24 小时出入量 □ 营养支持护理 □ 心理支持（患者及家属）	□ 体位与活动：协助翻身、取半坐或斜坡卧位 □ 密切观察患者病情变化及胃肠功能恢复情况 □ 疼痛护理 □ 管道护理及指导 □ 记录 24 小时出入量 □ 营养支持护理 □ 心理支持（患者及家属） □ 遵医嘱给予药物治疗
重点医嘱	□ 详见医嘱执行单	□ 详见医嘱执行单	□ 详见医嘱执行单
病情变异记录	□ 无　□ 有，原因： 1. 2.	□ 无　□ 有，原因： 1. 2.	□ 无　□ 有，原因： 1. 2.
医师签名			

时间	住院第 5 天 （术后第 2 日）	住院第 6 天 （术后第 3 日）	住院第 7~9 天 （术后 4~6 日）	住院第 10 天 （出院日、术后 7 天）
健康宣教	□ 术后宣教 药物作用及频率 活动指导 复查患者对术前宣教内容的掌握程度 疾病恢复期注意事项 拔尿管后注意事项 下床活动注意事项	□ 术后宣教 恢复饮食注意事项 活动指导 疾病恢复期注意事项 拔腹腔引流管后注意事项	□ 术后宣教 恢复饮食注意事项 活动指导 疾病恢复期注意事项 手术切口注意事项 康复计划及后续治疗方案	□ 出院宣教 复查时间 服药方法 活动休息 指导饮食 康复计划及后续治疗方案 指导办理出院手续
护理处置	□ 遵医嘱完成相关检查 □ 拔除胃管、尿管	□ 指导流质饮食 □ 协助完成复查项目	□ 指导半流质饮食 □ 协助完成复查项目	□ 办理出院手续 □ 书写出院小结
基础护理	□ 一级护理 晨晚间护理 协助下床活动 排泄护理 患者安全管理	□ 二级、三级护理 晨晚间护理 协助下床活动 排泄护理 患者安全管理	□ 二级、三级护理 晨晚间护理 协助下床活动 排泄护理 患者安全管理	□ 三级护理 晨晚间护理 患者安全管理
专科护理	□ 体位与活动：取半坐或斜坡卧位，指导床上或床边活动 □ 饮食：禁食 □ 疼痛护理 □ 遵医嘱拔除胃管、尿管 □ 管道护理及指导 □ 记录 24 小时出入量 □ 观察患者腹部体征及肠道功能恢复的情况 □ 皮肤护理 □ 营养支持护理 □ 心理支持（患者及家属） □ 康复指导	□ 静脉采血 □ 体位与活动：自主体位，鼓励离床活动 □ 胃肠功能恢复，拔除胃管后指导清流质饮食，协助或指导生活护理 □ 观察患者腹部体征及肠道功能恢复的情况 □ 营养支持护理 □ 康复指导	□ 静脉采血 □ 体位与活动：自主体位，鼓励离床活动 □ 指导半流质饮食，协助或指导生活护理 □ 观察患者腹部体征及肠道功能恢复的情况 □ 康复指导	□ 出院指导 □ 办理出院手续 □ 复诊时间 □ 作息、饮食、活动 □ 服药指导 □ 日常保健 □ 清洁卫生 □ 疾病知识及后续治疗
重点医嘱	□ 详见医嘱执行单	□ 详见医嘱执行单	□ 详见医嘱执行单	□ 详见医嘱执行单
病情变异记录	□ 无　□ 有，原因： 1. 2.	□ 无　□ 有，原因： 1. 2.	□ 无　□ 有，原因： 1. 2.	□ 无　□ 有，原因： 1. 2.
护士签名				

（三）患者表单

胆囊结石合并急性胆囊炎临床路径患者表单

适用对象：**第一诊断为**胆囊结石合并急性胆囊炎（ICD-10：K80.0）

 行开腹胆囊切除术（ICD-9-CM-3：51.22）

患者姓名：_____性别：_____年龄：_____ 门诊号：_____住院号：_____

住院日期：____年__月__日 出院日期：____年__月__日 标准住院日：≤7天

时间	住院第 1 天	住院第 2 天 （术前准备日）
监测	□ 测量生命体征、体重	□ 测量生命体征、询问排便
患者配合	□ 护士行入院护理评估（简单询问病史） □ 接受入院宣教 □ 医生询问病史、既往病史、用药情况，收集资料 □ 进行体格检查 □ 探视及陪伴制度	□ 配合完善术前相关化验、检查，术前宣教 □ 胆囊结石伴急性胆囊炎疾病知识、临床表现、治疗方法 □ 术前用物准备 □ 医生与患者及家属介绍病情及手术谈话
重点诊疗及检查	□ 二级或三级护理 □ 既往基础用药 □ 常规及生化检查 □ 胸部 X 线片、心电图 □ 腹部 B 超 □ 必要时上腹部 CT 平扫加增强 □ 使用抗菌药物	□ 术前签字 □ 术前准备 　饮食：术前禁食、禁水 　术前沐浴、更衣、取下义齿、饰物 　了解术前流程及注意事项 　备皮、配血、胃肠道准备等
饮食及活动	□ 禁饮食 □ 注意休息	□ 禁饮食 □ 注意休息

时间	住院第3天（手术日）		住院第4天
	术前与术中	术后	（术后第1日）
监测	□ 监测生命体征	□ 心电监护、监测生命体征	□ 心电监护、监测生命体征
医患配合	□ 术前宣教 　与主管医生、护士沟通，加强心理应对 □ 手术时家属在等候区等候	□ 医生巡视，了解病情 　配合意识、活动、腹部体征的检查 □ 护士行晨晚间护理 □ 护士协助活动、排泄等生活护理 □ 配合监测出入量 □ 注意探视及陪伴时间	□ 医生巡视，了解病情 □ 护士行晨晚间护理 □ 护士协助排泄等生活护理 □ 配合监测出入量 □ 膀胱功能锻炼，成功后可将尿管拔除 □ 配合功能恢复训练
重点诊疗及检查	□ 配合医生护士完成留置胃管及尿管 □ 配合完成手术交接 □ 术前30分钟静脉滴注抗生素	□ 一级护理 □ 予监护设备、吸氧 □ 注意留置管路安全与通畅 □ 用药：抗菌药物、止血药、抑酸、补液药物的应用 □ 护士协助记录出入量	□ 一级护理 □ 静脉用药 □ 医生予伤口换药 **重要检查：** □ 定期抽血化验 □ 护士协助记录出入量
饮食及活动	□ 禁饮食 □ 平卧休息	□ 禁饮食 □ 平卧休息	□ 禁饮食 □ 斜坡卧位、定时床边活动

时间	住院第5天 （术后第2日）	住院第6天 （术后第3日）	住院第7~9天 （术后4~6日）	住院第10天 （出院日、术后7天）
监测	□ 定时监测生命体征	□ 定时监测生命体征	□ 定时监测生命体征	□ 定时监测生命体征
医患配合	□ 医生巡视，了解病情 □ 护士视情况拔除尿管 □ 适当下床活动 □ 注意探视及陪伴时间	□ 医生巡视，了解病情 □ 医生视情况拔除腹腔引流管、深静脉留置管 □ 配合下床活动 □ 开始经口进流食 □ 减少静脉液体入量 □ 无感染时停止抗菌药物 □ 注意探视及陪伴时间	□ 医生巡视，了解病情 □ 护士行晨晚间护理 □ 伤口注意事项 □ 配合相关检查	□ 护士行晨晚间护理 □ 切口注意事项 　出院宣教 □ 接受出院前康复宣教 □ 学习出院注意事项 □ 了解复查程序 □ 办理出院手续，取出院带药
重点诊疗及检查	□ 一级护理 □ 继续营养支持及液体治疗 □ 医生必要时予切口换药 □ 定期抽血化验	□ 二级或三级护理 □ 必要时静脉采血 □ 配合营养及康复指导	□ 二级或三级护理 □ 必要时定期抽血化验 □ 康复指导 □ 视情况停用抗菌药物	□ 二级或三级护理 □ 必要时定期抽血化验 □ 配合营养及康复指导
饮食及活动	□ 禁饮食 □ 适当下床活动	□ 根据病情逐渐由流食过渡至半流食，营养均衡，高蛋白、低脂肪、易消化，避免产气食物及油腻食物。鼓励多食汤类食物 □ 鼓励下床活动，循序渐进，注意安全	□ 半流质过渡至低脂普食 □ 循序渐进，逐渐恢复正常活动，注意保护切口	□ 低脂普食，营养均衡 □ 正常活动，注意保护切口

附：原表单（2012 年版）

胆囊结石合并急性胆囊炎临床路径表单

适用对象：第一诊断为胆囊结石合并急性胆囊炎（ICD-10：K80.0）

　　　　　　行开腹胆囊切除术（ICD-9-CM-3：51.22）

患者姓名：＿＿＿＿＿性别：＿＿＿＿＿年龄：＿＿＿＿＿门诊号：＿＿＿＿＿住院号：＿＿＿＿＿

住院日期：＿＿＿年＿＿月＿＿日　出院日期：＿＿＿年＿＿月＿＿日　标准住院日：≤10 天

时间	住院第 1 天	住院第 2 天 （术前准备日）
主要诊疗工作	□ 询问病史及体格检查 □ 完成住院病历和首次病程记录 □ 开化验单以及检查单 □ 上级医师查房 □ 初步确定诊治方案和特殊检查项目	□ 手术医嘱 □ 住院医师完成上级医师查房记录、术前小结等 □ 完成术前总结（拟行手术方式、手术关键步骤、术中注意事项等） □ 向患者及家属交代病情、手术安排及围术期注意事项 □ 签署手术知情同意书（含标本处置）、自费用品协议书、输血同意书、麻醉同意书或授权委托书 □ 必要时预约 ICU
重点医嘱	**长期医嘱：** □ 外科二级或三级护理常规 □ 患者既往基础用药 **临时医嘱：** □ 血常规+血型、尿常规、便常规 □ 凝血功能、血电解质、血糖、肝功能、肾功能、感染性疾病筛查 □ 心电图、胸腹部透视或 X 线平片 □ 腹部 B 超 □ 必要时上腹部 CT 平扫+增强 □ 必要时行血气分析、肺功能、超声心动图 □ 治疗性使用抗菌药物	**长期医嘱：** □ 外科二级或三级护理常规 □ 患者既往基础用药 □ 治疗性使用抗菌药物 **临时医嘱：** □ 术前医嘱： □ 常规准备明日在气管内插管全身麻醉下或硬膜外麻醉下行胆囊切除 □ 备皮 □ 药物敏感试验 □ 术前禁食、禁水 □ 必要时行肠道准备（清洁肠道、抗菌药物） □ 麻醉前用药 □ 术前留置胃管和尿管 □ 术中特殊用药病房带药（如抗菌药物、胰岛素等） □ 备血（必要时）
主要护理工作	□ 入院介绍 □ 入院评估 □ 健康教育 □ 服药指导 □ 活动指导 □ 饮食指导：禁食、禁水 □ 静脉采血 □ 患者相关检查配合的指导 □ 心理支持	□ 静脉采血 □ 健康教育、服药指导 □ 饮食：术前禁食、禁水 □ 术前沐浴、更衣，取下义齿、饰物 □ 告知患者及家属术前流程及注意事项 □ 备皮、配血、胃肠道准备等 □ 术前手术物品准备 □ 促进睡眠（环境、药物） □ 心理支持
病情变异记录	□ 无　□ 有，原因： 1. 2.	□ 无　□ 有，原因： 1. 2.
护士签名		
医师签名		

时间	住院第 3 天（手术日）		住院第 4 天（术后第 1 日）
	术前与术中	术后	
主要诊疗工作	□ 送患者入手术室 □ 麻醉准备，监测生命体征 □ 手术 □ 保持各引流管通畅 □ 解剖标本，送病理检查	□ 麻醉医师完成麻醉记录 □ 完成术后首次病程记录 □ 完成手术记录 □ 向患者及家属说明手术情况	□ 上级医师查房 □ 观察病情变化 □ 观察引流量和性状 □ 检查手术伤口，更换敷料 □ 分析实验室检验结果 □ 维持水电解质平衡 □ 住院医师完成常规病程记录
重点医嘱	长期医嘱： □ 急性胆囊炎常规护理 □ 一级护理 □ 禁食 临时医嘱： □ 术前 0.5 小时使用抗菌药物 □ 液体治疗 □ 相应治疗（视情况）	长期医嘱： □ 胆囊切除术后常规护理 □ 一级护理 □ 禁食 □ 监测生命体征 □ 记录 24 小时液体出入量 □ 常规雾化吸入，bid □ 胃管接负压瓶吸引记量（酌情） □ 腹腔引流管接负压吸引并记量 □ 尿管接尿袋记尿量 □ 抗菌药物使用 □ 监测血糖（视情况） □ 必要时使用制酸剂及生长抑素 临时医嘱： □ 吸氧 □ 液体治疗 □ 术后当天查血常规和血生化 □ 必要时查血尿淀粉酶、凝血功能 □ 明晨查血常规、生化和肝功能等	长期医嘱：（参见左列） □ 患者既往基础用药 □ 肠外营养治疗 临时医嘱： □ 液体治疗及纠正水、电解质失衡 □ 更换手术伤口敷料 □ 必要时测定中心静脉压 □ 根据病情变化施行相关治疗
主要护理工作	□ 术晨按医嘱清洁肠道、留置胃管、尿管 □ 健康教育 □ 服药指导 □ 饮食指导：禁水、禁食 □ 指导术前注射麻醉用药后注意事项 □ 安排陪送患者入手术室 □ 心理支持	□ 术后去枕平卧 6 小时，协助改变体位及足部活动 □ 禁食、禁水 □ 静脉采血 □ 密切观察患者情况 □ 疼痛护理 □ 生活护理（一级护理） □ 皮肤护理 □ 管道护理及指导 □ 记录 24 小时出入量 □ 营养支持护理 □ 心理支持（患者及家属）	□ 体位与活动：协助翻身、取半坐或斜坡卧位 □ 密切观察患者病情变化及胃肠功能恢复情况 □ 疼痛护理 □ 生活护理（一级护理） □ 皮肤护理 □ 管道护理及指导 □ 记录 24 小时出入量 □ 营养支持护理 □ 心理支持（患者及家属）
病情变异记录	□ 无　□ 有，原因： 1. 2.	□ 无　□ 有，原因： 1. 2.	□ 无　□ 有，原因： 1. 2.
护士签名			
医师签名			

时间	住院第5天 （术后第2日）	住院第6天 （术后第3日）	住院第7~9天 （术后4~6日）	住院第10天 （出院日、术后7天）
主要诊疗工作	□ 上级医师查房 □ 观察腹部、肠功能恢复情况 □ 观察引流量和颜色 □ 住院医师完成常规病程记录 □ 必要时予以相关特殊检查	□ 上级医师查房 □ 观察腹部、肠功能恢复情况 □ 观察引流量和颜色 □ 住院医师完成常规病程记录 □ 必要时予以相关特殊检查	□ 上级医师查房 □ 观察腹部切口肠功能恢复情况 □ 住院医师完成常规病程记录 □ 必要时予以特殊检查	□ 上级医师查房 □ 通知患者及家属 □ 向患者告知出院后注意事项，如康复计划、返院复诊、后续治疗及相关并发症的处理等 □ 出院小结、诊断证明书及出院须知交予患者
重点医嘱	长期医嘱： □ 一级护理 □ 禁饮食 □ 胃肠减压 □ 继续监测生命体征（视情况） □ 拔除尿管（视情况） □ 应用抗菌药物 □ 肠外营养支持或液体治疗 临时医嘱： □ 其他相关治疗 □ 血常规、生化、肝肾功能等	长期医嘱： □ 二级或三级护理（视情况） □ 继续应用抗菌药物 □ 肛门排气后改流质饮食 □ 拔除引流管（视情况） □ 拔除胃管（视情况） □ 拔除深静脉留置管（视情况） □ 停止记24小时出入量 □ 减少或停止肠外营养或液体治疗 临时医嘱： □ 复查血常规、生化、肝功能 □ 必要时行胸部X线片、CT、B超、造影等检查 □ 切口换药	长期医嘱： □ 二级或三级护理 □ 流质或半流质饮食 □ 停用抗菌药物（视体温情况） □ 减少或停用静脉输液治疗 临时医嘱： □ 必要时更换辅料 □ 必要时复查血常规、血生化及肝功能	临时医嘱： □ 伤口拆线 出院医嘱： □ 出院后相关用药
主要护理工作	□ 体位与活动：取半坐或斜坡卧位，指导床上或床边活动 □ 饮食：禁食 □ 疼痛护理 □ 遵医嘱早期拔除胃管、尿管 □ 管道护理及指导 □ 记录24小时出入量 □ 生活护理（一级护理） □ 观察患者腹部体征及肠道功能恢复的情况 □ 皮肤护理 □ 营养支持护理 □ 心理支持（患者及家属） □ 康复指导	□ 静脉采血 □ 体位与活动：自主体位，鼓励离床活动 □ 胃肠功能恢复，拔除胃管后指导清流质饮食，协助或指导生活护理 □ 观察患者腹部体征及肠道功能恢复的情况 □ 营养支持护理 □ 康复指导	□ 静脉采血 □ 体位与活动：自主体位，鼓励离床活动 □ 指导半流质饮食，协助或指导生活护理 □ 观察患者腹部体征及肠道功能恢复的情况 □ 康复指导	□ 出院指导 □ 办理出院手续 □ 复诊时间 □ 作息、饮食、活动 □ 服药指导 □ 日常保健 □ 清洁卫生 □ 疾病知识及后续治疗
病情变异记录	□ 无　□ 有，原因： 1. 2.	□ 无　□ 有，原因： 1. 2.	□ 无　□ 有，原因： 1. 2.	□ 无　□ 有，原因： 1. 2.
护士签名				
医师签名				

第八章　门静脉高压症临床路径释义

一、门脉高压症编码

疾病名称及编码：门脉高压症，上消化道出血（ICD-10：K76.6+I98.3＊）

手术操作名称及编码：门-体分流（ICD-9-CM-3：39.1）

门奇静脉断流术（ICD-9-CM-3：42.91/44.91）

内镜下硬化剂注射（ICD-9-CM-3：42.33）

二、临床路径检索方法

K76.6+I98.3＊伴39.1/42.91/44.91/42.33

三、门脉高压症临床路径标准住院流程

（一）适用对象

第一诊断为上消化道出血，门静脉高压症［ICD-10：K76.6 伴（K70-K71↑，K74↑，I98.3＊）］拟行分流断流术（ICD-9-CM-3：39.1，42.91，44.91）或分流术。

> **释义**
>
> ■ 本路径主要适用对象为肝内型门脉高压症（病因为肝内窦前型梗阻，如血吸虫病、先天性肝纤维化；肝内窦性梗阻，如各种感染性免疫性肝炎；肝内窦后性梗阻，如酒精性肝炎），不包括肝前型门脉高压症（病因为先天性门静脉畸形、门静脉血栓、门静脉海绵样变、脾胃区炎性或肿瘤性压迫）、肝后型门脉高压症［各种原因所致肝静脉和（或）其开口以上的下腔静脉段狭窄阻塞所致病变，常伴有下腔静脉高压为特点的一种肝后门脉高压症，称为布-加综合征（Budd-Chiari syndrome）］。
>
> ■ 因为该病首次手术患者入径，包括因严重出血行急诊手术病例也在此路径，但是术后再出血患者不进入此路径。
>
> ■ 治疗手段包括门奇静脉断流、门-体分流（脾肾分流术；肠系膜上静脉-下腔静脉侧侧吻合术；限制性门腔静脉侧分流术；远端脾肾静脉分流术）等。

（二）诊断依据

根据《临床诊疗指南——外科学分册》（中华医学会，人民卫生出版社）、《黄家驷外科学（第7版）》（人民卫生出版社）等。

1. 症状和体征：呕血或黑便，脾大，腹腔积液。

2. 实验室检查：可有脾功能亢进性外周血细胞计数下降、血胆红素升高，白蛋白/球蛋白比例倒置等肝功能受损表现。

3. 特殊检查：结合超声、CT、上消化道造影、内镜检查，必要时可做骨髓穿刺明确诊断。

> **释义**
>
> - 内镜与上消化道造影视医疗机构硬件情况选其一，近期有出血者以上消化道造影为宜。
> - CT 门静脉系统重建视医疗机构硬件及患者经济条件决定，县级医院不是必需检查。

（三）选择治疗方案的依据

根据《临床诊疗指南——外科学分册》（中华医学会，人民卫生出版社）、《黄家驷外科学（第 7 版）》（人民卫生出版社）等。

1. 止血治疗：三腔两囊管压迫，内镜套扎或硬化剂注射。

2. 手术治疗

（1）门体分流术：脾肾分流术；肠系膜上静脉-下腔静脉侧侧吻合术；限制性门腔静脉侧侧分流术；远端脾肾静脉分流术。

（2）贲门周围血管离断术，食管下段横断吻合（选择进行）。

（3）脾切除术：脾切除作为上述各种相应手术的附加步骤可以采用，慎用于单纯为改善脾功能亢进患者。

> **释义**
>
> - 肝内型门脉高压推荐断流手术，但应严格掌握手术指征。
> - 因严重出血而急诊手术的病例术前检查要求更短时间完成。

（四）标准住院日

14~18 天。

（五）进入路径标准

1. 第一诊断必须符合 ICD-10：K76.6 伴（K70-K71↑，K74↑，I98.3＊）上消化道出血、门脉高压症疾病编码。

2. 需行门脉高压症分流或断流术者，无手术治疗禁忌证。

3. 当患者合并其他疾病，但住院期间不需要特殊处理也不影响第一诊断的临床路径流程实施时，可以进入路径。

> **释义**
>
> ■ 对于黄疸、大量腹腔积液、肝功能严重损害者（Child-Pugh 分级为 C 级），建议先进入消化内科支持调整，暂不进入此临床路径。经评估肝功能好转后，可以进入路径。
>
> ■ 患者如果合并高血压、糖尿病、冠心病等其他慢性疾病，需要术前对症治疗则，如果不影响麻醉和手术，不影响术前准备的时间，可进入本路径。上述慢性疾病如果需要经治疗稳定后才能手术，术前准备过程先进入其他相应内科疾病的诊疗路径。

（六）术前准备（术前评估）

5~7 天。

1. 必须的检查项目

（1）血常规、尿常规、便常规+隐血。

（2）肝功能、肾功能、电解质、血型、凝血功能、血氨、甲胎蛋白、肝炎病毒学指标检测（乙肝五项、乙肝 DNA 定量、抗 HCV）、感染性疾病筛查（抗 HIV、TPHA）。

（3）胸部 X 线平片、心电图、腹部超声、上消化道造影。

2. 根据患者情况选择：超声心动图、肺功能、胃镜、腹部 CT（增强及血管重建）等。

（七）选择用药

1. 抗菌药物：按照《抗菌药物临床应用指导原则》（卫医发〔2004〕285 号）执行。建议使用第一代、第二代头孢菌素。明确感染患者，可根据药敏试验结果调整抗菌药物。

（1）推荐使用头孢唑林钠肌内或静脉注射。①成人：0.5~1 克/次，一日 2~3 次。②儿童：一日量为 20~30mg/kg，分 3~4 次给药。③对本药或其他头孢菌素类药过敏者，对青霉素类药有过敏性休克史者禁用；肝肾功能不全者、有胃肠道疾病史者慎用。④使用本药前需进行皮肤过敏试验。

（2）推荐头孢呋辛钠肌内或静脉注射。①成人：每次 0.75~1.5g，一日 3 次。②儿童：平均一日剂量为 60mg/kg，严重感染可用到 100 mg/kg，分 3~4 次给予。③肾功能不全患者按照肌酐清除率制订给药方案：肌酐清除率>20ml/min 者，每日 3 次，每次 0.75~1.5g；肌酐清除率 10~20ml/min 患者，每次 0.75g，一日 2 次；肌酐清除率<10ml/min 患者，每次 0.75g，一日 1 次。④对本药或其他头孢菌素类药过敏者，对青霉素类药有过敏性休克史者禁用；肝肾功能不全者、有胃肠道疾病史者慎用。⑤使用本药前需进行皮肤过敏试验。

2. 预防性用抗菌药物，时间为术前 0.5 小时，手术超过 3 小时加用一次抗菌药物；总预防性用药时间一般不超过 24 小时，个别情况可延长至 48 小时。

3. 如有继发感染征象，尽早开始抗菌药物的经验治疗。

> **释义**
>
> ■ 该手术术中短暂开放胃肠道，属于Ⅱ类切口，且均切除脾脏、肝功常有异常、抗感染能力差，一旦感染可导致严重后果，尤其是腹腔积液感染。因此，可按规定适当预防性和术后（3~7 天）应用抗菌药物。

（八）手术日

入院第 6~8 天。

1. 麻醉方式：气管内插管全身麻醉。

2. 手术内固定物：吻合钉（如需做食管横断吻合、幽门成形）、人造血管（限制性门体静脉分流术中可能使用）。

3. 术中用药：麻醉常规用药等。

4. 输血：视术中情况而定。

释义

■ 基本手术方式为脾切除、食管胃底周围血管离断（必须严格离断冠状静脉所有属支，包括胃支、食管支、高位食管支）；术前钡剂造影或胃镜提示仅食管下段中重度静脉曲张者行近端胃部分切除或单纯食管下段切除，提示食管下段和胃底均有中重度静脉曲张者行近端胃部分切除或食管下段+胃底切除。门-体分流包括脾肾分流术、肠系膜上静脉-下腔静脉侧侧吻合术、限制性门腔静脉侧侧分流术；远端脾肾静脉分流术、经颈静脉肝内门体分流术（TIPS）。

■ 术中是否输血依照出血量而定，切脾时建议采用自体血回输系统（横断消化道时停止，因为此时可能有消化液及肠道细菌污染），必要时输异体血。

（九）术后住院恢复

7~10 天。

1. 必须复查的检查项目：血常规、肝肾功能、电解质、血氨、凝血五项、腹部增强 CT。

2. 术后用药

（1）抗菌药物：按照《抗菌药物临床应用指导原则》（卫医发〔2004〕285 号）选择抗菌药物，并结合患者的病情决定抗菌药物的选择和使用时间。

（2）降血小板药：视术后血小板变化情况而定。

（3）根据患者情况使用护肝药如还原型谷胱甘肽、抑酸剂、支链氨基酸等。

释义

■ 术后根据患者情况行上述检查，内镜与上消化道造影视医疗机构硬件情况选其一，腹部增强 CT 在县级医院并不是必需，根据病情变化增加检查的频次，如果监测指标出现异常，提示合并症（如吻合口瘘、肠梗阻、顽固性腹腔积液、腹腔积液感染等）发生并确认后终止该路径。血常规监测中，根据血小板增加程度选择使用阿司匹林、双嘧达莫、羟基脲或者低分子右旋糖酐等药物。

■ 由于肝硬化、门脉高压症患者的特点，建议术后使用人血白蛋白和胶体溶液，增加渗透压、增强利尿、减少腹腔积液，以利于患者恢复、保护吻合口生长。胃肠外营养因肝功通常不佳，建议使用中长链脂肪乳及肝用氨基酸。术后抗菌药物使用 3~5 天，若出现明确感染征象（发热、中毒症状、白细胞计数增多、中性粒细胞比例升高、相关系统感染体征），应行血或分泌物培养，根据药敏结果决定抗菌药物的种类和使用时间。

抗凝治疗：术后应视凝血情况酌情使用抗凝药物预防血栓形成（包括门静脉系统血栓、下肢深静脉血栓）。

（十）出院标准

1. 一般情况好，可进半流食。
2. 伤口愈合良好，无皮下积液（或门诊可处理的少量积液），引流管拔除。
3. 消化道出血已治愈。
4. 没有需住院处理的并发症和（或）合并症。

> **释义**
>
> ■ 通常出现严重感染、吻合口并发症、顽固性腹腔积液、肝功能障碍，甚至肝衰竭、切口愈合不良时，均需继续留院或者转上级医院进一步治疗，则退出此路径。
>
> ■ 住院日为13~18天内均可，只要一般情况好，可进半流食，伤口愈合良好，消化道出血已明显好转或治愈就可出院。

（十一）变异及原因分析

1. 有影响手术的合并症，需要进行相关的诊断和治疗，住院时间延长、费用增加。
2. 出现手术并发症，需要进行相关的诊断和治疗，住院时间延长、费用增加。
3. 考虑行肝移植者，退出本路径。

（十二）参考费用标准

10000~15000元。

四、门脉高压症临床路径给药方案

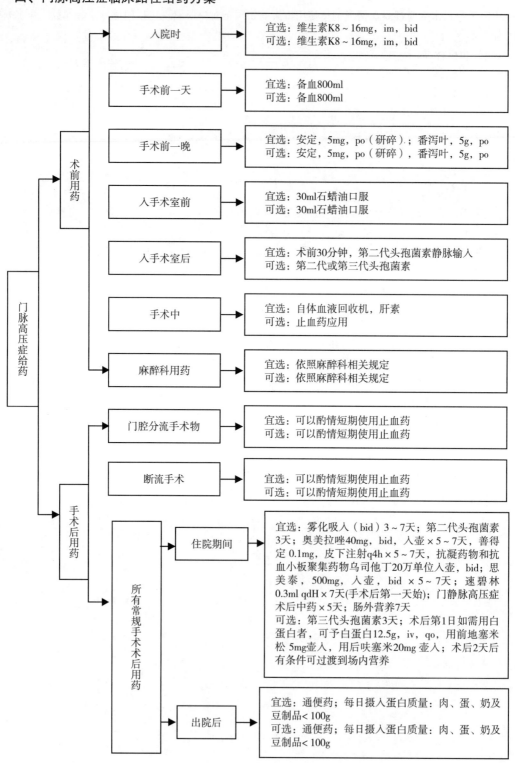

门脉高压症给药

术前用药

入院时
- 宜选：维生素K8～16mg，im，bid
- 可选：维生素K8～16mg，im，bid

手术前一天
- 宜选：备血800ml
- 可选：备血800ml

手术前一晚
- 宜选：安定，5mg，po（研碎）；番泻叶，5g，po
- 可选：安定，5mg，po（研碎）；番泻叶，5g，po

入手术室前
- 宜选：30ml石蜡油口服
- 可选：30ml石蜡油口服

入手术室后
- 宜选：术前30分钟，第二代头孢菌素静脉输入
- 可选：第二代或第三代头孢菌素

手术中
- 宜选：自体血液回收机，肝素
- 可选：止血药应用

麻醉科用药
- 宜选：依照麻醉科相关规定
- 可选：依照麻醉科相关规定

手术后用药

门腔分流手术物
- 宜选：可以酌情短期使用止血药
- 可选：可以酌情短期使用止血药

断流手术
- 宜选：可以酌情短期使用止血药
- 可选：可以酌情短期使用止血药

所有常规手术术后用药

住院期间
- 宜选：雾化吸入（bid）3～7天；第二代头孢菌素3天；奥美拉唑40mg，bid，入壶×5～7天，善得定0.1mg，皮下注射q4h×5～7天，抗凝药物和抗血小板聚集药物乌司他丁20万单位入壶，bid；思美泰，500mg，入壶，bid×5～7天；速碧林0.3ml qdH×7天(手术后第一天始)；门静脉高压症术后中药×5天；肠外营养7天
- 可选：第三代头孢菌素3天；术后第1日如需用白蛋白者，可予白蛋白12.5g，iv，qo，用前地塞米松5mg壶入，用后呋塞米20mg壶入；术后2天后有条件可过渡到场内营养

出院后
- 宜选：通便药；每日摄入蛋白质量：肉、蛋、奶及豆制品＜100g
- 可选：通便药；每日摄入蛋白质量：肉、蛋、奶及豆制品＜100g

【用药选择】

1. 入院后,针对病员肝功能异常致凝血障碍,予维生素 K。

2. 术前备血 800ml 为拟用血量,根据实际情况可以调整。

3. 术前经鼻下胃管前 30ml 石蜡油口服,防止食管黏膜曲张静脉破裂。

4. 围术期抗菌药物的选择参照抗生素使用规范。

5. 行门腔分流手术患者,术后禁用一切止血药物以防止吻合口血栓狭窄。

6. 术后应根据凝血和血小板情况酌情使用抗凝药物和抗血小板聚集药物。

7. 术后肠外营养还是肠内营养要视情况而定,不能过早强行肠内营养,一般要有过渡。

8. 出院后低蛋白饮食,通便,防止血氨过高。

9. 出院后注意血小板的指标变化。

10. 根据县医院具体药品情况可在同类药物中遵循药品使用说明书的前提下进行调整用药。

【药学提示】

1. 乌司他丁:偶见白细胞计数减少或嗜酸性粒细胞增多。偶见恶心、呕吐、腹泻,偶有 AST、ALT 上升。注射部位偶见血管痛、发红、瘙痒感、皮疹等。偶见过敏。

2. 头孢菌素:注意皮试。

3. 雾化吸入等用药注意说明书指征。

【注意事项】

术后根据实验室化验检查调整用药。

五、推荐表单

（一）医师表单

门脉高压症临床路径医师表单

适用对象：**第一诊断为上消化道出血、门静脉高压症**［ICD-10：K76.6 伴（K70-K71↑，K74↑，I98.3＊）］

　　　　　行分流或断流术（ICD-9-CM-3：39.1，42.91，44.91）

患者姓名：_____ 性别：_____ 年龄：_____ 门诊号：_____ 住院号：_____

住院日期：____年__月__日 出院日期：____年__月__日 标准住院日：14～18 天

时间	住院第 1 天	住院第 2 天	住院第 3 天
主要诊疗工作	□ 病史采集，体格检查 □ 病历书写 □ 完善检查 □ 上级医师查房 □ 完成上级医师查房记录 □ 预约各种特殊检查（腹部 CT、彩色多普勒超声等）	□ 上级医师查房 □ 确定诊疗计划 □ 完善常规检查 □ 预约影像学检查和特殊检查	□ 继续完善术前检查 □ 相关科室会诊
重点医嘱	**长期医嘱：** □ 一级护理 □ 门脉高压软食 　肠内营养液（近 1 个月内有出血者） □ 口服药碎服 □ 记录 24 小时尿量 **临时医嘱：** □ 血常规、尿常规、便常规+潜血 □ 感染性疾病筛查（乙肝、丙肝、艾滋病、梅毒） □ 血肝肾功能、电解质 □ 凝血功能 □ ABO 及 Rh 血型 Rh 因子 □ 胸部 X 线片，心电图 □ 腹盆腔、门静脉系统超声或腹盆腔 CT、门静脉系统重建（县医院并非必需） □ 钡餐或胃镜（县级医院并非必需） □ 必要时查心、肺功能	**长期医嘱：** □ 一级护理 □ 门脉高压软食 　肠内营养液 □ 口服药碎服 □ 记录 24 小时尿量 □ 维生素 K_1 10～20mg，肌内注射，qd	**长期医嘱：** □ 一级护理 □ 门脉高压软食 　肠内营养液 □ 口服药碎服 □ 记录 24 小时尿量 □ 口服利尿剂（24h 尿量<1000ml 者） □ 维生素 K_1 10～20mg，肌内注射，qd
病情变异记录	□ 无　□ 有，原因： 1. 2.	□ 无　□ 有，原因： 1. 2.	□ 无　□ 有，原因： 1. 2.
医师签名			

时间	住院第 4 天	住院第 5 天	住院第 6 天
主要诊疗工作	□ 继续完善术前检查 □ 相关科室会诊	□ 辅助检查结果汇总 □ 患者整体及专科情况评估	□ 术者查房 □ 术前讨论、决定术式 □ 向患者和家属交代病情、签署手术知情同意书、麻醉知情同意书等
重点医嘱	长期医嘱: □ 一级护理 □ 门脉高压软食 　肠内营养液 □ 口服药碎服 □ 记录 24 小时尿量 □ 口服利尿剂 □ 维生素 K_1 10~20mg, 肌注, qd 临时医嘱: □ 人血白蛋白 20~30g 或血浆 400ml 静脉滴注（血清白蛋白<2.0mg/dl）（可选）	长期医嘱: □ 一级护理 □ 门脉高压软食 　肠内营养液 □ 口服药碎服 □ 记录 24 小时尿量 □ 口服利尿剂 □ 维生素 K_1 10~20mg, 肌内注射, qd 临时医嘱: □ 人血白蛋白 20~30g 或血浆 400ml 静脉滴注（可选）	长期医嘱: □ 一级护理 □ 门脉高压软食 　肠内营养液 □ 口服药碎服 □ 记录 24 小时尿量 □ 口服利尿剂 □ 维生素 K_1 10~20mg, 肌内注射, qd 临时医嘱: □ 备皮 □ 皮试过敏试验 □ 根据情况备血、血小板（血小板计数< $10×10^9$/L） □ 人血白蛋白 20~30g 或血浆 400ml 静脉滴注（可选） □ 单采血小板 1U 静脉输注（< $10×10^9$/L）
病情变异记录	□ 无　□ 有, 原因: 1. 2.	□ 无　□ 有, 原因: 1. 2.	□ 无　□ 有, 原因: 1. 2.
医师签名			

时间	住院第7天 （手术当天）	住院第8、9天 （术后第1、2天）	住院第10天 （术后第3天）
主要诊疗工作	□ 手术室内核对患者信息无误 □ 全麻下门奇静脉断流术 □ 完成手术记录和术后记录	□ 完成病程记录 □ 监测生命体征 □ 监测腹部体征 □ 监测尿量、腹腔引流量	□ 完成病程记录 □ 监测生命体征 □ 监测腹部体征 □ 监测尿量、腹腔引流量 □ 伤口换药 □ 查血常规、肝肾功能、血电解质
重点医嘱	**长期医嘱：** □ 一级护理 □ 禁食、禁水 □ 多参数心电监护 □ 吸氧 □ 记24小时出入量 □ 记胃管引流量 □ 记尿管引流量 □ 记引流管引流量 **临时医嘱：** □ 抗菌药物 □ 抑酸剂 □ 完全胃肠外营养 □ 血浆400ml静脉滴注	**长期医嘱：** □ 一级护理 □ 禁食、禁水 □ 多参数心电监护 □ 吸氧 □ 记24小时出入量 □ 记胃管引流量 □ 记尿管引流量 □ 记引流管引流量 □ 抗菌药物 □ 抑酸剂 □ 完全胃肠外营养支持 □ 胶体液静脉滴注 □ 人血白蛋白20～30g或血浆400ml静脉滴注（人血白蛋白<2.55mg/dl） **临时医嘱：** □ 排外感染因素的发热予对症处理，物理降温、退热药物	**长期医嘱：** □ 一级护理 □ 禁食、禁水 □ 记24小时出入量 □ 记胃管引流量 □ 记引流管引流量 □ 抗菌药物 □ 抑酸剂 □ 完全胃肠外营养支持 □ 胶体液静脉滴注 □ 人血白蛋白20～30g或血浆400ml静脉滴注（人血白蛋白<2.5mg/dl） □ 无明显出血表现者开始抗凝，皮下注射低分子肝素 **临时医嘱：** □ 根据病情可拔除尿管 □ 根据病情可退引流管3～4cm □ 观察有无感染、吻合口合并症
病情变异记录	□ 无　□ 有，原因： 1. 2.	□ 无　□ 有，原因： 1. 2.	□ 无　□ 有，原因： 1. 2.
医师签名			

时间	住院第 11~12 天 （术后第 4~5 天）	住院第 13~15 天 （术后第 6~8 天）	住院第 16~17 天 （术后第 9~10 天）
主要诊疗工作	☐ 完成病程记录 ☐ 监测生命体征 ☐ 监测腹部体征 ☐ 监测尿量、腹腔引流量 ☐ 间断伤口换药 ☐ 间断复查血常规、肝肾功能、血电解质	☐ 完成病程记录 ☐ 监测腹部体征 ☐ 伤口拆线	☐ 完成病程记录 ☐ 监测腹部体征 ☐ 饮食调节
重点医嘱	**长期医嘱：** ☐ 一级护理 ☐ 禁食、禁水 ☐ 记 24 小时出入量 ☐ 记胃管引流量（排气后量＜200ml 即拔除） ☐ 记引流管引流量（隔日退管3cm 至拔除） ☐ 抑酸剂 ☐ 完全胃肠外营养支持 ☐ 胶体液静脉滴注 ☐ 抗凝治疗 ☐ 人血白蛋白 20～30g 或血浆400ml 静脉滴注（人血白蛋白正常后停止输注） **临时医嘱：** ☐ 根据病情可拔除胃管 ☐ 根据病情可拔除引流管	**长期医嘱：** ☐ 一级护理 ☐ 禁食可饮水 ☐ 完全胃肠外营养支持 ☐ 抗凝治疗 **临时医嘱：** ☐ 观察饮水后有无不适 ☐ 观察有无感染、吻合口合并症	**长期医嘱：** ☐ 二级护理 ☐ 流食 ☐ 胃肠外营养逐渐减量至停止 ☐ 肠内营养逐渐增加至全量 ☐ 抗凝治疗
病情变异记录	☐ 无 ☐ 有，原因： 1. 2.	☐ 无 ☐ 有，原因： 1. 2.	☐ 无 ☐ 有，原因： 1. 2.
医师签名			

时间	住院第 18 天 （术后第 11 天）
主要诊疗工作	□ 上级医师查房，确定出院日期 □ 通知患者及其家属出院 □ 向患者及其家属交待出院后注意事项，预约复诊日期及拆线日期 □ 完成出院小结 □ 完成病历书写
重点医嘱	**临时医嘱：** □ 出院带药：抗凝药物、保肝药物 □ 门诊随诊 　嘱术后 2 周复查血常规，注意血小板变化（脾切除手术后）
病情变异记录	□ 无　□ 有，原因： 1. 2.
医师签名	

（二）护士表单

门脉高压临床路径护士表单

适用对象：**第一诊断为上消化道出血、门静脉高压症**［ICD-10：K76.6 伴（K70-K71↑，K74↑，I98.3＊）］

行分流或断流术（ICD-9-CM-3：39.1，42.91，44.91）

患者姓名：_____ 性别：_____ 年龄：_____ 门诊号：_____ 住院号：_____

住院日期：____年___月___日　出院日期：____年___月___日　标准住院日：14~18 天

时间	住院第 1 日	住院第 2~6 日	住院第 7 日（手术日）
健康宣教	□ 介绍主管医师、护士 □ 介绍医院内相关制度 □ 介绍环境、设施 □ 介绍住院注意事项 □ 介绍疾病知识 □ 介绍陪伴及探视制度	□ 术前宣教，宣教疾病知识 □ 术前用药的药理作用及注意事项 □ 介绍记录尿量及口服药碎服和软食的原因 □ 术前准备（备皮、配血），介绍手术过程 □ 告知术前禁食、禁水、沐浴，物品的准备 □ 告知签字及麻醉科访视事宜 □ 告知术后饮食、活动及术后可能出现的情况及应对方式 □ 强调术前陪伴及探视制度	□ 告知家属等候区位置 □ 告知手术当天禁食、禁水 □ 告知体位要求 □ 告知术后疼痛处理方法 □ 给予患者及家属心理支持 □ 介绍术后注意事项，告知术后可能出现的情况及应对方式 □ 告知氧气，监护设备、管路功能及注意事项 □ 再次明确探视陪伴须知
护理处置	□ 核对患者，佩戴腕带 □ 建立入院护理病历 □ 卫生处置：剪指（趾）甲、沐浴，更换病号服 □ 遵医嘱完成特殊检查 □ 了解患者基础疾病，遵医嘱予以对应处理或检测	□ 协助完善相关检查，做好解释说明 □ 遵医嘱完成治疗及用药	**送手术** □ 核对患者并摘除衣物，保护患者 □ 核对资料及带药 □ 填写手术交接单 **术后** □ 核对患者及资料填写手术交接单 □ 遵医嘱完成治疗、用药
基础护理	□ 三级护理（生活不能完全自理患者予以二级护理） □ 晨、晚间护理 □ 患者安全管理	□ 三级护理（生活不能完全自理患者予以二级护理） □ 晨、晚间护理 □ 患者安全管理	□ 特级护理 □ 晨、晚间护理 □ 给予生活护理 □ 协助患者采取正确体位 □ 安全护理措施到位
专科护理	□ 护理查体 □ 填写跌倒及压疮防范表（需要时） □ 请家属陪伴（需要时） □ 门脉高压软食 □ 肠内营养液（近 1 个月内有出血者） □ 口服药碎服 □ 记 24 小时尿量 □ 心理护理	□ 遵医嘱协助患者完成相关检查 □ 监测血常规、肝肾功能，凝血功能 □ 门脉高压软食 □ 肠内营养液（近 1 个月内有出血者） □ 口服药碎服 □ 记 24 小时尿量 □ 心理护理	□ 观察记录患者生命体征、意识、伤口敷料、引流液性质及量，肢体活动，皮肤情况 □ 准确记录 24 小时出入量，观察每小时尿量 □ 胃管，引流管，尿管护理 □ 心理护理
重点医嘱	□ 详见医嘱执行单	□ 详见医嘱执行单	□ 详见医嘱执行单
病情变异记录	□ 无　□ 有，原因： 1. 2.	□ 无　□ 有，原因： 1. 2.	□ 无　□ 有，原因： 1. 2.
护士签名			

时间	住院第8~9日 （术后1~2日）	住院第10~15天 （术后第3~8天）	住院第16~17天 （术后9~10）
健康宣教	□ 告知禁食、禁水 □ 告知胃管、引流管、尿管的名称、位置和作用 □ 告知氧气、监护仪的作用 □ 术后药物作用及频率 □ 告知术后排痰的方法和重要性 □ 相关检查及化验的目的、注意事项	□ 下床活动注意事项及安全指导 □ 术后药物作用及频率 □ 饮食宣教 □ 疾病恢复期注意事项 □ 拔除胃管、尿管后注意事项 □ 复查患者对术前宣教内容的掌握程度 □ 再次明确探视陪伴须知 □ 拆线后伤口注意宣教	□ 术后药物作用及频率 □ 疾病恢复期注意事项 □ 指导肠内营养液服用方法 □ 饮食指导，少食多餐护理处置
护理处置	□ 遵医嘱完成治疗、用药 □ 遵医嘱完成相关检查 □ 测量记录生命体征	□ 遵医嘱完成治疗、用药 □ 夹闭尿管，锻炼膀胱功能 □ 遵医嘱完成相关检查	□ 遵医嘱完成治疗 □ 遵医嘱完成相关检查
基础护理	□ 特级护理 □ 晨、晚间护理 □ 床上温水擦浴，协助更衣 □ 协助生活护理 □ 安全护理措施到位 □ 心理护理	□ 一级护理 □ 晨、晚间护理 □ 协助或指导生活护理 □ 安全护理措施到位 □ 心理护理	□ 二级护理 □ 晨、晚间护理 □ 指导生活护理 □ 安全护理措施到位
专科护理	□ 监测记录患者生命体征、意识，观察伤口敷料、腹部体征、肢体活动、皮肤情况 □ 监测记录引流液性质及量 □ 准确记录24小时出入量，观察每小时尿量 □ 妥善固定引流管及输液管路，防止管路滑脱 □ 询问患者有无排气 □ 协助患者咳痰 □ 协助翻身，指导床上活动	□ 监测生命体征及腹部体征 □ 观察有无感染症状及吻合口瘘 □ 观察引流管是否通畅，记录引流量 □ 妥善固定引流管及输液管路，防止管路滑脱 □ 监测血常规、肝肾功能、血电解质及凝血化验值，动态掌握患者病情变化 □ 询问患者有无排气、排便 □ 观察患者自行排尿情况 □ 协助或指导床旁活动	□ 观察病情变化 □ 观察患者进食、进水后有无呕吐症状
重点医嘱	□ 详见医嘱执行单	□ 详见医嘱执行单	□ 详见医嘱执行单
病情变异记录	□ 无 □ 有，原因： 1. 2.	□ 无 □ 有，原因： 1. 2.	□ 无 □ 有，原因： 1. 2.
护士签名			

时间	住院第 18 天 （出院日）
健康宣教	□ 指导办理出院手续 □ 定时复查宣教 □ 出院带药服用方法 □ 注意休息 □ 饮食指导
护理处置	□ 办理出院手续 □ 书写出院小结
基础护理	□ 三级护理 □ 晨、晚间护理 □ 安全护理措施到位 □ 心理护理
专科护理	□ 观察尿量情况 □ 观察病情变化
重点医嘱	□ 详见医嘱执行单
病情变异记录	□ 无　□ 有，原因： 1. 2.
护士签名	

（三）患者表单

门脉高压症临床路径患者表单

适用对象：**第一诊断为上消化道出血、门静脉高压症**［ICD-10：K76.6 伴（K70-K71↑，K74↑，I98.3＊）］

行分流或断流术（ICD-9-CM-3：39.1，42.91，44.91）

患者姓名：_____ 性别：_____ 年龄：_____ 门诊号：_____ 住院号：_____

住院日期：____年___月___日　出院日期：____年___月___日　标准住院日：14~18 天

时间	住院第 1 日	住院第 2~6 天	住院第 7 天（手术日）
医患配合	□ 医师询问现病史、既往病史、用药情况（如服用抗凝剂，请明确告知医师），收集资料并进行体格检查 □ 环境介绍、住院制度 □ 配合完善术前相关化验、检查 □ 有任何不适请告知医师	□ 配合完善术前相关检查、化验，如采血、留尿、心电图、胸部 X 线片、胃镜、CT □ 医师向患者及家属介绍病情，进行手术谈话签字 □ 麻醉师对患者进行术前访视	□ 如病情需要，配合术后转入监护病房 □ 配合评估手术效果 □ 配合检查意识、肢体、胸腹部 □ 需要时，配合复查血液指标 □ 有任何不适请告知医师
护患配合	□ 配合测量体温、脉搏、呼吸、血压、体重 1 次 □ 配合完成入院护理评估（简单询问病史、过敏史、用药史） □ 接受入院宣教（环境介绍、病室规定、订餐制度、贵重物品保管等） □ 有任何不适请告知护士	□ 配合测量体温、脉搏、呼吸、询问排便情况 □ 接受术前宣教 □ 接受配血，以备术中需要时用 □ 接受备皮 □ 接受药物灌肠 □ 自行沐浴，加强头部清洁 □ 准备好必要用物，吸水管、开水瓶、纸巾等 □ 义齿、饰品等交家属保管 □ 配合执行探视及陪伴	□ 清晨测量体温、脉搏、呼吸、血压 1 次 □ 送手术室前，协助完成核对，带齐资料，脱去衣物，上手术车 □ 返回病房后，协助完成核对，配合抬患者上病床 □ 配合检查意识、肢体、各引流管，记录出入量 □ 配合术后吸氧、监护仪监测、输液，注意各引流情况 □ 遵医嘱采取正确体位 □ 配合缓解疼痛 □ 有任何不适请告知护士
饮食	□ 门脉高压饮食 □ 口服药碎服	□ 术前 12 小时禁食、禁水	□ 禁食、禁水
排泄	□ 正常尿便 □ 记录尿量	□ 正常尿便 □ 记录尿量	□ 保留尿管
活动	□ 正常活动	□ 正常活动	□ 卧床休息，保护管路 □ 双下肢活动

时间	住院第8~17天 （术后第1~10天）	住院第18天 （出院日）
医患配合	□ 配合检查腹部体征、引流 □ 需要时，配合伤口换药 □ 配合拔除胃管、引流管、尿管 □ 配合伤口拆线	□ 接受出院前指导 □ 知道复查程序 □ 继续抗凝治疗
护患配合	□ 配合定时测量生命体征，每日记录排气、排便情况 □ 配合检查腹部体征、引流，记录出入量 □ 接受排痰、输液、服药等治疗 □ 后期接受进食、进水、排便等生活护理 □ 配合活动，预防皮肤压力伤 □ 注意活动安全，避免坠床或跌倒 □ 配合执行探视及陪伴	□ 接受出院宣教 □ 办理出院手续 □ 获取出院诊断书 □ 获取出院带药 □ 知道服药方法、作用、注意事项 □ 知道护理伤口方法 □ 知道复印病历方法
饮食	□ 根据医嘱，由禁食、清流食逐渐过渡到流食	□ 根据医嘱，饮食调整
排泄	□ 保留尿管过渡到正常排尿 □ 避免便秘	□ 正常排尿便 □ 避免便秘
活动	□ 根据医嘱，平卧-半坐-床边站立-下床活动 □ 注意保护管路，勿牵拉、脱出等	□ 正常适度活动，避免疲劳

附：原表单（2012 年版）

门脉高压症临床路径表单

适用对象：第一诊断为上消化道出血、门静脉高压症［ICD-10：K76.6 伴（K70-K71↑，K74↑，I98.3＊）］

行分流或断流术（ICD-9-CM-3：39.1，42.91，44.91）

患者姓名：_____ 性别：_____ 年龄：_____ 门诊号：_____ 住院号：_____

住院日期：____年__月__日　出院日期：____年__月__日　标准住院日：14~18 天

时间	住院第 1 天	住院第 2~7 天 （手术准备日）	住院第 6~8 天 （手术日）
主要诊疗工作	□ 询问病史与体格检查 □ 完成病历书写 □ 完善检查 □ 上级医师查房 □ 完成上级医师查房记录 □ 确定诊断和初定手术日期 □ 预约各种特殊检查（腹部增强 CT、彩色多普勒超声、胃镜）	□ 上级医师查房 □ 改善肝脏储备功能 □ 术前讨论，确定手术方案 □ 完成必要的相关科室会诊 □ 患者和（或）其家属签署手术知情同意书、自费用品协议书、输血知情同意书 □ 术前小结和上级医师查房纪录 □ 向患者及其家属交代围术期注意事项	□ 手术 □ 术者完成手术记录 □ 麻醉师完成麻醉记录 □ 完成术后病程记录 □ 上级医师查房 □ 向患者和（或）其家属交代手术情况和术后注意事项
重点医嘱	**长期医嘱：** □ 普通外科护理常规 □ 二级护理 □ 低脂软食 **临时医嘱：** □ 血常规、尿常规、便常规+隐血 □ 肝肾功能、电解质、血型、凝血功能、血氨、甲胎蛋白、肝炎病毒学指标检测、感染性疾病筛查 □ 胸片、心电图、腹部超声、上消化道造影 □ 胃镜、腹部 CT 平扫+增强+血管重建 □ 超声心动图和肺功能	**长期医嘱：** □ 患者既往基础用药 □ 改善肝脏储备功能的药物 **临时医嘱：** □ 术前医嘱：常规准备明日在全身麻醉下行：贲门周围血管离断或断流术 □ 术前禁食、禁水 □ 明晨喝石蜡油后留置胃管、尿管 □ 今晚明晨各洗肠 1 次 □ 抗菌药物：术前 30 分钟使用 □ 配同型红细胞、血浆	**长期医嘱：** □ 普通外科术后护理常规 □ 一级护理 □ 禁食水 □ 胃肠减压接负压吸引记量 □ 尿管接袋记量 □ 腹腔引流管接袋记量 □ 记 24 小时出入量 □ 抗菌药物 □ 抑酸剂×3 天 □ 支链氨基酸 **临时医嘱：** □ 心电监护、吸氧（必要时） □ 补液 □ 复查血常规、血氨、凝血功能（必要时） □ 其他特殊医嘱
主要护理工作	□ 介绍病房环境、设施和设备 □ 入院护理评估及计划 □ 指导患者到相关科室进行检查	□ 早晨静脉取血 □ 术前沐浴、更衣、备皮 □ 术前肠道准备、物品准备 □ 术前心理护理	□ 观察患者情况 □ 手术后心理与生活护理 □ 指导并监督患者术后活动
病情变异记录	□ 无　□ 有，原因： 1. 2.	□ 无　□ 有，原因： 1. 2.	□ 无　□ 有，原因： 1. 2.
护士签名			
医师签名			

时间	住院第 7~10 天 （术后第 1~2 天）	住院第 11~12 天 （术后第 3~4 天）	住院第 13~18 天 （出院日）
主要诊疗工作	□ 注意观察体温、血压等生命体征及神志 □ 注意腹部体征、引流量及性状 □ 上级医师查房，对手术及手术切口进行评估 □ 完成病程纪录	□ 上级医师查房 □ 评价肝功能、注意有无脾窝积液、门脉系统血栓形成 □ 完成日常病程记录和上级医师查房纪录	□ 上级医师查房，确定出院日期 □ 通知患者及其家属出院 □ 向患者及其家属交代出院后注意事项，预约复诊日期及拆线日期 □ 完成出院小结 □ 完成病历书写
重点医嘱	长期医嘱： □ 普通外科术后护理常规 □ 一级护理 □ 禁食、禁水 □ 胃肠减压接负压吸引记量 □ 尿管接袋记量 □ 腹腔引流管接袋记量 □ 记 24 小时出入量 □ 抗菌药物 临时医嘱： □ 换药 □ 对症处理 □ 补液 □ 复查血常规、肝肾功能、血氨、凝血功能	长期医嘱： □ 普通外科术后护理常规 □ 二级护理 □ 饮食根据病情 □ 停引流记量 □ 停抗菌药物 临时医嘱： □ 换药 □ 对症处理 □ 补液 □ 根据血小板水平决定是否使用降血小板药物 □ 肝及门脉系统彩超检查	出院医嘱： □ 出院带药 □ 门诊随诊 □ 嘱术后 2 周复查血常规，注意血小板变化（脾切除手术后）
主要护理工作	□ 观察患者情况 □ 手术后心理与生活护理 □ 指导并监督患者手术后活动	□ 观察患者情况 □ 手术后心理与生活护理 □ 指导并监督患者手术后活动	□ 出院准备指导（办理出院手续、交费等） □ 出院宣教
病情变异记录	□ 无　□ 有，原因： 1. 2.	□ 无　□ 有，原因： 1. 2.	□ 无　□ 有，原因： 1. 2.
护士签名			
医师签名			

第九章　脾破裂临床路径释义

一、脾破裂编码

1. 原脾破裂编码：脾破裂（ICD-10：D73.5/S36.0）

脾破裂修补、部分脾切除及脾切除术（ICD-9-CM-3：41.43/41.5/41.95）

2. 修改编码

疾病名称及编码：非创伤性脾破裂（ICD-10：D73.501）

创伤性脾破裂（ICD-10：S36.0）

手术操作名称及编码：脾破裂修补术（ICD-9-CM-3：41.95）

部分脾切除（ICD-9-CM-3：41.43）

脾切除术（ICD-9-CM-3：41.5）

二、临床路径检索方法

D73.501/S36.0 伴 41.43/41.5/41.95

三、脾破裂临床路径标准住院流程

（一）适用对象

第一诊断为脾破裂（ICD-10：D73.5/S36.0）

行脾破裂修补、部分脾切除及脾切除术（ICD-9-CM-3：41.43/41.5/41.95）。

> **释义**
>
> ■ 适用对象编码参见第一部分。
>
> ■ 本路径适用对象为因胸腹部外伤或无明显外伤史，引起脾脏实质或包膜破裂出血的病例，包括脾包膜下破裂（脾实质血肿）、脾实质裂伤，未累及脾门、实质粉碎状破裂横断及脾广泛破裂和（或）累及脾门。不包括腹部多发脏器损伤，如肝破裂、胰腺损伤和肠管破裂等合并脾破裂，亦不包括因外科手术过程中副损伤引起的医源性脾破裂。
>
> ■ 根据脾破裂的范围及严重程度，脾破裂的手术方式分为脾破裂修补术、部分脾切除术及脾切除术。

（二）诊断依据

根据《临床诊疗指南——普通外科分册》（中华医学会编著，人民卫生出版社，第1版）、全国高等学校教材八年制《外科学》（人民卫生出版社，第1版）、《黄家驷外科学》（人民卫生出版社，第7版）。

1. 有外伤史，也可无明确外伤史。

2. 左上腹疼痛，可伴有内出血表现（脾被膜下或中央型破裂，内出血表现可不明显）。

3. 腹部 B 超或 CT 扫描可有阳性发现。

4. 诊断性腹腔穿刺或腹腔灌洗。

> ### 释义
>
> ■ 脾破裂患者往往有腹部外伤史，但脾脏慢性病理改变（如血吸虫病、传染性单核细胞增多症等）的患者可无明确外伤或在微弱外力下出现脾破裂。患者伤后一般立即出现腹痛，以左上腹为著，伴恶心、呕吐，如病情加重，可有失血性休克表现。查体腹部可发现外伤伤口或伤痕，有压痛、反跳痛及肌紧张表现，可有移动性浊音阳性表现。
>
> ■ 腹部 CT 检查是确诊脾破裂的重要影像学手段，可表现为脾实质内单个或多发混杂密度灶、低密度区内斑片状、线样高密度灶，脾脏体积增大、形态不规则、脾周或腹腔积液等影像学表现。
>
> ■ 腹腔穿刺抽出新鲜不凝血或血性液体为腹腔内出血的有力证据，但腹腔穿刺阴性不能除外脾破裂的可能。
>
> ■ 脾破裂应注意和肝破裂、肾脏破裂、胰腺损伤、肠系膜撕裂等其他腹腔脏器损伤鉴别，经常出现腹腔脏器多发伤。脾破裂合并肝破裂、胰腺损伤、肠管破裂等多发伤不属于本路径范畴。

（三）治疗方案的选择

根据《临床诊疗指南——普通外科分册》（中华医学会编著，人民卫生出版社，第 1 版）、全国高等学校教材八年制《外科学》（人民卫生出版社，第 1 版）、《黄家驷外科学》（人民卫生出版社，第 7 版）。

经保守治疗无效行脾破裂修补、部分脾切除及脾切除术。

> ### 释义
>
> ■ 无失血性休克表现或容易纠正的一过性休克，影像学检查提示脾裂伤较局限、表浅，可暂不手术，严密监测各项生命体征及血红细胞和血红蛋白指标变化。
>
> ■ 如保守治疗过程中仍有活动性出血、生命体征不平稳，血红细胞和血红蛋白进行性降低时应考虑立即手术。
>
> ■ 如保守治疗过程中病情好转，无继续出血表现，无需手术患者不进入本路径。

（四）标准住院日为 8~15 天

> ### 释义
>
> ■ 脾破裂患者入院后，常规检查包括腹部增强 CT 检查等准备 1~2 天，术后恢复 7~14 天，总住院时间 8~15 天的均符合本路径要求。

（五）进入路径标准

1. 第一诊断必须符合 ICD-10：D73.5/S36.0 脾破裂疾病编码。

2. 当患者合并其他疾病，但住院期间不需要特殊处理也不影响第一诊断的临床路径流程实施时，可以进入路径。

> **释义**
>
> ■ 本路径适用对象为因腹部外伤或无明显外伤史，引起脾脏实质破裂出血的病例，不包括腹部多发脏器损伤，如肝破裂、胰腺损伤、肠管破裂合并脾破裂，亦不包括因外科手术过程中副损伤引起的医源性脾破裂。
>
> ■ 患者如果合并高血压、糖尿病、冠心病、慢阻肺、慢性肾病等其他慢性疾病，需要术前对症治疗时，如果不影响麻醉和手术，不影响术前准备的时间，可进入本路径。上述慢性疾病如果需要经治疗稳定后才能手术，或抗凝、抗血小板治疗等，术前需特殊准备的，退出路径。

（六）术前准备 1~2 天

1. 急诊必需的检查项目

（1）血常规、尿常规。

（2）肝功能、肾功能、电解质、凝血功能、血型、感染性疾病筛查（乙肝、丙肝、艾滋病、梅毒等）。

（3）腹部 B 超或腹部 CT。

（4）胸片、心电图（休克时可行床边心电图，必要时待血流动力学稳定后行胸片检查）。

（5）诊断性腹腔穿刺或腹腔灌洗。

2. 根据病情可选择的检查项目：血、尿淀粉酶，头颅 CT 等。

> **释义**
>
> ■ 必查项目是确保手术治疗安全、有效开展的基础，术前必须完成，另外需检查 ABO+Rhd 血型，交叉配血。
>
> ■ 高龄患者或有心肺功能异常者，如患者生命体征平稳，一般情况良好，可增加心脏彩超、肺功能、血气分析等检查，如患者为多发伤，可行头颅、胸部 CT 等检查，排除其他脏器有无损伤。

（七）预防性抗菌药物选择与使用时机

1. 抗菌药物：按照《抗菌药物临床应用指导原则》（卫医发〔2004〕285 号）执行。建议使用第一、二代头孢菌素。明确感染患者，可根据药物敏感试验结果调整抗菌药物。

（1）推荐使用头孢唑林钠肌内或静脉注射。①成人：0.5~1 克/次，一日 2~3 次。②儿童：一日量为 20~30mg/kg 体重，分 3~4 次给药。③对本药或其他头孢菌素类药过敏者，对青霉素类药有过敏性休克史者禁用；肝肾功能不全者、有胃肠道疾病史者慎用。④使用本药前需进行皮肤过敏试验。

（2）推荐头孢呋辛钠肌内注射或静脉滴注。①成人：1.5~3.0 克/次，2~3 次/日。②儿童：平均一日剂量为 60mg/kg，严重感染可用到 100mg/kg，2~3 次/日。③肾功能不全患者按肌酐清除率制定给药方案：肌酐清除率>20ml/min 者，每日 3 次，每次 0.75~1.5g；肌酐清除率 10~20ml/min 者，每日 2 次，每次 0.75g，肌酐清除率<10ml/min 者，每次 0.75g，一日 1 次。④对本药或其他头孢菌素过敏者，对青霉素类药有过敏性休克者禁用；肝肾功能不全者，有胃肠道疾病史者慎用。⑤使用本药前必须进行皮肤过敏试验。

2. 预防性用抗菌药物，时间为术前 0.5 小时，手术超过 3 小时加用 1 次抗菌药物；总预防性用药时间一般不超过 24 小时，个别情况可延长至 48 小时。

3. 如有继发感染征象，尽早开始抗菌药物的经验治疗。

释义

■脾脏手术属于Ⅰ类切口，但脾破裂往往合并腹内脏器损伤和腹腔积血，建议术前预防性使用抗生素。通常选用第一代、第二代头孢菌素，如头孢唑林，头孢呋辛等。如患者术后出现腹腔感染及切口感染等外科手术部位感染，可经验性选用抗生素，或根据细菌培养+药敏结果，选择敏感抗生素抗感染。

（八）手术日为入院第 1~2 天

1. 麻醉方式：气管内插管全身麻醉或硬膜外麻醉。

2. 手术方式：根据脾破裂损伤情况选择脾破裂修补、部分脾切除及全脾切除术等。

3. 术中用药：麻醉常规用药和补充血容量药物（晶体、胶体）、止血药、血管活性药物。

4. 输血：根据术前血红蛋白状况及术中出血情况而定。

5. 病理学检查：术后标本送病理学检查。

释义

■如患者入院时有失血性休克表现，可在抗休克的同时，尽快完成术前基本检查后立即急诊手术。

■手术原则为"抢救生命第一，保脾第二"，在不影响抢救生命的前提下，才考虑尽量保留脾脏。如脾脏为轻度包膜撕裂或轻度裂伤，可使用氩气刀烧灼、生物胶粘合止血、物理凝固止血或血管缝线缝合修补术。如损伤范围局限于脾脏上极或下极，可考虑行脾部分切除。如脾脏多发裂伤，脾中心部碎裂、脾门撕裂、高龄患者等病情严重者，应行全脾切除术并迅速结束手术。如原先已有脾脏病理性肿大患者，也应行脾切除术。

■术中除麻醉常规用药外，根据患者术前血红细胞和血红蛋白等指标及术中出血量情况，可输注悬浮红细胞、血浆、晶体、人工胶体及血管活性药物等。

■切除脾脏标本常规送病理检查。

（九）术后住院恢复7~14天

1. 生命体征监测，严密观察有无再出血等并发症发生。

2. 术后用药

（1）抗菌药物：按照《抗菌药物临床应用指导原则》（卫医发〔2004〕285号）选用药物。

（2）可选择用药：如制酸剂、止血药、化痰药等。

3. 根据患者病情，尽早拔除胃管、尿管、引流管、深静脉穿刺管。

4. 指导患者术后饮食。

5. 伤口处理。

6. 实验室检查：必要时复查血常规、血生化等。术后住院恢复7~10天。

释义

■ 术后重点监测血常规，观察腹腔引流管引流量及性状，了解有无出血，并监测体温变化。

■ 术后查引流液淀粉酶，了解有无胰瘘，如有明显胰瘘，可适当延长引流管保留时间。

■ 注意监测血小板变化，如大于$500×10^9/L$，应口服阿司匹林，如大于$800×10^9/L$，应口服羟基脲等药物。

■ 术后可根据患者恢复情况做必须复查的检查项目，并根据病情变化增加检查的频次。复查项目并不仅局限于路径中的项目。

（十）出院标准

1. 切口无明显感染，引流管拔除。

2. 生命体征平稳，可自由活动。

3. 饮食恢复，无需静脉补液。

4. 无需要住院处理的其他并发症或合并症。

释义

■ 主管医师应在出院前，通过复查的各项检查并结合患者恢复情况决定是否能出院。如果确有需要继续留院治疗的情况，超出了路径所规定的时间，应先处理并发症并符合出院条件后再准许患者出院。

（十一）变异及原因分析

1. 观察和治疗过程中发现合并其他腹腔脏器损伤者，影响第一诊断的治疗时，需同时进行治疗，进入相关路径。

2. 手术后出现伤口脂肪液化或感染、腹腔感染、胰瘘等并发症，可适当延长住院时间，费用增加。

3. 非手术治疗患者住院时间可延长至2~3周。

> **释义**
>
> ■ 因每个医院实际情况不同，临床操作可能与路径要求不完全一致，对于轻微变异，如由于某种原因，路径指示应当于某一天的操作不能如期进行而要延期的，这种改变不会对最终结果产生重大改变，也不会更多地增加住院天数和住院费用，可不出本路径。
>
> ■ 除以上所列变异及原因外，如还出现医疗、护理、患者、环境等多方面的变异原因，应阐明变异相关问题的重要性，必要时须及时退出本路径，并将特殊的变异原因进行归纳、总结，以便重新修订路径时作为参考，不断完善和修订路径。
>
> ■ 脾切除术后常见并发症，如胰瘘、腹腔感染、脾热、切口感染等，如出现上述并发症可注明变异及原因，并延长住院时间。

（十二）参考费用标准

8000～15000 元。

四、脾破裂临床路径给药方案

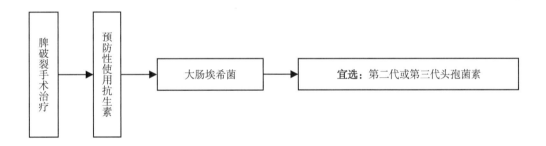

【用药选择】

1. 为预防术后切口感染，应针对肠道杆菌（最常见为大肠埃希菌）选用药物。

2. 第一代头孢菌素常用的注射剂有头孢唑林、头孢噻吩、头孢拉定等，第二代头孢菌素注射剂有头孢呋辛、头孢替安等，第三代头孢菌素包括头孢曲松、头孢他啶、头孢哌酮、头孢噻肟、头孢克肟等。

【药学提示】

1. 接受脾破裂手术者，应在术前 0.5～2 小时内给药，或麻醉开始时给药，使手术切口暴露时局部组织中已达到足以杀灭手术过程中入侵切口细菌的药物浓度。

2. 手术时间较短（<2 小时）的清洁手术，术前用药一次即可。手术时间超过 3 小时，或失血量大（>1500ml），可手术中给予第 2 剂。

【注意事项】

1. 脾脏手术属于 I 类切口，但如患者为腹部开放性损伤，局部污染较重，术后出现腹腔感染及切口感染的可能性较大，可按规定适当预防性和术后应用抗菌药物，通常选用第一代、第二代头孢菌素。如术后感染无法控制，可根据细菌培养+药敏结果，选择敏感抗生素抗感染，因腹腔感染多为革兰阴性杆菌，如大肠埃希菌等，可使用第三代头孢菌素，如头孢哌酮、头孢曲松等。

2. 用药前必须详细询问患者先前有否对头孢菌素类、青霉素类或其他药物的过敏史。

五、推荐表单

（一）医师表单

脾破裂临床路径医师表单

适用对象：第一诊断为脾破裂（ICD-10：D73.5/S36.0）

行脾破裂修补、部分脾切除及脾切除术（ICD-9-CM-3：41.43/41.5/41.95）

患者姓名：_____ 性别：_____ 年龄：_____ 门诊号：_____ 住院号：_____

住院日期：____年___月___日 出院日期：____年___月___日 标准住院日：8~15 天

日期	住院第 1 天	
主要诊疗工作	□ 询问病史及体格检查 □ 开化验单及 B 超检查（或 CT 扫描） □ 诊断性腹腔穿刺或腹腔灌洗 □ 配血及输血 □ 补液及抗休克治疗 □ 完成必要的相关科室会诊 □ 上级医师查房并判断是否需要急诊手术，并作术前评估 □ 申请急诊手术并开手术医嘱 □ 完成住院病历、首次病程记录、上级医师意见及术前小结 □ 完成术前总结、手术方式、手术关键步骤、术中注意事项等 □ 向患者及家属交代病情及手术安排，围术期注意事项 □ 签署手术知情同意书、自费用品协议书、输血同意书、麻醉同意书或签授权委托书	
重点医嘱	**长期医嘱：** □ 脾脏损伤护理常规 □ 一级护理 □ 禁食 □ 其他医嘱 **临时医嘱：** □ 血常规、血型、尿常规 □ 肝肾功能、电解质、凝血功能、感染性疾病筛查 □ 配血及输血 □ 胸片和心电图（视情况） □ 腹部 B 超（或腹部 CT） □ 深静脉置管 □ 腹腔穿刺或腹腔灌洗	□ 扩容、补液 □ 心电、血压、血氧饱和度监测 □ 术前医嘱： □ 拟急诊气管内全麻下行剖腹探查、脾切除术 □ 备皮 □ 术前禁食、禁水 □ 麻醉前用药 □ 术前留置胃管和尿管 □ 术中特殊用药 □ 带影像学资料入手术室
病情变异记录	□ 无 □ 有，原因： 1. 2.	
医师签名		

日期	住院第1天（手术日）		住院第2~3天 （术后第1~2天）
	术前与术中	术后	
主要诊疗工作	□ 陪送患者入手术室 □ 麻醉准备，监测生命体征 □ 施行手术 □ 保持各引流管通畅	□ 麻醉医师完成麻醉记录 □ 完成术后首次病程记录 □ 完成手术记录 □ 向患者及家属说明手术情况 □ 监测生命体征 □ 保持腹腔引流管通畅引流 □ 术后切除脾脏标本送病理学检查	□ 上级医师查房 □ 观察病情变化 □ 观察引流量和性状，视引流情况拔除引流管及尿管 □ 观察手术伤口 □ 分析实验室检验结果 □ 维持水电解质平衡 □ 住院医师完成常规病程记录
重点医嘱	**长期医嘱：** □ 脾脏损伤护理常规 □ 一级护理 □ 禁食 **临时医嘱：** □ 术前0.5小时开始滴抗菌药物 □ 术中冰冻检查	**长期医嘱：** □ 按剖腹探查、脾切除术后常规护理 □ 一级护理 □ 禁食 □ 心电监护 □ 常规雾化吸入，bid □ 胃管接负压瓶吸引并记量（根据手术情况决定） □ 尿管接尿袋 □ 腹腔引流管接负压吸引并记量 □ 记录24小时出入总量 □ 化痰药、制酸剂（必要时） □ 抗菌药物 **临时医嘱：** □ 吸氧 □ 急查血常规和血生化 □ 补液治疗 □ 使用止血药 □ 使用血管活性药物（必要时）	**长期医嘱：** □ 医嘱同左 **临时医嘱：** □ 葡萄糖液和盐水液体支持治疗 □ 肠外营养支持（根据患者和手术情况决定） □ 伤口换药 □ 停心电监护 □ 复查血常规和血生化等检查 □ 无感染证据时停用抗菌药物
病情变异记录	□ 无　□ 有，原因： 1. 2.		□ 无　□ 有，原因： 1. 2.
医师签名			

日期	住院第 4~6 天 （术后第 3~5 天）	住院第 7 天 （术后第 6 天）	住院第 8~15 天 （出院日）
主要诊疗工作	□ 上级医师查房 □ 观察病情变化 □ 引流量减少后拔除引流管 □ 拔除深静脉置管 □ 住院医师完成常规病程记录 □ 伤口换药 □ 拔除胃管（视情况） □ 拔除尿管（视情况）	□ 上级医师查房 □ 观察有无手术并发症和切口愈合不良情况 □ 观察腹部情况 □ 住院医师完成常规病程记录	□ 上级医师查房 □ 伤口拆线 □ 明确是否符合出院标准 □ 完成出院记录、病案首页、出院证明书等 □ 通知出入院处 □ 通知患者及家属 □ 向患者告知出院后注意事项，如康复计划、返院复诊、后续治疗及相关并发症的处理等 □ 出院小结、诊断证明书及出院须知交予患者
重点医嘱	长期医嘱： □ 二级护理 □ 流质或半流饮食 临时医嘱： □ 减少营养支持或液体支持 □ 伤口换药 □ 拔胃管、尿管和引流管	长期医嘱： □ 半流质饮食 临时医嘱： □ 换药 □ 血常规、血液生化、肝功能组合（出院前） □ 必要时行腹部 B 超	临时医嘱： □ 伤口拆线 出院医嘱： □ 出院后相关用药
病情变异记录	□ 无 □ 有，原因： 1. 2.	□ 无 □ 有，原因： 1. 2.	□ 无 □ 有，原因： 1. 2.
医师签名			

（二）护士表单

脾破裂临床路径护士表单

适用对象：**第一诊断为脾破裂**（ICD-10：D73.5/S36.0）

　　　　　行脾破裂修补、部分脾切除及脾切除术（ICD-9-CM-3：41.43/41.5/41.95）

患者姓名：_____ 性别：_____ 年龄：_____ 门诊号·_____ 住院号：_____

住院日期：____年___月___日　出院日期：____年___月___日　标准住院日：8~15天

日期	住院第1天	住院第1天（术前） 手术日	住院第1天（术后） 手术日
健康宣教	□ 入院宣教 介绍主管医生、护士 介绍环境、设施 介绍住院注意事项	□ 术前宣教 疾病知识、术前准备及手术过程 告知准备物品 告知术后饮食、活动及探视注意事项 告知术后可能出现的情况及应对方式 主管护士与患者沟通，了解并指导心理应对 告知家属等候区位置	□ 术后当日宣教 告知监护设备、管路功能及注意事项 告知饮食、体位要求 告知疼痛注意事项 告知术后可能出现情况及应对方式 告知用药情况 给予患者及家属心理支持 再次明确探视陪伴须知
护理处置	□ 核对患者，佩戴腕带 □ 建立入院护理病历 □ 卫生处置：剪指（趾）甲，更换病号服	□ 协助医生完成术前检查化验 □ 术前准备 　配血、抗菌药物皮试 　备皮、药物灌肠 　禁食、禁水 □ 送手术 　摘除患者各种活动物品 　核对患者资料及带药 　填写手术交接单，签字确认	□ 接手术 核对患者及资料，签字确认
基础护理	□ 一级护理 □ 患者安全管理	□ 一级护理 □ 患者安全管理	□ 一级护理 卧位护理：协助翻身、床上移动、预防压疮，疼痛护理、管道护理及指导、排泄护理 □ 患者安全管理
专科护理	□ 护理查体 □ 瞳孔、意识监测 □ 需要时，填写跌倒及压疮防范表 □ 静脉抽血、配血（必要时） □ 建立静脉通道，补液、扩容 □ 需要时请家属陪伴	□ 协助医生完成术前检查化验 □ 指导术前更衣、取下义齿等饰物 □ 告知患者及家属术前流程及注意事项 □ 进行备皮、配血、停留胃管、尿管等术前准备 □ 术前手术物品准备 □ 安排陪送患者入手术室 □ 心理支持	□ 病情观察，写护理记录 q1h评估生命体征、瞳孔、意识、体征、肢体活动、皮肤情况、伤口敷料、各种引流管情况、出入量、 □ 静脉抽血（遵医嘱） □ 遵医嘱予止血、抑酸等治疗
重点医嘱	□ 详见医嘱执行单	□ 详见医嘱执行单	□ 详见医嘱执行单
病情变异记录	□ 无　□ 有，原因： 1. 2.	□ 无　□ 有，原因： 1. 2.	□ 无　□ 有，原因： 1. 2.
护士签名			

日期	住院第 2~3 天 （术后第 1~2 天）	住院第 4~6 天 （术后第 3~5 天）	住院第 7 天 （术后第 6 天）	住院第 8~15 天 （出院日）
健康宣教	□ 术后宣教 药物作用及频率 饮食、活动指导 复查患者对术前宣教内容的掌握程度 疾病恢复期注意事项 拔尿管后注意事项 下床活动注意事项	□ 术后宣教 药物作用及频率 饮食、活动指导 疾病恢复期注意事项	□ 术后宣教 药物作用及频率 饮食、活动指导 疾病恢复期注意事项	□ 出院宣教 复查时间 服药方法 活动休息 指导饮食 指导办理出院手续
护理处置	□ 遵医嘱完成相关检查 □ 夹闭尿管，锻炼膀胱功能	□ 遵医嘱完成相关检查	□ 遵医嘱完成相关检查	□ 办理出院手续 □ 书写出院小结
基础护理	□ 一级或二级护理 卧位护理：协助翻身、床上移动、预防压疮，疼痛护理、管道护理及指导、排泄护理 □ 患者安全管理	□ 二级护理 □ 体位与活动：取半坐或斜坡卧位，指导床上或床边活动 □ 饮食：拔除胃管后指导流质或半流饮食 □ 患者安全管理	□ 二级护理 □ 体位与活动：自主体位，指导下床活动 □ 饮食：指导半流饮食 □ 患者安全管理	□ 二级护理 □ 患者安全管理
专科护理	□ 病情观察，写护理记录 □ 记录 24 小时出入量 □ 饮食：禁食、禁水 □ 营养支持护理（遵医嘱） □ 用药指导 □ 心理支持（患者及家属）	□ 密切观察患者情况，包括观察腹部体征、胃肠功能恢复情况、伤口敷料等 □ 疼痛护理 □ 遵医嘱拔除胃管、尿管等 □ 记录腹腔引流量，遵医嘱拔除深静脉置管、引流管 □ 营养支持护理 □ 用药指导 □ 心理支持（患者及家属）	□ 观察患者病情变化，包括生命体征、伤口敷料、腹部体征 □ 协助或指导生活护理 □ 静脉抽血 □ 营养支持护理 □ 心理支持	□ 复诊时间 □ 作息、饮食、活动 □ 服药指导 □ 日常保健 □ 清洁卫生 □ 疾病知识及后续治疗
重点医嘱	□ 详见医嘱执行单	□ 详见医嘱执行单	□ 详见医嘱执行单	□ 详见医嘱执行单
病情变异记录	□ 无　□ 有，原因： 1. 2.	□ 无　□ 有，原因： 1. 2.	□ 无　□ 有，原因： 1. 2.	□ 无　□ 有，原因： 1. 2.
护士签名				

（三）患者表单

脾破裂临床路径患者表单

适用对象：**第一诊断为脾破裂**（ICD-10：D73.5/S36.0）

　　　　　行脾破裂修补、部分脾切除及脾切除术（ICD-9-CM-3：41.43/41.5/41.95）

患者姓名：＿＿＿＿＿＿　性别：＿＿＿＿＿＿　年龄：＿＿＿＿＿＿门诊号：＿＿＿＿＿＿　住院号：＿＿＿＿＿＿

住院日期：＿＿＿年＿＿月＿＿日　出院日期：＿＿＿年＿＿月＿＿日　标准住院日：8~15天

日期	住院第1天	住院第1天（术前）手术日	住院第1天（术后）手术日
监测	□ 配合测量体温、脉搏、呼吸、血压、血氧饱和度、体重	□ 配合测量生命体征	□ 配合测量生命体征
医患配合	□ 护士行入院护理评估（简单询问病史） □ 接受入院宣教（环境介绍、病室规定、订餐制度、贵重物品保管等） □ 配合询问病史、收集资料，请务必详细告知既往史、用药史、过敏史 □ 配合进行体格检查 □ 有任何不适告知医生	□ 配合完善术前相关化验、检查、术前宣教 □ 了解疾病知识、临床表现、治疗方法 □ 术前用物准备 □ 手术室接患者，配合核对 □ 医生与患者及家属介绍病情及手术谈话 □ 手术时家属在等候区等候 □ 探视及陪伴制度	□ 术后体位：麻醉未醒时平卧，清醒后，4~6小时无不适反应可垫枕或根据医嘱予监护设备、吸氧 □ 配合护士定时监测生命体征、瞳孔、肢体活动、伤口敷料等 □ 不要随意动引流管 □ 疼痛的注意事项及处理 □ 告知医护不适及异常感受配合评估手术效果
重点诊疗及检查	□ 一级护理 □ 配合行各术前检查	□ 备皮 □ 配血 □ 药物灌肠 □ 术前签字	□ 一级护理 □ 予监护设备、吸氧 □ 注意留置管路安全与通畅 □ 用药：补液药物、止血、抑酸等药物的应用 □ 护士协助记录出入量
饮食及活动	□ 禁饮食 □ 限制活动	□ 术前12小时禁食、禁水 □ 限制活动	□ 禁饮食 □ 平卧，去枕6小时

日期	住院第 2~3 天 （术后第 1~2 天）	住院第 4~6 天 （术后第 3~5 天）	住院第 7 天 （术后第 6 天）	住院第 8~15 天 （出院日）
监测	□ 定时监测生命体征	□ 定时监测生命体征	□ 定时监测生命体征	□ 定时监测生命体征
医患配合	□ 医生巡视，了解病情 □ 配合必要的检查 □ 护士行晨晚间护理 □ 护士协助排泄等生活护理 □ 配合监测出入量 □ 膀胱功能锻炼，成功后可将尿管拔除 □ 注意探视及陪伴时间	□ 医生巡视，了解病情 □ 配合必要的检查 □ 护士行晨晚间护理 □ 护士协助进食、进水、排泄等生活护理 □ 配合监测出入量	□ 医生巡视，了解病情 □ 配合必要的检查 □ 护士行晨晚间护理 □ 护士协助进食、进水、排泄等生活护理 □ 配合监测出入量	□ 护士行晨晚间护理 □ 医生拆线 □ 伤口注意事项 　出院宣教 □ 接受出院前康复宣教 □ 学习出院注意事项 □ 了解复查程序 　办理出院手续，取出院带药
重点诊疗及检查	重点诊疗： □ 一级或二级护理 □ 医生定时予伤口换药 重要检查： □ 定期抽血化验	重点诊疗： □ 二级护理 □ 医生定时予伤口换药 重要检查： □ 定期抽血化验	重点诊疗： □ 二级护理 □ 医生定时予伤口换药 重要检查： □ 定期抽血化验 □ 复查腹部超声、CT（必要时）	重点诊疗： □ 二级护理 重要检查： □ 定期抽血化验
饮食及活动	□ 禁饮食 □ 体位：协助改变体位、协助取斜坡卧位	□ 根据病情逐渐由流食过渡至半流质饮食，营养均衡 □ 取半坐或斜坡卧位，指导床上或床边活动 □ 视体力情况逐渐下床活动，循序渐进，注意安全	□ 半流质饮食，注意营养均衡， □ 视体力情况下床活动，循序渐进，注意安全	□ 半流质饮食过渡至普通饮食，注意营养均衡 □ 视体力适量下床活动，注意安全

附：原表单（2012年版）

脾破裂临床路径表单

适用对象：第一诊断为脾破裂（ICD-10：D73.5/S36.0）

行脾破裂修补、部分脾切除及脾切除术（ICD-9-CM-3：41.43/41.5/41.95）

患者姓名：_____ 性别：_____ 年龄：_____ 门诊号：_____ 住院号：_____

住院日期：____年___月___日　出院日期：____年___月___日　标准住院日：8~15天

日期	住院第1天	
主要诊疗工作	□ 询问病史及体格检查 □ 开化验单及B超检查（或CT扫描） □ 诊断性腹腔穿刺或腹腔灌洗 □ 配血及输血 □ 补液及抗休克治疗 □ 完成必要的相关科室会诊 □ 上级医师查房并判断是否需要急诊手术，并作术前评估 □ 申请急诊手术并开手术医嘱 □ 完成住院病历、首次病程记录、上级医师意见及术前小结 □ 完成术前总结、手术方式、手术关键步骤、术中注意事项等 □ 向患者及家属交代病情及手术安排，围术期注意事项 □ 签署手术知情同意书、自费用品协议书、输血同意书、麻醉同意书或签授权委托书	
重点医嘱	**长期医嘱：** □ 脾脏损伤护理常规 □ 一级护理 □ 禁食 □ 其他医嘱 **临时医嘱：** □ 血常规、血型、尿常规 □ 肝肾功能、电解质、凝血功能、感染性疾病筛查 □ 配血及输血 □ 胸片和心电图（视情况） □ 腹部B超（或腹部CT） □ 深静脉置管 □ 腹腔穿刺或腹腔灌洗	□ 扩容、补液 □ 心电、血压、血氧饱和度监测 □ 术前医嘱： □ 拟急诊气管内全麻下行剖腹探查、脾切除术 □ 备皮 □ 术前禁食、禁水 □ 麻醉前用药 □ 术前留置胃管和尿管 □ 术中特殊用药 □ 带影像学资料入手术室
主要护理工作	□ 入院介绍 □ 入院评估 □ 治疗护理 □ 静脉抽血、配血（必要时） □ 建立静脉通道，补液、扩容 □ 密切观察患者情况	□ 健康教育 □ 活动指导：限制 □ 饮食指导：禁食 □ 疾病知识指导 □ 用药指导 □ 患者相关检查配合的指导
病情变异记录	□无　□有，原因： 1. 2.	
护士签名		
医师签名		

日期		住院第1天（手术日）		住院第2~3天 （术后第1~2天）
		术前与术中	术后	
主要诊疗工作		□ 陪送患者入手术室 □ 麻醉准备，监测生命体征 □ 施行手术 □ 保持各引流管通畅	□ 麻醉医师完成麻醉记录 □ 完成术后首次病程记录 □ 完成手术记录 □ 向患者及家属说明手术情况 □ 监测生命体征 □ 保持腹腔引流管通畅引流 □ 术后切除脾脏标本送病理学检查	□ 上级医师查房 □ 观察病情变化 □ 观察引流量和性状，视引流情况拔除引流管及尿管 □ 观察手术伤口 □ 分析实验室检验结果 □ 维持水电解质平衡 □ 住院医师完成常规病程记录
重点医嘱		**长期医嘱：** □ 脾脏损伤护理常规 □ 一级护理 □ 禁食 **临时医嘱：** □ 术前0.5小时开始滴抗菌药物 □ 术中冷冻检查	**长期医嘱：** □ 按剖腹探查、脾切除术后常规护理 □ 一级护理 □ 禁食 □ 心电监护 □ 常规雾化吸入，bid □ 胃管接负压瓶吸引并记量（根据手术情况决定） □ 尿管接尿袋 □ 腹腔引流管接负压吸引并记量 □ 记录24小时出入总量 □ 化痰药、制酸剂（必要时） □ 抗菌药物 **临时医嘱：** □ 吸氧 □ 急查血常规和血生化 □ 补液治疗 □ 使用止血药 □ 使用血管活性药物（必要时）	**长期医嘱：** □ 医嘱同左 **临时医嘱：** □ 葡萄糖液和盐水液体支持治疗 □ 肠外营养支持（根据患者和手术情况决定） □ 伤口换药 □ 停心电监护 □ 复查血常规和血生化等检查 □ 无感染证据时停用抗菌药物
主要护理工作		□ 术前健康教育 □ 术前禁食、禁水 □ 指导术前更衣、取下义齿、饰物等 □ 告知患者及家属术前流程及注意事项 □ 进行备皮、配血、停留胃管、尿管等术前准备 □ 术前手术物品准备 □ 安排陪送患者入手术室 □ 心理支持	□ 术后活动：平卧，去枕6小时，协助改变体位及足部活动 □ 吸氧（必要时） □ 禁食、禁水 □ 密切观察患者病情 □ 疼痛护理、皮肤护理 □ 管道护理及指导 □ 生活护理（一级护理） □ 记录24小时出入量 □ 营养支持护理 □ 用药指导 □ 静脉抽血（遵医嘱） □ 心理支持	□ 体位：协助改变体位、协助取斜坡卧位 □ 密切观察患者情况 □ 疼痛护理 □ 管道护理 □ 生活护理（一级护理） □ 皮肤护理 □ 记录24小时出入量 □ 饮食：禁食、禁水 □ 营养支持护理（遵医嘱） □ 用药指导 □ 心理支持（患者及家属） □ 康复指导（运动指导）
病情变异记录		□ 无 □ 有，原因： 1. 2.		□ 无 □ 有，原因： 1. 2.
护士签名				
医师签名				

日期	住院第 4~6 天 （术后第 3~5 天）	住院第 7 天 （术后第 6 天）	住院第 8~15 天 （出院日）
主要诊疗工作	□ 上级医师查房 □ 观察病情变化 □ 引流量减少后拔除引流管 □ 拔除深静脉置管 □ 住院医师完成常规病程记录 □ 伤口换药 □ 拔除胃管（视情况） □ 拔除尿管（视情况）	□ 上级医师查房 □ 观察有无手术并发症和切口愈合不良情况 □ 观察腹部情况 □ 住院医师完成常规病程记录	□ 上级医师查房 □ 伤口拆线 □ 明确是否符合出院标准 □ 完成出院记录、病案首页、出院证明书等 □ 通知出入院处 □ 通知患者及家属 □ 向患者告知出院后注意事项，如康复计划、返院复诊、后续治疗及相关并发症的处理等 □ 出院小结、诊断证明书及出院须知交予患者
重点医嘱	长期医嘱： □ 二级护理 □ 流质或半流饮食 临时医嘱： □ 减少营养支持或液体支持 □ 伤口换药 □ 拔胃管、尿管和引流管	长期医嘱： □ 半流质饮食 临时医嘱： □ 换药 □ 血常规、血液生化、肝功能组合（出院前） □ 必要时行腹部 B 超	临时医嘱： □ 伤口拆线 出院医嘱： □ 出院后相关用药
主要护理工作	□ 体位与活动：取半坐或斜坡卧位，指导床上或床边活动 □ 饮食：拔除胃管后指导流质或半流饮食 □ 密切观察患者情况，包括观察腹部体征、胃肠功能恢复情况、伤口敷料等 □ 疼痛护理 □ 遵医嘱拔除胃管、尿管等 □ 记录腹腔引流量，遵医嘱拔除深静脉置管、引流管 □ 生活护理（一级或二级护理） □ 皮肤护理 □ 营养支持护理 □ 用药指导 □ 心理支持（患者及家属） □ 康复指导	□ 体位与活动：自主体位，指导下床活动 □ 饮食：指导半流饮食 □ 观察患者病情变化，包括生命体征、伤口敷料、腹部体征 □ 协助或指导生活护理 □ 静脉抽血 □ 营养支持护理 □ 康复指导 □ 心理支持	□ 出院指导 □ 办理出院手续 □ 复诊时间 □ 作息、饮食、活动 □ 服药指导 □ 日常保健 □ 清洁卫生 □ 疾病知识及后续治疗
病情变异记录	□ 无　□ 有，原因： 1. 2.	□ 无　□ 有，原因： 1. 2.	□ 无　□ 有，原因： 1. 2.
护士签名			
医师签名			

第十章　急性阑尾炎临床路径释义

一、急性阑尾炎编码

1. 原疾病及手术编码：急性阑尾炎（单纯性、化脓性、坏疽性及穿孔性）（ICD-10：K35.902/K35.101/K35.003）

阑尾切除术（ICD9CM-3：47.09）

2. 修改编码

疾病名称及编码：急性阑尾炎伴弥漫性腹膜炎（ICD-10：K35.0）

急性阑尾炎（ICD-10：K35.9）

手术操作名称及编码：阑尾切除术（ICD-9-CM-3：47.09）

二、临床路径检索方法

K35.902 或 K35.101 或 K35.003 伴 47.09

三、急性单纯性阑尾炎临床路径标准住院流程

（一）适用对象

第一诊断为急性阑尾炎（单纯性、化脓性、坏疽性及穿孔性）（ICD-10：K35.902/K35.101/K35.003）

行阑尾切除术。

> **释义**
>
> ■ 本临床路径适用对象是第一诊断为急性单纯性阑尾炎、急性化脓性阑尾炎或坏疽性及穿孔性阑尾炎患者，阑尾周围脓肿患者需进入其他相应路径。
>
> ■ 急性单纯性阑尾炎发病时间较长，超过72小时者，手术操作难度增加，术后并发症多。如病情稳定，宜应用抗生素治疗，也需要进入其他相应路径。

（二）诊断依据

根据《临床诊疗指南–外科学分册》（中华医学会编著，人民卫生出版社）。

1. 病史：转移性右下腹痛（女性包括月经史、婚育史）。

2. 体格检查：体温、脉搏、心肺查体、腹部查体、直肠指诊、腰大肌试验、结肠充气试验、闭孔内肌试验。

3. 实验室检查：血常规、尿常规，如可疑胰腺炎，查血、尿淀粉酶。

4. 辅助检查：腹部立位 X 光片除外上消化道穿孔、肠梗阻等；有右下腹包块者行腹部超声检查，明确有无阑尾周围炎或脓肿形成。

5. 鉴别诊断：右侧输尿管结石、妇科疾病等。

> **释义**
>
> ■ 病史、临床症状和查体是诊断阑尾炎的主要依据。早期阑尾腔内梗阻引起的腹痛较轻，位于上腹部或脐部。炎症累及腹壁腹膜，腹痛变为持续性并转移至右下腹。70%～80%的患者有典型的转移性右下腹痛病史。腹痛也有直接起于右下腹并持续位于右下腹。
>
> ■ 急性阑尾炎全身反应不重，常有低热（37.5～38℃），但当阑尾化脓、坏疽并有腹腔感染时可出现寒战、高热。急性阑尾炎最重要的体征是右下腹麦氏点或其附近压痛、反跳痛。当阑尾处于深部，黏附于腰大肌、闭孔肌时，可出现腰大肌、闭孔内肌试验阳性。
>
> ■ 急性阑尾炎患者血液检查常有白细胞增多，但年老体弱及免疫抑制的患者白细胞不一定增多。急性阑尾炎患者尿液检查无特殊，可以与泌尿系结石相鉴别。
>
> ■ 上消化道穿孔起病突然，腹痛位于中上腹及右上腹，穿孔漏出的胃肠液沿右结肠旁沟流至右下腹时可出现类似阑尾炎的转移性右下腹痛和局部压痛、反跳痛。立位腹平片发现膈下游离气体可以鉴别。阑尾充血水肿渗出在超声显示中呈低回声管状结构，诊断阑尾炎准确率较高，同时有助于判断有无阑尾周围脓肿形成。

（三）治疗方案的选择

根据《临床诊疗指南-外科学分册》（中华医学会编著，人民卫生出版社）。

1. 诊断明确者，建议手术治疗。

2. 对于手术风险较大者（高龄、妊娠期、合并较严重内科疾病等），需向患者或家属详细交待病情；如不同意手术，应充分告知风险，予加强抗炎保守治疗。

3. 对于有明确手术禁忌证者，予抗炎保守治疗。

> **释义**
>
> ■ 急性阑尾炎诊断明确，发病72小时以内者建议手术治疗。对于临床高度怀疑阑尾炎者也可以手术探查。
>
> ■ 对于采取保守治疗的患者应充分告知风险，阑尾炎加重、坏疽、穿孔、形成阑尾周围脓肿的可能，延误手术时机、增加手术难度甚至无法切除阑尾。对于选择保守治疗的患者需严密观察病情变化，必要时手术治疗。
>
> ■ 有明确手术禁忌者需进入其他路径。

（四）标准住院日为7～10天

> **释义**
>
> ■ 进入本路径的急性阑尾炎患者入院后安排急诊手术治疗，术后主要观察患者体温及腹部体征，根据患者胃肠道恢复情况进食。总住院时间不超过10天符合本路径要求。

（五）进入路径标准

1. 第一诊断符合 ICD-10：K35.902/K35.101/K35.003 急性阑尾炎（单纯性、化脓性、坏疽性及穿孔性）疾病编码。

2. 有手术适应证，无手术禁忌证。

3. 当患者合并其他疾病，但住院期间不需要特殊处理也不影响第一诊断的临床路径流程实施时，可以进入路径。

> **释义**
>
> ■ 进入本路径的患者为第一诊断为急性阑尾炎，发病72小时以内，同意手术治疗。
>
> ■ 入院后常规检查发现以往没有发现的疾病或既往有基础疾病（如高血压、冠状动脉粥样硬化性心脏病、糖尿病、肝肾功能不全等），经系统评估后对手术治疗无特殊影响，仅需要药物维持治疗者，可进入路径。但可能会增加医疗费用，延长住院时间。

（六）术前准备（术前评估）1 天

1. 必需的检查项目

（1）血常规、尿常规+镜检；

（2）电解质、血糖、凝血功能、肝功能、肾功能、感染性疾病筛查（乙肝、丙肝、艾滋病、梅毒等）；

（3）心电图。

2. 根据患者病情可选择检查项目：血淀粉酶、尿淀粉酶、胸透或胸部 X 光片、腹部立位 X 光片、腹部超声检查、妇科检查等。

> **释义**
>
> ■ 其他根据病情需要而定如血尿淀粉酶、胸透或胸部 X 线片、腹部立位 X 线片、腹部超声检查、妇科检查等。
>
> ■ 血常规、尿常规是基本的常规检查，每个进入路径的患者均需完成。可以初步了解炎症的严重程度以及与其他疾病，如泌尿系结石相鉴别。肝肾功能、凝血功能、血电解质、血糖、心电图、X 线胸片主要是评估有无基础疾病，可能会影响到手术风险、住院时间、费用以及治疗预后；感染性疾病筛查主要是用于手术前准备。
>
> ■ 血尿淀粉酶检查是为了与急性胰腺炎引起的腹痛相鉴别。怀疑有消化道穿孔或肠梗阻患者选择立位腹平片检查。腹部超声检查对明确阑尾炎诊断有很大帮助，同时可以判断有无阑尾周围脓肿形成。女性患者易与妇科疾病导致的腹痛混淆，必要时行妇科检查，请妇科会诊。

（七）选择用药

1. 抗菌药物：按照《抗菌药物临床应用指导原则》（卫医发〔2004〕285 号）执行。建议使用第二代头孢菌素或头孢噻肟，可加用甲硝唑；明确感染患者，可根据药物敏感试验结果调整抗菌药物。

（1）推荐头孢呋辛钠肌内或静脉注射。①成人：0.75~1.5 克/次，一日 3 次。②儿童：平均一日剂量为 60mg/kg，严重感染可用到 100 mg/kg，分 3~4 次给予。③肾功能不全患者按照肌酐清除率制订给药方案：肌酐清除率>20ml/min 者，每日 3 次，每次 0.75~1.5g；肌酐清除率 10~20ml/min 患者，每次 0.75g，一日 2 次；肌酐清除率<10ml/min 患者，每次 0.75g，一日 1 次。④对本药或其他头孢菌素类药过敏者，对青霉素类药有过敏性休克史者禁用；肝肾功能不全者、有胃肠道疾病史者慎用。⑤使用本药前需进行皮肤过敏试验。

（2）可加用甲硝唑静脉滴注：0.5 克/次，一日 3 次。

释义

■ 急性单纯性阑尾炎预防性抗生素一般选用第二代头孢菌素+甲硝唑。对于感染较重者可选用第三代头孢菌素+甲硝唑；对青霉素过敏者不宜使用头孢菌素时可用氨曲南替代。

■ 预防性抗生素给药时机极为关键，应在术前0.5~2小时给药，以保证在发生细菌污染之前血清及组织中的药物达到有效浓度。

（八）手术日为住院当天

1. 麻醉方式：连续硬膜外麻醉或联合麻醉。
2. 手术方式：顺行或逆行切除阑尾。
3. 病理：术后标本送病理检查。
4. 实验室检查：术中局部渗出物宜送细菌培养及药敏试验检查。

释义

■ 术前诊断不明确者可能需全麻下行剖腹探查术应进入其他路径。

■ 对阑尾周围粘连重或盲肠后位阑尾炎以及阑尾系膜过短游离阑尾有困难者，均可采用逆行阑尾切除术。

■ 根据术中情况，如局部炎症反应重渗出物较多可蘸取渗出物送细菌培养，如术后发生腹腔感染可根据培养结果选用抗生素。

（九）术后住院恢复≤9 天

1. 术后回病房平卧 6 小时，继续补液抗炎治疗。
2. 术后 6 小时可下床活动，肠功能恢复后即可进流食。
3. 术后用药：应用广谱抗菌药物和抗厌氧菌药物，预防用药时间亦为 24 小时，必要时延长至 48 小时；污染手术可依据患者情况酌量延长。如手术后继发切口感染、腹腔内感染或门脉系统感染等并发症，可根据具体情况使用抗菌药物。
4. 术后 2~3 天切口换药，如发现切口感染，及时进行局部处理。
5. 术后复查血常规。

> **释义**
>
> ■ 腰硬联合麻醉患者需去枕平卧6小时，恢复进食前静脉补液，术后24~48小时使用抗生素。短期禁食者无需静脉营养支持。
>
> ■ 患者排气后可以进水，如无不适可以进流食，逐渐过渡到半流食。
>
> ■ 术后换药主要观察切口有无红肿渗出，如有切口红肿时可使用75%酒精湿敷，如已有局部感染及时敞开切口，取除线结，充分引流。

（十）出院标准

1. 患者一般情况良好，恢复正常饮食。
2. 体温正常，腹部无阳性体征，相关实验室检查结果基本正常。
3. 切口愈合良好（可在门诊拆线）。

> **释义**
>
> ■ 出院标准以患者症状、体征及临床化验为评判标准。发热、腹痛缓解，自主进半流或普食无不适，腹部无明显压痛，血常规基本恢复正常。
>
> ■ 切口愈合良好的患者无需住院等待拆线，术后6~7天门诊拆线。

（十一）变异及原因分析

1. 对于阑尾周围脓肿形成者，先予抗炎治疗，如病情不能控制，行脓肿引流手术，或行超声引导下脓肿穿刺置管引流术，必要时行Ⅱ期阑尾切除术，术前准备同前。
2. 手术后继发切口感染、腹腔内感染或门脉系统感染等并发症，导致围术期住院时间延长与费用增加。
3. 住院后出现其他内、外科疾病需进一步明确诊断，导致住院时间延长与费用增加。

> **释义**
>
> ■ 医师认可的变异原因主要指患者入选路径后，医师在检查及治疗过程中发现患者合并存在一些事前未预知的对本路径治疗可能产生影响的情况，需要中止执行路径或者是延长治疗时间、增加治疗费用。医师需在表单中明确说明。
>
> ■ 变异是指入选临床路径的患者未能按路径流程完成医疗行为或未达到预期的医疗质量控制目标，包括以下情况：①按路径流程完成治疗，但超出了路径规定的时限或限定的费用，如术后腹腔感染、切口感染、术后粘连性肠梗阻，导致术后住院时间延长。住院后发现的其他疾病，需本次住院期间诊断和治疗，导致住院时间延长与费用增加。②不能按路径流程完成治疗，患者需要中途退出路径。检查发现阑尾周围脓肿形成则建议先行抗感染治疗，病情不能控制者行脓肿引流术或穿刺引流术，转入相应路径。围术期出现严重并发症，需二次手术或需接受重症监护治疗。
>
> ■ 因患者方面的主观原因导致执行路径出现变异，也需要医师在表单中予以说明。

（十二）参考费用标准

2000~4000 元。

四、急性阑尾炎临床路径给药方案

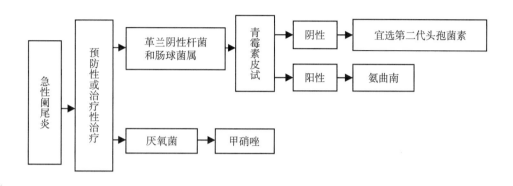

【用药选择】

1. 为防止术后手术部位感染的预防或治疗性用药，应针对革兰阴性杆菌、肠球菌属和厌氧菌选用药物。

2. 第二代头孢菌素常用的注射剂有头孢呋辛、头孢替安等。对于感染较重者可选用第三代头孢菌素+甲硝唑；对青霉素过敏者不宜使用头孢菌素时可用氨曲南替代。

【药学提示】

1. 预防性抗生素给药时机极为关键，应在术前 0.5~2 小时给药，以保证在发生细菌污染之前血清及组织中的药物达到有效浓度。

2. 如手术时间超过 4 小时，加用 1 次。

3. 预防性抗生素应短程应用，术后再用一次或者用到 24 小时，特殊情况下可以延长到 48 小时。

【注意事项】

1. 用药前必须详细询问患者先前有否对头孢菌素类、青霉素类或其他药物的过敏史。

2. 术中留取相关标本送培养，获病原菌后进行药敏试验，作为调整用药的依据。

五、推荐表单

（一）医师表单

急性阑尾炎临床路径医师表单

适用对象：**第一诊断为**急性阑尾炎（单纯性、化脓性、坏疽性及穿孔性）（ICD-10：K35.902/
K35.101/K35.003）

行急诊阑尾切除术（ICD9CM-3：47.09）

患者姓名：_____ 性别：_____ 年龄：_____ 门诊号：_____ 住院号：_____

住院日期：____年__月__日 出院日期：____年__月__日 标准住院日：7~10天或<7天

时间	住院第1天（急诊手术）	住院第2天（术后第1天）	住院第3天（术后第2天）
主要诊疗工作	□ 询问病史，体格检查 □ 书写病历 □ 上级医师、术者查房 □ 制订治疗方案 □ 完善相关检查和术前准备 □ 交代病情、签署手术知情同意书 □ 通知手术室，急诊手术	□ 上级医师查房 □ 汇总辅助检查结果 □ 完成术后第1天病程记录 □ 观察肠功能恢复情况	□ 观察切口情况 □ 切口换药 □ 完成术后第2天病程记录
重点医嘱	**长期医嘱：** □ 一级护理 **临时医嘱：** □ 术前禁食、禁水 □ 急查血、尿常规（如门诊未查） □ 急查凝血功能 □ 肝肾功能 □ 感染性疾病筛查 □ 心电图 □ 胸透或者胸部X线片、腹部立位X线片	**长期医嘱：** □ 二级护理 □ 术后半流食	**长期医嘱：** □ 二级护理 □ 术后半流食 **临时医嘱：** □ 根据患者情况决定检查项目
病情变异记录	□ 无 □ 有，原因： 1. 2.	□ 无 □ 有，原因： 1. 2.	□ 无 □ 有，原因： 1. 2.
医师签名			

时间	住院第 4 天（术后第 3 天）	住院第 5 天（术后第 4 天）	住院第 6~10 天 （术后第 5~9 天）
主要诊疗工作	□ 上级医师查房 □ 复查血常规及相关生化指标 □ 完成术后第 3 天病程记录 □ 观察患者切口有无血肿、渗血 □ 进食情况及一般生命体征	□ 观察切口情况，有无感染 □ 检查及分析化验结果	□ 检查切口愈合情况与换药 □ 切口一期愈合，7 天可拆线出院；继发切口感染的，可开放切口，局部换药并延长住院时间 □ 确定患者出院时间 □ 向患者交代出院注意事项、复查日期和拆线日期 □ 开具出院诊断书 □ 完成出院记录 □ 通知出院处
重点医嘱	长期医嘱： □ 二级护理 □ 半流食 临时医嘱： □ 复查血常规及相关指标	长期医嘱： □ 三级护理 □ 普食	临时医嘱： □ 通知出院
病情变异记录	□ 无　□ 有，原因： 1. 2.	□ 无　□ 有，原因： 1. 2.	□ 无　□ 有，原因： 1. 2.
医师签名			

（二）护士表单

急性阑尾炎临床路径护士表单

适用对象：**第一诊断为急性阑尾炎**（单纯性、化脓性、坏疽性及穿孔性）（ICD-10：K35.902/
K35.101/K35.003）

行急诊阑尾切除术（ICD9CM-3：47.09）

患者姓名：_____ 性别：_____ 年龄：_____ 门诊号：_____ 住院号：_____

住院日期：____年___月___日 出院日期：____年___月___日 标准住院日：7~10天或<7

时间	住院第1天 （手术日）	住院第2天 （术后第1天）	住院第6~10天 （出院日）
健康宣教	□ 介绍环境、主管医师、护士 □ 介绍医院相关制度及注意事项 □ 介绍术前准备（备皮、配血）及手术过程 □ 术前用药的药理作用及注意事项 □ 告知术前洗浴、物品的准备 □ 告知签字及术前访视 □ 告知术后可能出现情况的应对方式 □ 告知监护设备、管路功能及注意事项 □ 告知术后饮食、体位要求 □ 告知疼痛注意事项 □ 告知术后探视及陪伴制度	□ 饮食指导 □ 下床活动注意事项 □ 评价以前宣教效果 □ 相关检查及化验的目的 　 及注意事项 □ 术后用药指导	□ 指导办理出院手续 □ 定时复查、随诊情况 □ 出院带药服用方法 □ 活动休息 □ 指导饮食
护理处置	□ 核对患者，佩戴腕带条 □ 建立入院护理病历 □ 卫生处置：剪指（趾）甲、沐浴，更换病号服 □ 防跌倒、坠床宣教 □ 协助完成相关检查，做好解释说明 □ 观察病情，协助完成治疗和用药 **送手术** □ 核对患者并脱去衣物，保护患者 □ 核对患者资料及带药 □ 填写手术交接单 **接手术** □ 核对患者及资料，填写手术交接单 **术后** □ 核对患者及资料，填写手术交接单 □ 遵医嘱完成治疗、用药	□ 遵医嘱完成治疗、用药 □ 根据病情测量生命体征 □ 协助并指导患者床旁 　 活动	□ 办理出院手续 □ 书写出院小结
基础护理	□ 一级护理 □ 晨晚间护理 □ 患者安全管理 □ 心理护理	□ 一级护理 □ 晨晚间护理 □ 患者安全管理 □ 协助生活护理 □ 协助饮水、流食	□ 二级护理 □ 晨晚间护理 □ 协助或指导饮食 □ 安全护理措施到位 □ 心理护理
专科护理	□ 护理查体 □ 需要时，填写跌倒及压疮防范表 □ 遵医嘱完成相关检查和治疗 □ 观察肠道准备情况 □ 观察患者生命体征 □ 观察患者伤口敷料	□ 观察患者生命体征 □ 观察患者伤口敷料、肛 　 门排气、排便情况	□ 观察病情变化 □ 观察伤口敷料、肛门排 　 气、排便情况以及排便 　 次数，粪便性状
重点医嘱	□ 详见医嘱执行单	□ 详见医嘱执行单	□ 详见医嘱执行单
病情变异记录	□ 无 □ 有，原因： 1. 2.	□ 无 □ 有，原因： 1. 2.	□ 无 □ 有，原因： 1. 2.
护士签名			

（三）患者表单

急性阑尾炎临床路径患者表单

适用对象：**第一诊断为**急性阑尾炎（单纯性、化脓性、坏疽性及穿孔性）（ICD-10：K35.902/
　　　　　K35.101/K35.003）

　　　　　行急诊阑尾切除术（ICD9CM-3：47.09）

患者姓名：_____ 性别：_____ 年龄：_____ 门诊号：_____ 住院号：_____

住院日期：____年___月___日　出院日期：____年___月___日　标准住院日：7~10 天或<7

时间	住院第 1 日 （急诊手术）	住院第 2 天 （术后第 1 天）	住院第 6~10 天 （出院日）
监测	□ 测量生命体征、体重	□ 测量生命体征（4 次/日）	□ 测量生命体征
医患配合	□ 护士行入院护理评估和宣教 □ 接受介绍相关制度、环境 □ 医师询问病史、收集资料并进行体格检查 □ 配合完善术前相关化验、检查，如采血、留尿、心电图、X 线胸片、肠镜 □ 医师向患者及家属介绍病情，并进行手术谈话、术前签字 □ 手术时家属在等候区等候 □ 配合检查生命体征、伤口敷料	□ 配合评估手术效果 □ 配合检查生命体征、伤口敷料、肛门排气排便情况；记录出入量	□ 接受出院前指导 □ 知道复查程序 □ 获取出院诊断书
护患配合	□ 配合测量体温、脉搏、呼吸、血压、体重 1 次 □ 配合完成入院护理评估（简单询问病史、过敏史、用药史） □ 接受入院宣教（环境介绍、病室规定、订餐制度、贵重物品保管、防跌倒坠床等） □ 接受术前宣教、陪伴探视制度 □ 接受会阴部备皮和肠道准备 □ 自行沐浴，加强会阴部清洁 □ 准备好必要用物，吸水管、纸巾等 □ 取下义齿、饰品等，贵重物品交家属保管 □ 送手术室前，协助完成核对，带齐影像资料，脱去衣物，上手术车 □ 返回病房后，协助完成核对，配合移至病床上 □ 配合术后吸氧、监护仪监测、输液、排尿用尿管、记录出入量 □ 配合缓解疼痛 □ 有任何不适请告知护士	□ 配合测量体温、脉搏、呼吸、询问排便情况 1 次 □ 配合检查生命体征、伤口敷料、肛门排气排便情况；记录出入量 □ 接受输液等治疗 □ 接受进水、进食、排便等生活护理 □ 注意活动安全，避免坠床或跌倒 □ 配合执行探视及陪伴	□ 接受出院宣教 □ 办理出院手续 □ 获取出院带药 □ 知道服药方法、作用、注意事项 □ 知道护理伤口的方法 □ 知道复印病历方法
饮食	□ 连续硬膜外麻醉或腰硬联合麻醉者禁食水 6 小时后，可进水	□ 遵医嘱半流食	□ 遵医嘱半流或流食
排泄	□ 尿正常 □ 术前灌肠后排便，术后暂无排便	□ 正常尿便	□ 正常尿便 □ 保持排便通畅、防止便秘
活动	□ 连续硬膜外麻醉或腰硬联合麻醉术后去枕平卧 6 小时后可下床	□ 可床旁活动	□ 正常适度活动，避免疲劳

附：原表单（2012 年版）

急性阑尾炎临床路径表单

适用对象：**第一诊断为**急性阑尾炎（单纯性、化脓性、坏疽性及穿孔性）（ICD-10：K35.902/K35.101/K35.003）

行急诊阑尾切除术（ICD9CM-3：47.09）

患者姓名：_____ 性别：_____ 年龄：_____ 门诊号：_____ 住院号：_____

住院日期：____年___月___日 出院日期：____年___月___日 标准住院日：7~10 天或<7 天

时间	住院第 1 天 （急诊手术）	住院第 2 天 （术后第 1 天）	住院第 3 天 （术后第 2 天）
主要诊疗工作	□ 询问病史，体格检查 □ 书写病历 □ 上级医师、术者查房 □ 制订治疗方案 □ 完善相关检查和术前准备 □ 向患者或家属交代病情、签署手术知情同意书 □ 通知手术室，急诊手术 □ 完成手术记录和术后病程记录 □ 向患者及家属交代病情及术后注意事项	□ 上级医师查房 □ 汇总辅助检查结果 □ 完成术后第 1 天病程记录 □ 观察肠功能恢复情况，酌情开始进食	□ 观察切口情况 □ 切口换药 □ 完成术后第 2 天病程记录 □ 抗菌药物：如体温正常，伤口情况良好，无明显红肿时可以停止抗菌药物治疗
重点医嘱	**长期医嘱：** □ 一级护理 **临时医嘱：** □ 术前禁食、禁水 □ 手术医嘱 □ 急查血、尿常规（如门诊未查） □ 急查凝血功能 □ 肝功能、肾功能 □ 感染性疾病筛查 □ 心电图 □ 胸透或者胸部 X 线片、腹部立位 X 线片（必要时）	**长期医嘱：** □ 二级护理 □ 术后半流食	**长期医嘱：** □ 二级护理 □ 术后半流食 **临时医嘱：** □ 根据患者情况决定检查项目
主要护理工作	□ 入院评估：一般情况、营养状况、心理变化等 □ 术前准备 □ 术前宣教	□ 观察患者病情变化 □ 嘱患者下床活动以利于肠功能恢复	□ 观察患者一般状况、切口情况 □ 患者下床活动，观察患者是否排气 □ 饮食指导
病情变异记录	□ 无 □ 有，原因： 1. 2.	□ 无 □ 有，原因： 1. 2.	□ 无 □ 有，原因： 1. 2.
护士签名			
医师签名			

时间	住院第 4 天 （术后第 3 天）	住院第 5 天 （术后第 4 天）	住院第 6~10 天 （术后第 5~9 天）
主要诊疗工作	□ 上级医师查房 □ 复查血常规及相关生化指标 □ 完成术后第 3 天病程记录 □ 观察患者切口有无血肿、渗血 □ 观察患者进食情况、生命体征	□ 观察切口情况，有无感染 □ 检查及分析化验结果	□ 检查切口愈合情况与换药 □ 切口一期愈合，7 天可拆线出院；继发切口感染的，可开放切口，局部换药并延长住院时间 □ 确定患者出院时间 □ 向患者交代出院注意事项、复查日期和拆线日期 □ 开具出院诊断书 □ 完成出院记录 □ 通知出院处
重点医嘱	长期医嘱： □ 二级护理 □ 半流食 临时医嘱： □ 复查血常规及相关指标	长期医嘱： □ 三级护理 □ 普食	临时医嘱： □ 通知出院
主要护理工作	□ 观察患者一般状况及切口情况 □ 鼓励患者下床活动，促进肠功能恢复	□ 观察患者一般状况及切口情况 □ 鼓励患者下床活动，促进肠功能恢复	□ 协助患者办理出院手续 □ 出院指导
病情变异记录	□ 无　□ 有，原因： 1. 2.	□ 无　□ 有，原因： 1. 2.	□ 无　□ 有，原因： 1. 2.
护士签名			
医师签名			

第十一章　腹股沟疝临床路径释义

一、腹股沟疝编码

腹股沟疝（ICD-10：K40.2，K40.9）

疝手术 ICD-9-CM-3：（ICD-9-CM-3：53.0-53.1）

二、临床路径检索方法

K40.2 或 K40.9 伴 53.0 或 53.1

三、腹股沟疝临床路径标准住院流程

（一）适用对象

第一诊断为腹股沟疝（ICD-10：K40.2，K40.9）

行择期手术治疗（ICD-9-CM-3：53.0-53.1）。

> **释义**
>
> ■ 本临床路径适用于腹股沟区的斜疝、直疝和股疝，难复性疝可以进入此路径。
> ■ 如患者发生急性嵌顿或考虑为绞窄性疝应急诊处理，进入其他相应路径。

（二）诊断依据

根据《临床诊疗指南-外科学分册》（中华医学会编著，人民卫生出版社），《成人腹股沟疝、股疝修补手术治疗方案（修订稿）》（中华外科分会疝与腹壁外科学组，2003年）。

1. 症状：腹股沟区可复性肿块，可伴有局部坠胀感、消化不良和便秘症状。
2. 体征：病人站立时，可见腹股沟区肿块，可回纳或部分不能回纳。
3. 鉴别诊断：阴囊鞘膜积液，交通性鞘膜积液，精索鞘膜积液，睾丸下降不全等。

> **释义**
>
> ■ 最新文献可参考《成人腹股沟疝诊疗指南（2014年版）》[中华医学会外科学分会疝和腹壁外科学组、中国医师协会外科医师分会疝和腹壁外科医师委员会（联合制订）]。
> ■ 为避免发生对非疝患者进行疝的手术，对腹股沟区存在包块时需要鉴别的病患包括：肿大的淋巴结、动（静）脉瘤、软组织肿瘤、脓肿、异位睾丸等；对局部有疼痛不适症状时需要鉴别的病患包括：内收肌肌腱炎、耻骨骨膜炎、髋关节炎、髂耻滑囊炎、辐射性腰痛、子宫内膜异位症等。

■ 鉴别诊断除包括睾丸鞘膜积液、交通性鞘膜积液、精索鞘膜积液、睾丸下降不全外，还包括子宫内膜异位症等。

■ 超声检查对腹股沟疝鉴别诊断有帮助。

（三）治疗方案的选择

根据《临床诊疗指南-外科学分册》（中华医学会编著，人民卫生出版社），《成人腹股沟疝、股疝修补手术治疗方案（修订稿）》（中华外科分会疝与腹壁外科学组，2003 年）。

1. 非手术治疗：1 周岁以内的婴儿可暂不手术，可用棉织束带捆绑法堵压腹股沟管内环；年老体弱或其他原因而禁忌手术者，可使用医用疝带。

释义

■ 最新文献可参考《成人腹股沟疝诊疗指南（2014 年版）》（中华医学会外科学分会疝和腹壁外科学组、中国医师协会外科医师分会疝和腹壁外科医师委员会联合制订）。

■ 非急诊的腹股沟疝属无菌手术，因此，凡手术区域存在感染病灶应视为手术禁忌证。存在引起腹内压增高因素者，如严重腹腔积液、前列腺肥大、便秘和慢性咳嗽等，术前需要相应的处理，待症状稳定或控制后再行手术治疗。

■ 对于非手术治疗不进入此路径。

2. 手术治疗
（1）疝囊高位结扎；
（2）疝修补术；
（3）疝成形术。

释义

■ 疝囊高位结扎仅适用于儿童和青少年。

■ 疝修补术指组织对组织的张力缝合修补，也称之为经典手术，如巴西尼修补。

■ 无张力腹股沟疝修补，如李金斯坦手术、网塞-平片以及腹膜前修补多种术式等。

■ 腹股沟疝修补有多种术式，医师应根据患者的情况及自身所掌握的技能加以选择。采用无张力疝修补，可减轻术后疼痛，缩短恢复时间，降低疝复发率；但对于特殊原因患者不能放置补片者，也可使用经典修补方法。

■ 腹腔镜下的腹股沟疝修补（TEP 和 TAPP 术式）也是行之有效的方法，建议在条件成熟的地区和医院开展。

（四）标准住院日为 5~7 天

（五）进入路径标准

1. 第一诊断必须符合 ICD-10：K40.2，K40.9 腹股沟疝疾病编码。

2. 当患者合并其他疾病，但住院期间不需要特殊处理也不影响第一诊断的临床路径流程实施时，可以进入路径。

（六）术前准备 1~2 天（指工作日）

1. 必需的检查项目

（1）血常规、尿常规；

（2）肝功能、肾功能、血糖、凝血功能、感染性疾病筛查（乙肝、丙肝、梅毒、艾滋病等）；

（3）心电图及正位胸片。

2. 根据患者病情可选择检查项目：立位阴囊和腹股沟 B 超、前列腺彩超等。

> **释义**
>
> ■ 腹股沟疝的患者以老年为多，术前行超声心动图和肺功能检查是必要的。腹股沟区 B 超检查并非必需的，对于诊断困难或复杂的腹股沟疝可行 B 超检查，必要时行腹部 CT 检查。
>
> ■ 对存在引起腹内压增高因素者，如严重腹腔积液、前列腺肥大、便秘和慢性咳嗽等，术前需要相应的处理，以减少术后早期复发等并发症的发生。

（七）预防性抗菌药物选择与使用时机

1. 预防性抗菌药物：按照《抗菌药物临床应用指导原则》（卫医发〔2004〕285 号）执行。建议使用第一代头孢菌素，明确感染患者，可根据药物敏感试验结果调整抗菌药物。推荐使用头孢唑林钠肌内或静脉注射。

（1）成人：0.5~1.5 克/次，一日 2~3 次。

（2）儿童：一日量为 20~30mg/kg 体重，分 3~4 次给药。

（3）对本药或其他头孢菌素类药过敏者，对青霉素类药有过敏性休克史者禁用；肝肾功能不全者、有胃肠道疾病史者慎用。

（4）使用本药前需进行皮肤过敏试验。

2. 预防性用抗菌药物，时间为术前 0.5 小时，手术超过 3 小时加用 1 次抗菌药物；总预防性用药时间一般不超过 24 小时，个别情况可延长至 48 小时。

> **释义**
>
> ■ 该手术为无菌手术。一般不需要常规预防性应用抗生素，但对高危人群（如年高、体弱、免疫功能低下及患有糖尿病等全身基础性疾病）预防性应用抗生素可降低感染概率，在术前 1 小时至 30 分钟间预防性使用抗菌药物 1 次。可使用覆盖革兰阳性菌的抗菌药物，如第二代头孢菌素或青霉素类抗菌药物。术后如无感染并发症不再使用抗菌药物。

（八）手术日为入院第2~3天

1. 麻醉方式：局部浸润麻醉联合监测麻醉（MAC），或硬膜外麻醉。

2. 手术内固定物：人工合成疝修补网片。

3. 术中用药：麻醉常规用药。

4. 输血：通常无需输血。

（九）术后住院恢复2~4天

1. 必须复查的检查项目：血常规。

2. 术后用药：按照《抗菌药物临床应用指导原则》（卫医发〔2004〕285号）执行。

释义

■ 手术中可以用人工合成疝修补网片对腹壁的缺损进行修补。

■ 术后一般无需特殊的实验室检查，手术当日注意患者的生命体征，腹部情况，对特别是肥胖的患者注意伤口下有无血肿和积液，术后可在伤口压沙袋或冰袋。术后早期注意患者排便、排尿情况，避免排尿困难和便秘的发生。术后出现短时间的低热属术后机体反应，可对症处理。

■ 术后镇痛：本路径手术术后预期疼痛强度属于轻中度疼痛，术后应评估患者的疼痛强度，进行管理和监测，合理使用镇痛药物，如非甾体类抗炎药（氟比洛芬酯注射液）曲马朵、阿片类药物等实施多模式镇痛。

■ 无张力疝修补，术后住院恢复时间为2~4天。疝修补术既组织的张力缝合修补（巴西尼修补）术，术后恢复时间适当延长至6~7天。

（十）出院标准

1. 切口对合好，无红肿、渗液、裂开及大面积皮下淤血情况。

2. 没有需要住院处理的手术并发症。

（十一）变异及原因分析

1. 腹股沟嵌顿疝和绞窄疝因病情严重且变化快，可能有疝内容物坏死，需急诊手术治疗，进入其他相应路径。

2. 合并有影响腹股沟疝手术治疗实施的疾病，或发生其他严重疾病，退出本路径。

3. 出现手术并发症，需要进行相关的诊断和治疗，可导致住院时间延长和费用增加。

（十二）参考费用标准

2000~4000元（单侧）。

四、推荐表单

（一）医师表单

腹股沟疝临床路径医师表单

适用对象：**第一诊断为腹股沟疝**（ICD-10：K40.2，K40.9）
  行择期手术治疗（ICD-9-CM-3：53.0-53.1）

患者姓名：_____ 性别：_____ 年龄：_____ 门诊号：_____ 住院号：_____

住院日期：____年___月___日 出院日期：____年___月___日 标准住院日：5~7 天

时间	住院第 1 天	住院第 2 天	住院第 2~3 天（手术日）
主要诊疗工作	□ 病史询问与体格检查 □ 完成病历 □ 上级医师查房，指导诊断及制订治疗方案 □ 伴随疾病会诊	□ 上级医师查房，观察病情变化，行术前病情评估，根据评估结果确定手术方案 □ 完成术前准备 □ 签署手术知情同意书、自费/贵重用品协议书 □ 向患者及其家属交代围术期注意事项	□ 手术 □ 完成手术记录和术后病程记录 □ 上级医师查房 □ 向患者及家属交代病情及术后注意事项 □ 确定有无术后并发症
重点医嘱	**长期医嘱：** □ 外科疾病护理常规 □ 二级护理 □ 普食 □ 患者既往基础用药 **临时医嘱：** □ 血常规、尿常规、便常规 □ 肝肾功能、电解质、血糖、血型、凝血功能、感染性疾病筛查 □ 心电图及 X 线正位胸片 □ 必要时行肺功能、超声心动图、立位阴囊/腹股沟 B 超或 CT 检查	**长期医嘱：** □ 外科疾病护理常规 □ 二级护理 □ 普食 □ 患者既往基础用药 **临时医嘱：** □ 拟明日在硬膜外或局麻+监测麻醉下行左/右侧腹股沟疝手术 □ 术前禁食、禁水 □ 常规皮肤准备（以剪刀为主，勿用剃刀剔除体毛） □ 其他基本基础用药 □ 记号笔切口做好标记线 □ 其他特殊医嘱	**长期医嘱：** □ 今日在硬膜外或局麻+监测麻醉下行左/右侧腹股沟疝手术 □ 普通外科术后护理常规 □ 一级/二级护理 □ 饮食：根据病情 **临时医嘱：** □ 心电监护、吸氧（必要时） □ 切口处沙袋加压 □ 观察伤口情况 □ 其他特殊医嘱
主要护理工作	□ 介绍病房环境、设施和设备 □ 入院护理评估 □ 护理计划 □ 指导患者到相关科室进行心电图、X 线胸片等检查 □ 静脉采血（当天或此日晨）	□ 宣教、备皮等术前准备 □ 手术前心理护理 □ 手术前物品准备 □ 提醒患者术前禁食、禁水	□ 观察患者病情变化 □ 术后心理与生活护理 □ 指导并监督患者手术后活动 □ 夜间巡视
病情变异记录	□ 无 □ 有，原因： 1. 2.	□ 无 □ 有，原因： 1. 2.	□ 无 □ 有，原因： 1. 2.
医师签名			

时间	住院第 4 天 （术后第 1 天）	住院第 5~7 天 （出院日）
主要诊疗工作	□ 上级医师查房，观察患者情况，进行手术及伤口评估，确定下一步治疗方案 □ 必要时对手术及手术切口进行评估，检查有无手术并发症 □ 完成常规病程、病历书写	进行评估，检查有无手术并发症 □ 完成常规病程、病历书写 □ 上级医师查房，明确是否出院 □ 通知患者及其家属今天出院 □ 完成出院记录、病案首页、出院证明书 □ 向患者及其家属交代出院后注意事项，预约复诊日期及拆线日期 □ 将出院小结及出院证明书交患者或其家属
重点医嘱	长期医嘱： □ 普通外科术后护理常规 □ 一级护理~二级护理 □ 普食（流食/半流食） 临时医嘱： □ 镇痛 □ 伤口换药	出院医嘱： □ 必要时出院带药
主要护理工作	□ 观察患者病情变化 □ 手术后心理与生活护理 □ 指导并监督患者手术后活动 □ 夜间巡视	□ 指导患者术后康复锻炼 □ 帮助患者办理出院手续、交费等事项
病情变异记录	□ 无　□ 有，原因： 1. 2.	□ 无　□ 有，原因： 1. 2.
医师签名		

（二）护士表单

腹股沟疝临床路径护士表单

适用对象：**第一诊断为腹股沟疝，包括腹股沟斜疝、腹股沟直疝、股疝**
行腹股沟疝修补术

患者姓名：_____ 性别：_____ 年龄：_____ 门诊号：_____ 住院号：_____

住院日期：____年__月__日 出院日期：____年__月__日 标准住院日：5~7 天

时间	住院第 1 天	住院第 2~3 天	住院第 3~4 天（手术日）
健康宣教	□ 介绍主管医师、护士 □ 介绍医院内相关制度 □ 介绍环境、设施 □ 介绍住院注意事项 □ 介绍疾病相关知识	□ 介绍术前准备（备皮、配血）特别是肠道准备方法及手术过程 □ 术前用药的药理作用及注意事项 □ 告知术前沐浴、物品的准备、贵重物品的保管 □ 告知签字及麻醉科访视事宜 □ 使用药品的宣教 □ 强调术前探视及陪伴制度	□ 告知监护设备、管路功能及注意事项 □ 告知术后饮食、体位要求 □ 告知疼痛注意事项 □ 告知咳嗽、咳痰的注意事项 □ 告知术后可能出现情况的应对方式 □ 告知术后探视及陪伴制度
护理处置	□ 核对患者，佩戴腕带条 □ 建立入院护理病历 □ 卫生处置：剪指（趾）甲、沐浴，更换病号服 □ 防跌倒、坠床宣教 □ 遵医嘱完成特殊检查 □ 了解患者基础疾病，遵医嘱予以对应处理或检测	□ 协助完成相关术前检查，做好解释说明	**手术** □ 核对患者并摘除衣物，保护患者 □ 核对患者资料及带药 □ 填写手术交接单 接手术 □ 核对患者及资料，填写手术交接单术后 □ 核对患者及资料，填写手术交接单 □ 遵医嘱完成治疗、用药
基础护理	□ 三级护理（生活不能完全自理患者予以二级护理） □ 晨晚间护理 □ 患者安全管理 □ 心理护理	□ 三级护理（生活不能完全自理患者予以二级护理） □ 晨晚间护理 □ 患者安全管理 □ 心理护理	□ 一级护理 □ 晨、晚间护理 □ 协助生活护理 □ 指导患者采取正确体位 □ 六洁到位 □ 安全护理措施到位 □ 心理护理
专科护理	□ 护理查体 □ 填写跌倒及压疮防范表（需要时） □ 了解患者疝囊脱出后能否自行还纳	□ 遵医嘱完成相关检查和治疗 □ 观察肠道准备情况	□ 密切观察患者生命体征 □ 密切观察伤口敷料情况 □ 观察患者的排尿情况并准确记录 24 小时出入量 □ 禁食禁水 4~6 小时，予补液治疗
重点医嘱	□ 详见医嘱执行单	□ 详见医嘱执行单	□ 详见医嘱执行单
病情变异记录	□ 无 □ 有，原因： 1. 2.	□ 无 □ 有，原因： 1. 2.	□ 无 □ 有，原因： 1. 2.
护士签名			

时间	住院第 4~5 天 （术后第 1 天）	住院第 5~7 天 （术后第 2 天）
健康宣教	□ 饮食指导 □ 下床活动注意事项 □ 避免增加腹压的情况 □ 评价以前宣教效果	□ 指导办理出院手续 □ 定期复查、预防复发 □ 活动休息 □ 指导饮食 □ 预防感冒及便秘
护理处置	□ 遵医嘱完成治疗、用药 □ 根据病情测量生命体征 □ 夹闭尿管，锻炼膀胱功能 □ 遵医嘱拔除尿管	□ 办理出院手续 □ 书写出院小结
基础护理	□ 二级护理 □ 晨、晚间护理 □ 背部麻醉处的护理 □ 协助生活护理 □ 安全护理措施到位 □ 协助进流食、半流食 □ 心理护理	□ 二级护理 □ 晨晚间护理 □ 协助或指导进半流或普通饮食 □ 安全护理措施到位 □ 心理护理
专科护理	□ 观察患者病情及生命体征 □ 观察患者伤口敷料、排尿、排气、排便情况	□ 观察病情变化 □ 观察伤口敷料
重点医嘱	□ 详见医嘱执行单	□ 详见医嘱执行单
病情变异记录	□ 无 □ 有，原因： 1. 2.	□ 无 □ 有，原因： 1. 2.
护士签名		

（三）患者表单

腹股沟疝临床路径患者表单

适用对象：第一诊断为腹股沟疝，包括腹股沟斜疝、腹股沟直疝、股疝

　　　　　行腹股沟疝修补术

患者姓名：_____ 性别：_____ 年龄：_____ 门诊号：_____ 住院号：_____

住院日期：____ 年 ____月__日 出院日期：____年__月__日 标准住院日：5~7 天

时间	住院第 1 日	住院第 2~3 天	住院第 3~4 天（手术日）
监测	□ 测量生命体征、体重	□ 测量生命体征（1 次/日）	□ 测量生命体征 □ 24 小时出入量
医患配合	□ 护士行入院护理评估（简单询问病史） □ 接受介绍相关制度 □ 医师询问现病史、既往病史、用药情况，收集资料并进行体格检查 □ 环境介绍 □ 配合完善术前相关化验、检查 □ 疾病知识、临床表现、治疗方法 □ 介绍基础疾病用药情况	□ 配合完善术前相关检查、化验，如采血、留尿、心电图、X 线胸片、B 超等 □ 术前用物准备：便盆等 □ 医师向患者及家属介绍病情，进行手术谈话、术前签字 □ 注意保暖，防止感冒 □ 手术时家属在等候区等候 □ 探视及陪伴制度	□ 配合评估手术效果 □ 配合检查生命体征、伤口敷料、肛门排气排便情况；记录出入量
护患配合	□ 配合测量体温、脉搏、呼吸、血压、体重 1 次 □ 配合完成入院护理评估（简单询问病史、过敏史、用药史） □ 接受入院宣教（环境介绍、病室规定、订餐制度、贵重物品保管、防跌倒坠床等） □ 有任何不适请告知护士	□ 配合测量体温、脉搏、呼吸、询问大便 1 次 □ 接受术前宣教 □ 接受会阴部备皮 □ 肠道准备：术前日下午用一支开塞露，术前 6~8 小时禁食、4~6 小时禁水 □ 自行沐浴，加强会阴部清洁 □ 准备好必要用物，吸水管、纸巾等 □ 取下义齿、饰品等，贵重物品交家属保管	□ 清晨测量体温、脉搏、呼吸 1 次 □ 送手术室前，协助完成核对，带齐影像资料，脱去衣物，上手术车 □ 返回病房后，协助完成核对，配合移至病床上 □ 配合检查生命体征、伤口敷料、记录出入量 □ 配合术后吸氧、监护仪监测、输液、排尿情况、伤口压沙袋 4~6 小时 □ 配合缓解疼痛 □ 有任何不适请告知护士饮
饮食	□ 遵医嘱普食	□ 术前普食，术前 6~8 小时禁食、4~6 小时禁水	□ 禁食、禁水 4~6 小时，予补液治疗
排泄	□ 正常尿便	□ 尿：正常 便：术前日下午用 1 支开塞露，清洁肠道	□ 视情况留置导尿管，如无尿管，请尽早自行排尿 □ 无排便
活动	□ 正常活动	□ 正常活动	□ 麻醉清醒后，可垫枕 □ 卧床休息，保护管路 □ 双下肢床上活动

时间	手术后	出院
医患配合	□ 配合观察生命体征，检查伤口情况、排尿情况、肛门排气排便情况 □ 需要时，配合伤口换药 □ 配合拔除尿管	□ 接受出院前指导 □ 知道复查程序 □ 获取出院诊断书
护患配合	□ 配合定时测量生命体征、每日询问排便情况 □ 配合检查伤口敷料、肛门排气排便情况；记录出入量 □ 接受输液等治疗 □ 配合夹闭尿管、锻炼膀胱功能 □ 接受进水、进食、排便等生活护理 □ 注意活动安全，避免坠床或跌倒 □ 配合执行探视及陪伴	□ 接受出院宣教 □ 办理出院手续 □ 获取出院带药 □ 知道服药方法、作用、注意事项 □ 知道护理伤口的方法 □ 知道复印病历方法
饮食	□ 根据医嘱，可进水或清流饮食	□ 根据医嘱予以少渣半流质饮食
排泄	□ 保留尿管、无排便或稀便 □ 避免便秘	□ 拔除尿管：正常排尿 　 便：无排便或稀便 □ 避免便秘
活动	□ 可床边或下床活动 □ 注意保护管路，勿牵拉、脱出等	□ 正常适度活动，避免疲劳

附：原表单（2011 年版）

腹股沟疝临床路径表单

适用对象：第一诊断为腹股沟疝（ICD-10：K40.2，K40.9）

行择期手术治疗（ICD-9-CM-3：53.0-53.1）

患者姓名：_____ 性别：_____ 年龄：_____ 门诊号：_____ 住院号：_____

住院日期：____年___月___日 出院日期：____年___月___日 标准住院日：5~7 天

时间	住院第 1 天	住院第 2 天	住院第 2~3 天（手术日）
主要诊疗工作	□ 病史询问与体格检查 □ 完成病历 □ 上级医师查房，指导诊断及制订治疗方案 □ 伴随疾病会诊	□ 上级医师查房，观察病情变化，行术前病情评估，根据评估结果确定手术方案 □ 完成术前准备 □ 签署手术知情同意书、自费/贵重用品协议书 □ 向患者及其家属交待围手术期注意事项	□ 手术 □ 完成手术记录和术后病程记录 □ 上级医师查房 □ 向患者及家属交代病情及术后注意事项 □ 确定有无术后并发症
重点医嘱	**长期医嘱：** □ 外科疾病护理常规 □ 二级护理 □ 普食 □ 患者既往基础用药 **临时医嘱：** □ 血常规、尿常规 □ 肝肾功能、血糖、凝血功能、感染性疾病筛查 □ 心电图及正位胸片 □ 必要时行立位阴囊/腹股沟 B 超	**长期医嘱：** □ 外科疾病护理常规 □ 二级护理 □ 普食 □ 患者既往基础用药 **临时医嘱：** □ 拟明日在硬膜外或局麻+监测麻醉下行左/右侧腹股沟疝手术 □ 术前禁食、禁水 □ 常规皮肤准备 □ 青霉素及普鲁卡因皮试 □ 预防性抗菌药物应用 □ 其他特殊医嘱	**长期医嘱：** □ 今日在硬膜外或局麻+监测麻醉下行左/右侧腹股沟疝手术 □ 普通外科术后护理常规 □ 一级/二级护理 □ 饮食：根据病情 **临时医嘱：** □ 心电监护、吸氧（必要时） □ 切口处沙袋加压 □ 观察伤口情况 □ 其他特殊医嘱
主要护理工作	□ 介绍病房环境、设施和设备 □ 入院护理评估 □ 护理计划 □ 指导患者到相关科室进行心电图、胸片等检查 □ 静脉取血（当天或此日晨）	□ 宣教、备皮等术前准备 □ 手术前心理护理 □ 手术前物品准备 □ 提醒患者术前禁食、禁水	□ 观察患者病情变化 □ 术后心理与生活护理 □ 指导并监督患者手术后活动 □ 夜间巡视
病情变异记录	□ 无　□ 有，原因： 1. 2.	□ 无　□ 有，原因： 1. 2.	□ 无　□ 有，原因： 1. 2.
护士签名			
医师签名			

时间	住院第 3~4 天 （术后第 1 天）	住院第 4~5 天 （术后第 2 天）	住院第 5~7 天 （出院日）
主要诊疗工作	□ 上级医师查房，观察患者情况，进行手术及伤口评估，确定下一步治疗方案 □ 对手术及手术切口进行评估，检查有无手术并发症 □ 完成病程、病历书写	□ 手术及伤口评估 □ 对手术及手术切口进行评估，检查有无手术并发症 □ 完成常规病程、病历书写	□ 上级医师查房，明确是否出院 □ 通知患者及其家属今天出院 □ 完成出院记录、病案首页、出院证明书 □ 向患者及其家属交代出院后注意事项，预约复诊日期及拆线日期 □ 将出院小结及出院证明书交患者或其家属
重点医嘱	长期医嘱： □ 普通外科术后护理常规 □ 一级/二级护理 □ 普食（流食/半流食） 临时医嘱： □ 镇痛 □ 伤口换药 □ 抗菌药物	长期医嘱： □ 普通外科术后护理常规 □ 一级/二级护理 □ 普食（流食/半流食） □ 抗菌药物：如体温正常，伤口情况良好，无明显红肿时可以停止抗菌药物治疗 临时医嘱： □ 伤口换药（酌情）	出院医嘱： □ 出院带药
主要护理工作	□ 观察患者病情变化 □ 手术后心理与生活护理 □ 指导并监督患者手术后活动 □ 夜间巡视	□ 观察患者病情变化 □ 手术后心理与生活护理 □ 指导并监督患者手术后活动 □ 夜间巡视	□ 指导患者术后康复锻炼 □ 帮助患者办理出院手续、交费等事项
病情变异记录	□ 无　□ 有，原因： 1. 2.	□ 无　□ 有，原因： 1. 2.	□ 无　□ 有，原因： 1. 2.
护士签名			
医师签名			

第十二章 肛裂临床路径释义

一、肛裂编码

1. 原肛裂编码：肛裂（ICD-10：K60.0-K60.2）

肛裂切除术（ICD-9-CM-3：49.04）

2. 修改编码

疾病名称及编码：肛裂（ICD-10：K60.0/K60.1/K60.2）

手术操作名称及编码：肛裂切除术（ICD-9-CM-3：49.39）

二、临床路径检索方法

K60.0/K60.1/K60.2 伴 49.39

三、肛裂临床路径标准住院流程

（一）适用对象

第一诊断为肛裂（ICD-10：K60.0-K60.2）。

手术方式为肛裂切除术（ICD-9-CM-3：49.04）。

> **释义**
>
> ■ 适用对象编码参见第一部分。
> ■ 肛裂是指肛管齿状线以下皮肤的纵向椭圆形溃疡。早期或急性肛裂表现为肛管黏膜的单纯撕裂，而慢性肛裂是指症状持续8~12周，表现为溃疡肿胀和纤维化。
> ■ 本路径适用对象为急性或慢性肛裂，但不包括其他疾病所致的肛裂，如克罗恩病、结核、梅毒、艾滋病、银屑病、肛管癌等。

（二）诊断依据

根据《临床诊疗指南——外科学分册》（中华医学会，人民卫生出版社）。

1. 病史：排便时、排便后肛门疼痛，便秘，出血。

2. 体格检查：肛门视诊可见单纯肛管皮肤全层溃疡，可伴有"前哨痔"、肛乳头肥大，称为肛裂"三联征"。

> **释义**
>
> ■ 早期或急性肛裂表现为肛管黏膜的单纯撕裂，而慢性肛裂是指症状持续8~12周，其特点表现为溃疡肿胀和纤维化。

■慢性肛裂典型的炎症表现为：裂口远端的哨兵痔和裂口近端的肛乳头肥大，在裂口基底部常可看见内括约肌纤维。

■排便时，特别是排便后的肛门疼痛是肛裂典型的临床特征。病史中通常有粪便干硬或急性腹泻时肛门撕裂感。直肠出血不多见，通常也只是在卫生纸上发现少量鲜红色血液。

（三）选择治疗方案的依据

根据《临床诊疗指南——外科学分册》（中华医学会，人民卫生出版社）。

行肛裂切除术。

释义

■非手术治疗安全、不良反应少，仍是肛裂治疗的首选方法。将近半数的急性肛裂患者能够在非手术治疗的干预下愈合。

■非手术治疗包括坐浴、服用车前子和容积性腹泻药，无需使用局部麻醉剂或抗炎药物。上述治疗可以使肛裂愈合，也有缓解疼痛和出血症状的作用，几乎没有不良反应。

■非手术治疗无效的病例，可以选择手术治疗；未经非手术治疗的病例也可以直接选择手术治疗。

（四）标准住院日

≤9天。

释义

■肛裂患者入院后，常规检查、术前准备等1~2天，术后恢复2~3天，总住院时间小于7天的均符合本路径要求。

（五）进入路径标准

1. 第一诊断必须符合 ICD-10：K60. 0-K60. 2 肛裂疾病编码。

2. 当患者合并其他疾病，但住院期间不需要特殊处理也不影响第一诊断的临床路径流程实施时，可以进入路径。

3. 表浅的、经过保守治疗可以治愈或症状严重，需要加行内括约肌切断术的肛裂患者不进入本路径。

释义

■本路径适用对象为急性或慢性肛裂，但不包括其他疾病所致的肛裂，如克罗恩病、结核、梅毒、艾滋病、银屑病、肛管癌等。

■拟单纯采用非手术治疗的患者，不进入本路径；预计需要选择内括约肌切开术的患者，无论是否进行肛裂切除术，均不进入本路径；预计需要选择除肛裂切除术之外的任何肛裂术式的患者，无论是否进行肛裂切除术，均不进入本路径。

■患者如果合并高血压、糖尿病、冠心病、慢阻肺、慢性肾病等其他慢性疾病，需要术前对症治疗时，如果不影响麻醉和手术，不影响术前准备的时间，可进入本路径。上述慢性疾病如果需要经治疗稳定后才能手术、或抗凝、抗血小板治疗等，术前需特殊准备的，先进入其他相应内科疾病的诊疗路径。

（六）术前准备（术前评估）1~2 天

1. 必需的检查项目
（1）血常规、尿常规、便常规+隐血。
（2）肝功能、肾功能、电解质、凝血功能、感染性疾病筛查（乙肝、丙肝、梅毒、艾滋病等）。
（3）心电图、胸片 X 线平片。
2. 必要时行肛管直肠压力测定或纤维结肠镜检查。
3. 根据患者年龄和病情可行肺功能、超声心动图检查。

释义

■必查项目是确保手术治疗安全、有效开展的基础，术前必须完成。
■为缩短患者住院等待时间，检查项目可以在患者入院前于门诊完成。
■患者出现结直肠癌高危表现，可进行结肠镜检查；长期便秘的患者，可进行肛管直肠压力测定。
■高龄患者或有心肺功能异常患者，术前根据病情增加心脏彩超、肺功能、血气分析等检查。

（七）预防性抗菌药物选择与使用时机

1. 预防性抗菌药物：按照《抗菌药物临床应用指导原则》（卫医发〔2004〕285 号）执行。建议使用第二代头孢菌素或头孢曲松或头孢噻肟，可加用甲硝唑；明确感染患者，可根据药物敏感试验结果调整抗菌药物。

（1）推荐头孢呋辛钠肌内或静脉注射。①成人：0.75~1.5 克/次，一日 3 次。②儿童：平均一日剂量为 60mg/kg，严重感染可用到 100mg/kg，分 3~4 次给予。③肾功能不全患者按照肌酐清除率制订给药方案：肌酐清除率>20ml/min 者，每日 3 次，每次 0.75~1.5g；肌酐清除率 10~20ml/min 患者，每次 0.75g，一日 2 次；肌酐清除率<10ml/min 患者，每次 0.75g，一日 1 次。④对本药或其他头孢菌素类药过敏者，对青霉素类药有过敏性休克史者禁用；肝肾功能不全者、有胃肠道疾病史者慎用。⑤使用本药前需进行皮肤过敏试验。

（2）可加用甲硝唑静脉滴注：每次 0.5g，一日 3 次。

2. 预防性使用抗菌药物，总预防性用药时间一般不超过 24 小时，个别情况可延长至 48 小时。

> ### 释义
>
> ■肛裂切除术属于Ⅱ类切口，手术部位感染的可能性较高。因此可按规定适当预防性和术后应用抗菌药物，通常选用第一代、第二代头孢菌素。

（八）手术日

为入院第 3 天。

1. 麻醉方式：局麻、腰麻或连续硬膜外麻醉，特殊情况可选用静脉麻醉。

2. 手术：行肛裂切除术。

3. 必要时标本送病理。

> ### 释义
>
> ■肛裂切除术：麻醉完成后，沿肛裂行梭形或下宽上窄的扇形切口，切除肛裂周围及底部的瘢痕组织。切除底部瘢痕时，沿内括约肌表层分离，勿过多损伤内括约肌。如有前哨痔及肛乳头肥大应一并切除。
>
> ■有条件的单位，应将切除标本送病理。

（九）术后住院恢复

4~6 天。

1. 局部麻醉患者术后即可进食，半小时后可下床活动。

2. 连续硬膜外麻醉或腰硬联合麻醉者，术后去枕平卧、禁食 6 小时，补液治疗；术后 6 小时可下床活动，可进流食。

3. 每天切口换药 1~2 次，创面较深时，放置纱条引流并保持引流通畅；创面变浅后可改为坐浴。

4. 术后用药：局部用药（栓剂、膏剂、洗剂）、口服药物和物理治疗等。

5. 必须复查的检查项目：血常规、尿常规。

6. 术后异常反应处理

（1）疼痛处理：酌情选用镇静药、镇痛药等。

（2）术后尿潴留的预防及处理：理疗、针灸或导尿。

（3）伤口渗血处理：换药、出血点压迫或使用止血剂。

（4）排便困难：口服软化大便药物，必要时诱导灌肠。

（5）创面水肿：使用局部或全身消肿药。

（6）术后继发大出血的处理：结扎或电凝出血点。

（7）其他处理：呕吐、发热、头痛等，对症处理。

> ### 释义
>
> ■术后可根据患者恢复情况做必须复查的检查项目，并根据病情变化增加检查的频次。复查项目并不仅局限于路径中的项目。

（十）出院标准

1. 体温正常，无需要住院处理的并发症和（或）合并症。

2. 肛门部创面无异常分泌物，引流通畅，无明显水肿、出血。

> **释义**
>
> ■ 主治医师应在出院前，通过复查的各项检查并结合患者恢复情况决定是否能出院。如果确有需要继续留院治疗的情况，超出了路径所规定的时间，应先处理并发症并符合出院条件后再准许患者出院。

（十一）变异及原因分析

1. 手术后出现继发感染或大出血等并发症时，导致住院时间延长与费用增加。

2. 伴发其他基础疾病需要进一步明确诊断，导致住院时间延长与费用增加。

> **释义**
>
> ■ 对于轻微变异，如由于某种原因，路径指示应当于某一天的操作不能如期进行而要延期的，这种改变不会对最终结果产生重大改变，也不会更多地增加住院天数和住院费用，可不出本路径。
>
> ■ 除以上所列变异及原因外，如还出现医疗、护理、患者、环境等多方面的变异原因，应阐明变异相关问题的重要性，必要时须及时退出本路径，并应将特殊的变异原因进行归纳、总结，以便重新修订路径时作为参考，不断完善和修订路径。

（十二）参考费用标准

2000~4000 元。

四、肛裂临床路径给药方案

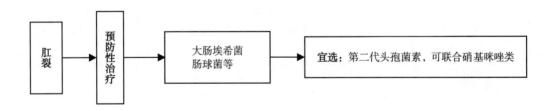

【用药选择】

1. 为预防术后手术部位感染，应针对大肠埃希菌、肠球菌及厌氧菌选用药物。

2. 第二代头孢菌素注射剂有头孢呋辛、头孢替安等，口服制剂有头孢克洛、头孢呋辛酯和头孢丙烯等。可联合应用硝基咪唑类抗菌药物，有甲硝唑、奥硝唑等。

【药学提示】

接受肛裂手术患者，应在术前 0.5~2 小时给药，使手术切口暴露时局部组织中已达到足以杀灭手术过程中入侵切口细菌的药物浓度。

【注意事项】

1. 肛裂切除手术属于Ⅱ类切口，可按规定适当预防性和术后应用抗菌药物，但需注意应尽可能单一、短程、较小剂量给药。

2. 用药前必须详细询问患者先前有否对头孢菌素类、青霉素类或其他药物的过敏史。

五、推荐表单

（一）医师表单

肛裂临床路径医师表单

适用对象：第一诊断为肛裂（ICD-10：K60.0- K60.2）

行肛裂切除术（ICD-9-CM-3：49.04）

患者姓名：_____ 性别：_____ 年龄：_____ 门诊号：_____ 住院号：_____

住院日期：____年___月___日 出院日期：____年___月___日 标准住院日：≤9天

日期	住院第1~2天	住院第3天（手术日）	
		术前与术中	术后
主要诊疗工作	□ 病史询问和体格检查 □ 完成首次病程记录、住院病历 □ 开常规检查、化验单 □ 上级医师查房和手术评估 □ 向患者及家属交代围术期注意事项、签署各种医疗文书 □ 手术医嘱	□ 麻醉和手术 □ 术前0.5小时使用抗菌药物 □ 向患者及家属交代病情及术后注意事项	□ 向患者及家属说明手术情况 □ 完成手术记录、麻醉记录和术后病程记录 □ 开术后医嘱 □ 确定有无麻醉、手术并发症
重点医嘱	**长期医嘱：** □ 普通外科护理常规 □ 二级护理 □ 流质饮食 **临时医嘱：** □ 查血常规、尿常规 □ 肝肾功能、电解质、凝血功能、感染性疾病筛查 □ 心电图、胸部X线平片 □ 必要时行肛管直肠压力测定和（或）结肠镜检查 □ 肺功能测定和超声心动图（必要时） □ 术前准备（通便灌肠、术前镇静、备皮等） □ 药物过敏试验	**长期医嘱：** □ 肛裂常规护理 □ 禁食 **临时医嘱：** □ 液体治疗 □ 相应治疗（视情况）	**长期医嘱：** □ 肛裂切除术后常规护理 □ 二级护理 □ 半流质饮食 □ 坐浴，bid（排便后） □ 肛门部理疗，bid（红外线治疗、激光照射治疗等） □ 口服相应对症处理药物 **临时医嘱：** □ 必要时液体治疗 □ 必要时使用止血药 □ 视情况静滴或口服抗菌药物 □ 口服镇痛药 □ 创面渗出物较多时，伤口换药
病情变异记录	□ 无 □ 有，原因： 1. 2.	□ 无 □ 有，原因： 1. 2.	□ 无 □ 有，原因： 1. 2.
医师签名			

时间	住院第4天 （术后第1日）	住院第5~6天 （术后第2~3日）	住院第7~9天 （出院日）
主要诊疗工作	□ 上级医师查房 □ 观察切口（观察内容：渗血、分泌物、水肿等）、有无疼痛及排便情况 □ 完成常规病程记录	□ 上级医师查房 □ 注意观察切口情况有无疼痛 □ 评估昨日检验结果 □ 完成常规病程记录	□ 上级医师查房，进行手术及伤口评估，确定有无手术并发症，明确是否出院 □ 通知患者及其家属出院 □ 向患者及其家属交代出院后创面注意事项，预约复诊日期 □ 完成出院记录、病案首页、出院证明书 □ 将"出院小结"的副本交给患者或其家属
重点医嘱	**长期医嘱：** □ 二级护理 □ 半流质饮食 □ 坐浴，bid □ 根据创面水肿情况，选择肛门部理疗，bid（红外线治疗、激光照射治疗等） □ 口服相应对症处理药物 **临时医嘱：** □ 视情况应用口服止痛药 □ 创面换药 □ 复查血尿常规、肝肾功能等	**长期医嘱：** □ 二级护理 □ 普通饮食 □ 坐浴，bid □ 视创面情况选用肛内用药：栓剂或膏乳剂 □ 视创面情况选用肛门部理疗，bid（红外线治疗、激光照射治疗等） **临时医嘱：** □ 视情况口服止痛药 □ 创面渗出物较多时，伤口换药	**临时医嘱：** □ 根据患者状况决定检查项目 □ 换药 □ 出院带药
病情变异记录	□ 无　□ 有，原因： 1. 2.	□ 无　□ 有，原因： 1. 2.	□ 无　□ 有，原因： 1. 2.
医师签名			

（二）护士表单

肛裂临床路径护士表单

适用对象：**第一诊断为肛裂**（ICD-10：K60.0- K60.2）

行肛裂切除术（ICD-9-CM-3：49.04）

患者姓名：_____ 性别：_____ 年龄：_____ 门诊号：_____ 住院号：_____

住院日期：____年___月___日 出院日期：____年___月___日 标准住院日：≤9 天

日期	住院第1~2天	住院第3天（手术日）	
		术前与术中	术后
健康宣教	□ 入院宣教 介绍主管医生、护士 介绍环境、设施 介绍住院注意事项	□ 术前宣教 宣教疾病知识、术前准备及手术过程 告知准备物品、沐浴 告知术后饮食、活动及探视注意事项 告知术后可能出现的情况及应对方式 主管护士与患者沟通，了解并指导心理应对 告知家属等候区位置	□ 术后宣教 告知饮食、体位要求 告知疼痛注意事项 告知术后可能出现情况及应对方式 告知用药情况 拔尿管后注意事项 腰椎穿刺后注意事项 给予患者及家属心理支持 再次明确探视陪伴须知
护理处置	□ 核对患者，佩戴腕带 □ 建立入院护理病历 □ 卫生处置：剪指（趾）甲、沐浴，更换病号服 □ 协助医生完成术前检查化验	□ 术前准备 配血、抗菌药物皮试 备皮、药物灌肠、禁食禁水 □ 送手术 摘除患者各种活动物品 核对患者资料及带药 填写手术交接单，签字确认 □ 接手术 核对患者及资料，签字确认	□ 接手术 核对患者及资料，签字确认
基础护理	□ 三级护理 晨晚间护理 患者安全管理	□ 二级护理 晨晚间护理 患者安全管理	□ 二级护理 晨晚间护理 患者安全管理
专科护理	□ 护理查体 □ 术前肠道准备药物指导	□ 观察患者生命体征 □ 术前心理、生活护理	□ 遵医嘱予抗感染、止血、止痛等治疗 □ 观察患者生命体征 □ 嘱患者保持肛门清洁，切忌用力排便 □ 观察手术创面有无渗血 □ 术后心理、生活护理 □ 疼痛护理
重点医嘱	□ 详见医嘱执行单	□ 详见医嘱执行单	□ 详见医嘱执行单
病情变异记录	□ 无 □ 有，原因： 1. 2.	□ 无 □ 有，原因： 1. 2.	□ 无 □ 有，原因： 1. 2.
护士签名			

时间	住院第 4 天 （术后第 1 日）	住院第 5~6 天 （术后第 2~3 日）	住院第 7~9 天 （出院日）
健康宣教	□ 术后宣教 　告知饮食要求 　告知疼痛注意事项 　告知术后可能出现情况及应对 　方式 　告知用药情况 　给予患者及家属心理支持	□ 术后宣教 　告知饮食要求 　告知疼痛注意事项 　告知术后可能出现情况及应对 　方式 　告知用药情况 　给予患者及家属心理支持	□ 出院宣教 　复查时间 　服药方法 　活动休息 　指导饮食 　指导办理出院手续
护理处置	□ 遵医嘱完成相关检查 □ 拔除尿管	□ 遵医嘱完成相关检查	□ 办理出院手续 　书写出院小结
基础护理	□ 二级护理 　晨晚间护理 　患者安全管理	□ 三级护理 　晨晚间护理 　患者安全管理	□ 三级护理 　晨晚间护理 　患者安全管理
专科护理	□ 观察患者生命体征 □ 嘱患者保持肛门清洁，切忌用 　力排便 □ 观察手术创面有无渗血 □ 术后心理、生活护理 □ 疼痛护理	□ 观察患者生命体征 □ 嘱患者保持肛门清洁，切忌用 　力排便 □ 观察手术创面有无渗血 □ 术后心理、生活护理 □ 疼痛护理	□ 观察患者生命体征 □ 嘱患者保持肛门清洁，切忌用 　力排便 □ 观察手术创面有无渗血 □ 术后心理、生活护理 □ 疼痛护理
重点医嘱	□ 详见医嘱执行单	□ 详见医嘱执行单	□ 详见医嘱执行单
病情变异记录	□ 无　□ 有，原因： 1. 2.	□ 无　□ 有，原因： 1. 2.	□ 无　□ 有，原因： 1. 2.
护士签名			

（三）患者表单

肛裂临床路径患者表单

适用对象：**第一诊断为**肛裂（ICD-10：K60.0- K60.2）
　　　　　行肛裂切除术（ICD-9-CM-3：49.04）

患者姓名：_____ 性别：_____ 年龄：_____ 门诊号：_____ 住院号：_____

住院日期：____年___月___日　出院日期：____年___月___日　标准住院日：≤9 天

日期	住院第 1~2 天	住院第 3 天（手术日）	
		术前与术中	术后
监测	□ 测量生命体征、体重	□ 术前测量生命体征、询问排便情况	□ 术后测量生命体征、血压 1 次
医患配合	□ 护士行入院护理评估（简单询问病史） □ 接受入院宣教 □ 医生询问病史、既往病史、用药情况，收集资料 □ 进行体格检查 □ 配合完善术前相关化验	□ 配合完成术前宣教 □ 肛裂疾病知识、临床表现、治疗方法 □ 术前用物准备 □ 手术室接患者，配合核对 □ 医生与患者及家属介绍病情及手术谈话 □ 手术时家属在等候区等候 □ 探视及陪伴制度	**术后宣教** □ 术后体位：术后去枕平卧 6 小时 □ 配合护士定时监测生命体征、伤口敷料等 □ 疼痛的注意事项及处理 □ 告知医护不适及异常感受 □ 配合评估手术效果
重点诊疗及检查	**重点诊疗：** □ 三级护理 □ 既往基础用药	**重点诊疗：** **术前准备：** □ 备皮 □ 配血 □ 药物灌肠 □ 术前签字 **重要检查：** □ 心电图、胸片	**重点诊疗：** □ 二级护理 □ 注意留置管路安全与通畅 □ 用药：抗菌药物、止血药物的应用 □ 护士协助记录出入量
饮食及活动	□ 正常普食 □ 正常活动	□ 术前 12 小时禁食、禁水 □ 正常活动	□ 术后 6 小时普食 □ 术后 6 小时正常活动

时间	住院第4天 (术后第1日)	住院第5~6天 (术后第2~3日)	住院第7~9天 (出院日)
监测	□ 定时监测生命体征，每日询问排便及疼痛情况	□ 定时监测生命体征，每日询问排便及疼痛情况	□ 定时监测生命体征，每日询问排便及疼痛情况
医患配合	□ 医生巡视，了解病情 □ 护士行晨晚间护理 □ 配合监测出入量 □ 膀胱功能锻炼，成功后可将尿管拔除 □ 注意探视及陪伴时间	□ 医生巡视，了解病情 □ 护士行晨晚间护理 □ 配合监测出入量	□ 接受出院前康复宣教 □ 学习出院注意事项 □ 了解复查程序 □ 办理出院手续，取出院带药
重点诊疗及检查	重点诊疗： □ 二级护理 □ 半流质饮食	重点诊疗： □ 三级护理 □ 普通饮食	重点诊疗： □ 三级护理 □ 普通饮食
饮食及活动	□ 半流质饮食 □ 正常活动	□ 普通饮食 □ 正常活动	□ 普通饮食 □ 正常活动

附：原表单（2012 年版）

肛裂临床路径表单

适用对象：第一诊断为肛裂（ICD-10：K60.0- K60.2）

行肛裂切除术（ICD-9-CM-3：49.04）

患者姓名：＿＿＿＿ 性别：＿＿＿＿ 年龄：＿＿＿＿ 门诊号：＿＿＿＿ 住院号：＿＿＿＿

住院日期：＿＿年＿月＿日 出院日期：＿＿＿年＿月＿日 标准住院日：≤9 天

日期	住院第 1~2 天	住院第 3 天（手术日）	
		术前与术中	术后
主要诊疗工作	□ 病史询问和体格检查 □ 完成首次病程记录、住院病历 □ 开常规检查、化验单 □ 上级医师查房和手术评估 □ 向患者及家属交代围术期注意事项、签署各医疗文书 □ 手术医嘱	□ 麻醉和手术 □ 术前 0.5 小时使用抗菌药物 □ 向患者及家属交代病情及术后注意事项	□ 向患者及家属说明手术情况 □ 完成手术记录、麻醉记录和术后病程记录 □ 开术后医嘱 □ 确定有无麻醉、手术并发症
重点医嘱	**长期医嘱：** □ 普通外科护理常规 □ 二级护理 □ 流质饮食 **临时医嘱：** □ 血常规、尿常规 □ 肝肾功能、电解质、凝血功能、感染性疾病筛查 □ 心电图、胸部 X 线平片 □ 必要时行肛管直肠压力测定和（或）结肠镜检查 □ 肺功能测定和超声心动图（必要时） □ 术前准备（通便灌肠、术前镇静、备皮等） □ 药物过敏试验	**长期医嘱：** □ 肛裂常规护理 □ 禁食 **临时医嘱：** □ 液体治疗 □ 相应治疗（视情况）	**长期医嘱：** □ 肛裂切除术后常规护理 □ 二级护理 □ 半流质饮食 □ 坐浴，bid（排便后） □ 肛门部理疗，bid（红外线治疗、激光照射治疗等） □ 口服相应对症处理药物 **临时医嘱：** □ 必要时液体治疗 □ 必要时使用止血药 □ 视情况静滴或口服抗菌药物 □ 口服镇痛药 □ 创面渗出物较多时，伤口换药
主要护理工作	□ 环境介绍 □ 护理评估 □ 制定护理计划 □ 静脉取血（明晨取血） □ 指导患者到相关科室进行检查 □ 饮食、心理、生活指导 □ 服药指导 □ 术前准备	□ 观察患者生命体征 □ 嘱患者保持肛门清洁，切忌用力排便 □ 观察手术创面有无渗血 □ 术后心理、生活护理 □ 疼痛护理	□ 记录患者一般状况，营养状况 □ 嘱患者继续注意保持大便通畅，保持肛门局部清洁
病情变异记录	□ 无 □ 有，原因： 1. 2.	□ 无 □ 有，原因： 1. 2.	□ 无 □ 有，原因： 1. 2.
护士签名			
医师签名			

时间	住院第 4 天 （术后第 1 日）	住院第 5~6 天 （术后第 2~3 日）	住院第 7~9 天 （出院日）
主要诊疗工作	□ 上级医师查房 □ 观察切口（观察内容：渗血、分泌物、水肿等）、有无疼痛及排便情况 □ 完成常规病程记录	□ 上级医师查房 □ 注意观察切口情况有无疼痛 □ 评估昨日检验结果 □ 完成常规病程记录	□ 上级医师查房，进行手术及伤口评估，确定有无手术并发症，明确是否出院 □ 通知患者及其家属出院 □ 向患者及其家属交代出院后创面注意事项，预约复诊日期 □ 完成出院记录、病案首页、出院证明书 □ 将"出院小结"的副本交给患者或其家属
重点医嘱	长期医嘱： □ 二级护理 □ 半流质饮食 □ 坐浴，bid □ 根据创面水肿情况，选择肛门部理疗，bid（红外线治疗、激光照射治疗等） □ 口服相应对症处理药物 临时医嘱： □ 视情况应用口服止痛药 □ 创面换药 □ 复查血常规、尿常规等	长期医嘱： □ 二级护理 □ 普通饮食 □ 坐浴，bid □ 视创面情况选用肛内用药：栓剂或膏乳剂 □ 视创面情况选用肛门部理疗，bid（红外线治疗、激光照射治疗等） 临时医嘱： □ 视情况口服止痛药 □ 创面渗出物较多时，伤口换药	临时医嘱： □ 根据患者状况决定检查项目 □ 换药 □ 出院带药
主要护理工作	□ 记录患者一般状况，营养状况 □ 嘱患者注意保持大便通畅，保持肛门局部清洁	□ 记录患者一般状况，营养状况 □ 嘱患者继续注意保持大便通畅，保持肛门局部清洁	□ 指导对疾病的认识及日常保健 □ 指导患者坐浴、清洁伤口（出院后创面不再换药） □ 指导作息、饮食及活动 □ 指导复诊时间 □ 指导办理出院手续、结账等事项 □ 进行出院宣教
病情变异记录	□ 无　□ 有，原因： 1. 2.	□ 无　□ 有，原因： 1. 2.	□ 无　□ 有，原因： 1. 2.
护士签名			
医师签名			

第十三章 血栓性外痔临床路径释义

一、血栓性外痔编码

疾病名称及编码：血栓性外痔（ICD-10：I84.3）

手术操作及编码：血栓性外痔切除术（ICD-9-CM-3：49.47）

二、临床路径检索方法

I84.3 伴 49.47

三、血栓性外痔临床路径标准住院流程

（一）适用对象

第一诊断为血栓性外痔（ICD-10：I84.3）

行血栓性外痔切除术（ICD-9-CM-3：49.47）。

（二）诊断依据

根据《临床诊疗指南——外科学分册》（中华医学会，人民卫生出版社）。

1. 临床表现：肛门不适、潮湿不洁；发生血栓时，肛门局部剧痛，起病突然。

2. 体格检查：肛门直肠指检，必要时行直肠、乙状结肠硬镜或纤维肠镜检查。

> **释义**
>
> ■ 血栓性外痔诊断简单，临床症状和查体是诊断血栓外痔的主要依据，早期可有肛门不适、潮湿不洁。一般可有明显诱因，如便秘、腹泻、劳累、久坐等，起病突然，肛门局部剧烈疼痛，查体可见肛周蓝紫色类圆形肿块，单发或多发。
>
> ■ 血栓性外痔无明显全身症状当血栓较大时，局部疼痛较明显，尤其是排便和行走时疼痛。
>
> ■ 血栓性外痔如果没有明显嵌顿、坏死感染，一般血液检查白细胞计数正常，可以与炎性外痔相鉴别。
>
> ■ 血栓性外痔表现为肛周暗紫色长条圆形肿物，表面皮肤水肿、质硬、压痛明显。但不伴有便出血，可以和出血性内痔、直肠息肉和直肠癌相鉴别。慢性发病者还需和肛周黑色素痣（瘤）鉴别。

（三）治疗方案的选择

根据《临床诊疗指南——外科学分册》（中华医学会，人民卫生出版社）。

1. 一般治疗：包括增加水分及膳食纤维摄入，保持大便通畅，防治便秘和腹泻，温热坐浴，保持会阴清洁等。

2. 手术治疗：血栓性外痔通常伴有明显的疼痛，应急诊手术减压、去除血栓。

（四）标准住院日

3 天。

> **释义**
>
> ■ 血栓性外痔切除一般在门诊完成，也可短期住院或一日手术，一般住院 1~3 天。

（五）进入路径标准

1. 第一诊断必须符合 ICD-10：I84.3 血栓性外痔疾病编码。

2. 当患者合并其他疾病，但住院期间不需要特殊处理也不影响第一诊断的临床路径流程实施时，可以进入路径。

> **释义**
>
> ■ 进入路径的患者为第一诊断为血栓性外痔，一般治疗对大部分血栓性外痔治疗效果好，仅在疼痛剧烈、血栓痔巨大、孤立或张力高时可采用手术治疗。
>
> ■ 入院后常规检查发现以往没有发现的疾病或既往有基础病（如高血压、冠状动脉粥样硬化性心脏病、糖尿病、肝肾功能不全等），经系统评估后对手术治疗无特殊影响，仅需药物维持治疗者，可进入路径。但可能会增加医疗费用，延长住院时间。

（六）术前准备（术前评估）

1 天。

1. 必须的检查项目

（1）血常规、尿常规。

（2）肝肾功能、电解质、凝血功能、感染性疾病筛查（乙肝、丙肝、梅毒、艾滋病等）。

（3）心电图、胸部 X 线平片。

2. 必要时行直肠、乙状结肠镜或纤维肠镜检查。

> **释义**
>
> ■ 血常规、尿常规是基本的常规检查，每个进入路径的患者均需完成。可以初步了解血栓性外痔的严重程度以及与其他疾病，如嵌顿性内痔、直肠癌等相鉴别。肝肾功能、凝血功能、心电图、X 线胸片主要是评估有无基础疾病，可能会影响到手术风险、住院时间、费用以及预后；感染性疾病的筛查主要适用于手术前准备。
>
> ■ 直肠、乙状直肠镜或纤维结肠镜的检查，主要是与内痔、混合痔、直肠息肉以及直肠癌相鉴别。
>
> ■ 有系统性疾病患者做相应的系统疾病评估和检查。

（七）预防性抗菌药物选择与使用时机

1. 预防性抗菌药物：按照《抗菌药物临床应用指导原则》（卫医发〔2004〕285 号）执行。建议使用第二代头孢菌素或头孢曲松或头孢噻肟，可加用甲硝唑；明确感染患者，可根据药物敏感试验结果调整抗菌药物。

（1）推荐头孢呋辛钠肌内或静脉注射。①成人：0.75~1.5 克/次，一日 3 次。②儿童：平均一日剂量为 60mg/kg，严重感染可用到 100mg/kg，分 3~4 次给予。③肾功能不全患者按照肌酐清除率制订给药方案：肌酐清除率>20ml/min 者，每日 3 次，每次 0.75~1.5g；肌酐清除率 10~20ml/min 患者，每次 0.75g，一日 2 次；肌酐清除率<10ml/min 患者，每次 0.75g，一日 1 次。④对本药或其他头孢菌素类药过敏者，对青霉素类药有过敏性休克史者禁用；肝肾功能不全者、有胃肠道疾病史者慎用。⑤使用本药前需进行皮肤过敏试验。

（2）可加用甲硝唑静脉滴注：每次 0.5g，一日 3 次。

2. 预防性使用抗菌药物，总预防性用药时间一般不超过 24 小时，个别情况可延长至 48 小时。

释义

■ 血栓性外痔预防性抗生素一般选用第二代头孢菌素+甲硝唑，对于感染较重者可选用第三代头孢菌素+甲硝唑；对青霉素过敏者不宜使用头孢菌素时可用氨曲南替代。

■ 预防性抗生素给药时机极为关键，应在术前 0.5~2 小时给药，以保证在发生细菌污染之前血清及组织中的药物达到有效浓度。

■ 预防性抗生素应短程应用，术后再用一次或者用到 24 小时，特殊情况下可以延长到 48 小时。

（八）手术日

入院当天。

1. 麻醉方式：局麻、连续硬膜外麻醉或硬膜外蛛网膜下腔联合阻滞麻醉。

2. 急诊行血栓性外痔切除术。

3. 术后标本送病理。

释义

■ 根据患者情况选用麻醉，较小血栓痔选用局麻，较大或病情可能变化者选用骶麻、腰麻。

■ 有条件医院手术一般当天完成，在局麻下将痔表面皮肤菱形切开，摘除血栓，伤口填入油纱布，不缝合创面。

■ 各国行业协会并未对血栓痔术后标本做强制规定，如肉眼诊断明确可不送病理检查，如有疑问或疑为黑色素瘤应送病理检查。

（九）术后住院恢复

2天。

1. 局部麻醉患者术后即可进食，半小时后可下床活动、进食。

2. 连续硬膜外麻醉或腰硬联合麻醉者，术后去枕平卧、禁食禁水6小时，补液治疗；术后6小时可下床活动，可进流食。

3. 每天切口换药1~2次，创面较深时，放置纱条引流并保持引流通畅。

4. 术后用药：局部用药（栓剂、膏剂、洗剂）、口服药、物理治疗等。

5. 术后异常反应处理

（1）疼痛处理：酌情选用镇静药、镇痛药等。

（2）术后尿潴留的预防及处理：理疗、针灸、导尿等。

（3）伤口渗血处理：换药、出血点压迫，使用止血剂。

（4）排便困难：软化大便药物口服，必要时诱导灌肠。

（5）创面水肿：使用局部或全身消水肿药。

（6）术后继发性大出血的处理。

（7）其他情况处理：呕吐、发热、头痛等，对症处理。

> **释义**
>
> ■ 腰硬联合麻醉患者需去枕平卧6小时，恢复进食前静脉补液，术后24~48小时使用抗生素。短期禁食者无需静脉营养支持。
>
> ■ 患者如无不适可以进流食，逐渐过渡到半流食和普食。
>
> ■ 术后换药主要观察切口有无红肿渗出，如已有局部感染及时敞开切口，热水坐浴，充分引流。

（十）出院标准

1. 患者一般情况良好，正常饮食，排便顺畅，无明显排便时肛门疼痛，各项实验室检查结果正常，体温正常。

2. 肛门部创面无异常分泌物，引流通畅，无明显水肿、出血。

> **释义**
>
> ■ 患者麻醉恢复后可进少量饮食，观察无明显危及生命因素存在、无明显并发症、疼痛减轻至轻中度疼痛、局部无严重水肿即可出院。
>
> ■ 有条件医院可采用一日手术，一般住院1~3天。

（十一）变异及原因分析

1. 手术后出现继发切口感染或持续性大出血等并发症时，导致住院时间延长与费用增加。

2. 伴发其他基础疾病需要进一步明确诊断，导致住院时间延长与费用增加。

> **释义**
>
> ■ 变异是指入选临床路径的患者未能按路径流程完成医疗行为或未达到预期的医疗质量控制目标，包括以下情况：①按路径流程完成治疗，但超出了路径规定的时限或限定的费用，如术后切口感染，导致术后住院时间延长。住院后发现的其他疾病，需本次住院期间诊断和治疗，导致住院时间延长与费用增加。②不能按路径流程完成治疗，患者需要中途退出路径。围术期出现严重并发症，需二次手术或需接受重症监护治疗。
>
> ■ 医师认可的变异原因主要指患者入选路径后，医师在检查及治疗过程中发现患者合并存在一些事前未预知的对本路径治疗可能产生影响的情况，需要中止执行路径或者是延长治疗时间、增加治疗费用。医师需在表单中明确说明。
>
> ■ 因患者方面的主观原因导致执行路径出现变异，也需要医师在表单中予以说明。

（十二）参考费用标准

1500~2000 元。

四、血栓性外痔临床路径给药方案

【用药选择】

1. 血栓性外痔术后使用预防性应用抗菌药物治疗，一般选用能覆盖革兰阴性杆菌的广谱抗菌药物。

2. 术后最好选用静脉途径给药，对于单一或小血栓外痔也可口服抗菌药物治疗。

【药学提示】

1. 头孢类抗菌药物安全有效，应作为首选用药，根据患者情况加用替硝唑类抗菌药物。喹诺酮类大部分以原形经肾脏排泄，在体内代谢甚少，故肾功能不全者应根据肌酐清除率减量或延长给药时间。

2. 应在术前 0.5 小时内给药，或麻醉开始时给药，使手术切口暴露时局部组织中已达到足以杀灭手术过程中入侵切口细菌的药物浓度。

【注意事项】

1. 血栓外痔手术属于Ⅱ类切口，用药疗程宜短，一般选择单一抗菌药物，也可口服途径给药。

2. 用药前必须详细询问患者先前有否对头孢菌素类、青霉素类或其他药物的过敏史。

五、推荐表单

（一）医师表单

血栓性外痔临床路径医师表单

适用对象：**第一诊断为**血栓性外痔（ICD-10：I84.3）

　　　　　行血栓性外痔切除术（ICD-9-CM-3：49.47）

患者姓名：_____　性别：_____　年龄：_____　门诊号：_____　住院号：_____

住院日期：____年__月__日　出院日期：____年__月__日　标准住院日：3天

时间	住院第1天 （急诊手术）	住院第2天 （术后第1天）	住院第3天 （出院日）
主要诊疗工作	□ 病史询问，体格检查，完善病历 □ 进行相关检查 □ 完成病历 □ 上级医师查看患者，制订治疗方案 □ 医患沟通，签署手术知情同意书，通知手术室，急诊手术 □ 手术24小时内完成手术记录、术后首次病程记录	□ 上级医师查房 □ 评估辅助检查结果 □ 观察术后病情：排便情况、有无便血、切口情况（分泌物、水肿等） □ 完成术后病程记录 □ 切口换药	□ 观察术后病情 □ 确定符合出院指征 □ 向患者交代出院注意事项、复查日期 □ 完成病历 □ 通知出院
重点医嘱	长期医嘱： □ 术前禁食 □ 二级护理 临时医嘱： □ 急查血常规、尿常规、血型、肝肾功能、电解质、凝血功能、感染性疾病筛查 □ 急查心电图、X线胸片 □ 必要时行直肠、乙状结肠硬镜或纤维肠镜检查 □ 术前准备（通便灌肠、术前镇静、备皮等） □ 今日急诊行血栓性外痔切除术	长期医嘱： □ 二级护理 □ 半流饮食（创面较大或有肛周缝合切口者，应先禁食1~2天，并限制排便） □ 坐浴，bid □ 肛门部理疗，bid（红外线治疗、激光照射治疗等） □ 口服软化粪便药、消肿药 临时医嘱： □ 创面渗血较多时，加用止血药	出院医嘱 □ 出院带药 □ 门诊随诊
主要护理工作	□ 患者一般状况资料登记，建立护理记录 □ 术前准备 □ 术后护理	□ 观察患者一般状况，营养状况 □ 嘱患者保持肛门清洁，切忌用力排便	□ 记录患者一般状况，营养状况 □ 嘱患者出院后继续注意保持排便通畅，保持肛门局部清洁
病情变异记录	□ 无　□ 有，原因： 1. 2.	□ 无　□ 有，原因： 1. 2.	□ 无　□ 有，原因： 1. 2.
护士签名			
医师签名			

（二）护士表单

血栓性外痔临床路径护士表单

适用对象：**第一诊断为**血栓性外痔（ICD-10：I84.3）

　　　　　行血栓性外痔切除术（ICD-9-CM-3：49.47）

患者姓名：_____ 性别：_____ 年龄：_____ 门诊号：_____ 住院号：_____

住院日期：____年__月__日　出院日期：____年__月__日　标准住院：3 天

时间	住院第 1 天 （手术日）	住院第 2 天 （术后第 1 天）	住院第 3 天 （出院日）
健康宣教	□ 介绍环境、主管医生、护士 □ 介绍医院相关制度及注意事项 □ 介绍术前准备（备皮、配血）及手术过程 □ 术前用药的药理作用及注意事项 □ 告知术前洗浴、物品的准备 □ 告知签字及术前访视 □ 告知术后可能出现情况的应对方式 □ 告知监护设备、管路功能及注意事项 □ 告知术后饮食、体位要求 □ 告知疼痛注意事项 □ 告知术后探视及陪伴制度	□ 饮食指导 □ 下床活动注意事项 □ 评价以前宣教效果 □ 相关检查、化验的目的及注意事项 □ 术后用药指导 □ 术后相关治疗情况	□ 指导办理出院手续 □ 定时复查、随诊情况 □ 出院带药服用方法 □ 活动休息 □ 指导饮食及排泄
护理处置	□ 核对患者，佩戴腕带 □ 建立入院护理病历 □ 卫生处置：剪指（趾）甲、沐浴，更换病号服 □ 防跌倒、坠床宣教 □ 协助完成相关检查，做好解释说明 **送手术** □ 核对患者并脱去衣服，保护患者 □ 核对患者资料及带药 □ 填写手术交接单 接手术 □ 核对患者及资料，填写手术交接单 **术后** □ 核对患者及资料，填写手术交接单 □ 遵医嘱完成治疗、用药	□ 遵医嘱完成治疗、用药 □ 根据病情测量生命体征 □ 协助并指导患者坐浴	□ 办理出院手续 □ 书写出院小结

时间	住院第 1 天 （手术日）	住院第 2 天 （术后第 1 天）	住院第 3 天 （出院日）
基础护理	□ 二级护理 □ 晨晚间护理 □ 患者安全管理 □ 心理护理	□ 二级护理 □ 晨晚间护理 □ 患者安全管理 □ 协助生活护理 □ 协助饮水、进食米汤（创面较大或有肛周缝合切口者，应先禁食，限制排便，予以静脉补液）	□ 二级护理 □ 晨晚间护理 □ 协助或指导饮食 □ 安全护理措施到位 □ 心理护理
专科护理	□ 护理查体 □ 需要时，填写跌倒及压疮防范表 □ 遵医嘱完成相关检查和治疗 □ 观察肠道准备情况 □ 观察有无肠道准备不良反应 □ 观察患者生命体征 □ 观察患者伤口敷料、肛周皮肤	□ 观察患者生命体征 □ 观察患者伤口敷料、肛周皮肤、肛门排气排便情况 □ 遵医嘱予以坐浴和口服减轻水肿的药物	□ 观察病情变化 □ 观察伤口敷料、排尿、肛周皮肤、肛门排气排便情况以及排便次数、粪便性状
重点医嘱	□ 详见医嘱执行单	□ 详见医嘱执行单	□ 详见医嘱执行单
病情变异记录	□ 无　□ 有，原因： 1. 2.	□ 无　□ 有，原因： 1. 2.	□ 无　□ 有，原因： 1. 2.
护士签名			

（三）患者表单

血栓性外痔临床路径患者表单

适用对象：**第一诊断为**血栓性外痔（ICD-10：I84.3）

　　　　　　行血栓性外痔切除术（ICD-9-CM-3：49.47）

患者姓名：_____ 性别：_____ 年龄：_____ 门诊号：_____ 住院号：_____

住院日期：____年___月___日　出院日期：____年___月___日　标准住院：3 天

时间	住院第 1 日 （急诊手术）	住院第 2 天 （术后第 1 天）	住院第 3 天 （出院日）
医患配合	□ 护士行入院护理评估和宣教 □ 接受介绍相关制度、环境 □ 医师询问病史、收集资料并进行体格检查 □ 配合完善术前相关化验、检查，如采血、留尿、心电图、X 线胸片、肠镜 □ 医师向患者及家属介绍病情，并进行手术谈话、术前签字 □ 手术时家属在等候区等候 □ 配合检查生命体征、伤口敷料	□ 配合评估手术效果 □ 配合检查生命体征、伤口敷料、肛门排气排便情况；记录出入量	□ 接受出院前指导 □ 知道复查程序 □ 获取出院诊断书
护患配合	□ 配合测量体温、脉搏、呼吸、血压、体重 1 次 □ 配合完成入院护理评估（简单询问病史、过敏史、用药史） □ 接受入院宣教（环境介绍、病室规定、订餐制度、贵重物品保管、防跌倒和坠床等） □ 接受术前宣教、探视及陪伴制度 □ 接受会阴部备皮和肠道准备 □ 自行沐浴，加强会阴部清洁 □ 准备好必要用物，吸水管、纸巾等 □ 取下义齿、饰品等，贵重物品交家属保管 □ 送手术室前，协助完成核对，带齐影像资料，脱去衣物，上手术车 □ 返回病房后，协助完成核对，配合移至病床上 □ 配合术后吸氧、监护仪监测、输液、排尿用尿管、记录出入量 □ 配合缓解疼痛 □ 有任何不适请告知护士	□ 配合测量体温、脉搏、呼吸、询问排便情况 1 次 □ 配合检查生命体征、伤口敷料、肛门排气排便情况；记录出入量 □ 配合坐浴 □ 接受输液等治疗 □ 接受进水、进食、排便等生活护理 □ 注意活动安全，避免坠床或跌倒 □ 配合执行探视及陪伴	□ 接受出院宣教 □ 办理出院手续 □ 获取出院带药 □ 知道服药方法、作用、注意事项 □ 知道护理伤口的方法 □ 知道复印病历方法
饮食	□ 局麻患者术后即可进食 □ 连续硬膜外麻醉或腰硬联合麻醉者禁食水 6 小时后可进流食	□ 遵医嘱半流食（创面较大或有肛门缝合切口者，应先禁食 1~2 天）	□ 遵医嘱半流或流食
排泄	□ 排尿正常 □ 术前灌肠后有排便，术后暂无排便（创面较大或有肛周缝合切口者，应先禁食 1~2 天，限制排便）	□ 正常尿便（创面较大或有肛周缝合切口者，应先禁食 1~2 天，限制排便）	□ 正常尿便 □ 保持排便通畅、防止便秘 □ 保持肛门局部清洁
活动	□ 局麻患者术后半小时即可下床活动 □ 连续硬膜外麻醉或腰硬联合麻醉者术后去枕平卧 6 小时后可下地	□ 可床边或下床活动	□ 正常适度活动，避免疲劳

附：原表单（2012 年版）

血栓性外痔临床路径表单

适用对象：**第一诊断为**血栓性外痔（ICD-10：I84.3）

行血栓性外痔切除术（ICD-9-CM-3：49.47）

患者姓名：_____ 性别：_____ 年龄：_____ 门诊号：_____ 住院号：_____

住院日期：____年___月___日 出院日期：____年___月___日 标准住院日：3 天

时间	住院第 1 天 （急诊手术）	住院第 2 天 （术后第 1 天）	住院第 3 天 （出院日）
主要诊疗工作	□ 病史询问，体格检查 □ 进行相关检查 □ 完成病历 □ 上级医师查看患者，制订治疗方案 □ 医患沟通，签署手术知情同意书，通知手术室，急诊手术 □ 手术 24 小时内完成手术记录、术后首次病程记录	□ 上级医师查房 □ 评估辅助检查结果 □ 观察术后病情：排便情况、有无便血、切口情况（分泌物、水肿等） □ 完成术后病程记录 □ 切口换药	□ 观察术后病情 □ 确定符合出院指征 □ 向患者交代出院注意事项、复查日期 □ 完成病历 □ 通知出院
重点医嘱	**长期医嘱：** □ 普外科护理常规 □ 术前禁食 □ 二级护理 **临时医嘱：** □ 急查血常规、尿常规 □ 肝肾功能、电解质、凝血功能、感染性疾病筛查 □ 急查心电图、胸片 □ 必要时行直肠、乙状结肠硬镜或纤维肠镜检查 □ 术前准备（通便灌肠、术前镇静、备皮等） □ 抗菌药物使用 □ 今日急诊行血栓性外痔切除术	**长期医嘱：** □ 普外科护理常规 □ 二级护理 □ 半流饮食（创面较大或有肛周缝合切口者，应先禁食 1~2 天，并限制排便） □ 抗菌药物使用 □ 坐浴，bid □ 肛门部理疗，bid（红外线治疗、激光照射治疗等） □ 口服软化大便药、消水肿药 **临时医嘱：** □ 创面渗血较多时，加用止血药	**出院医嘱：** □ 出院带药 □ 门诊随诊
主要护理工作	□ 患者一般状况资料登记，建立护理记录 □ 术前准备 □ 术后护理	□ 观察患者一般状况，营养状况 □ 嘱患者保持肛门清洁，切忌用力排便	□ 记录患者一般状况，营养状况 □ 嘱患者出院后继续注意保持大便通畅，保持肛门局部清洁
病情变异记录	□ 无 □ 有，原因： 1. 2.	□ 无 □ 有，原因： 1. 2.	□ 无 □ 有，原因： 1. 2.
护士签名			
医师签名			

第十四章　下肢静脉曲张临床路径释义

一、下肢静脉曲张编码

疾病名称及编码：下肢静脉曲张（ICD-10：I83）

手术操作名称及编码：下肢静脉曲张结扎或剥脱术（ICD-9-CM-3：38.59）

二、临床路径检索方法

I83 伴 38.59

三、下肢静脉曲张临床路径标准住院流程

（一）适用对象

第一诊断为下肢静脉曲张（ICD-10：I83）

行手术治疗（ICD-9-CM-3：38.59）。

> **释义**
>
> ■ 血管彩色多普勒超声检查或下肢静脉造影检查明确提示有下肢浅静脉重度反流，并排除下肢深静脉功能不全及下肢深静脉血栓。
>
> ■ 本路径主要适用对象为下肢浅静脉曲张患者，大部分患者为大隐静脉曲张，少数为小隐静脉曲张，先天性静脉壁薄弱和静脉瓣功能不全是主要病因。
>
> ■ 具体手术方式可以根据疾病严重程度以及术者所能利用的设备器械进行最优组合。大隐静脉及小隐静脉主干的处理方式包括高位结扎+局部静脉抽剥、透光刨吸、电凝、激光闭锁等等；曲张静脉属支的处理方式包括静脉团块切除、点式穿刺抽剥、经皮连续环形缝扎、经皮间断缝扎等；交通静脉的处理方式包括开放式交通静脉结扎等。

（二）诊断依据

根据《临床诊疗指南——外科学分册》（中华医学会编著，人民卫生出版社）。

1. 明显的临床症状：肢体沉重感、乏力、胀痛、瘙痒等。

2. 典型体征：静脉迂曲扩张、色素沉着、血栓性浅静脉炎、皮肤硬化、溃疡等。

3. 排除下肢深静脉功能不全及下肢深静脉血栓病史。

4. 血管彩色多普勒超声检查或下肢静脉造影检查明确。

释义

■ 无创性的血管彩色多普勒超声检查足以对下肢各静脉系统的形态和功能做出准确评判，并且该技术为绝大多数超声科及血管外科医生掌握，应该作为首选检查手段。

■ 以前作为金标准的下肢静脉造影近年只作为备选手段。

（三）治疗方案的选择

根据《临床诊疗指南——外科学分册》（中华医学会编著，人民卫生出版社）。

1. 手术：大隐静脉或小隐静脉高位结扎+抽剥/腔内激光烧灼术。

2. 手术方式：根据小腿静脉曲张的范围和程度以及患者意愿选择曲张静脉切除、环形缝扎、透光刨吸、电凝、激光闭锁等不同手术方式。

释义

■ 大隐静脉和小隐静脉同属于下肢浅静脉系统，可入同一路径。

■ 单纯性下肢静脉曲张的手术治疗包括两个部分：①针对大隐静脉或小隐静脉主干的治疗。②针对曲张静脉属支和交通支的治疗。针对前者的手术方式有大隐静脉或小隐静脉主干高位结扎+抽剥、透光刨吸、电凝、激光闭锁等等，针对后者的手术方式有曲张静脉切除、经皮环形缝扎、点式抽剥、透光刨吸、激光闭锁等术式。术者可以根据疾病的严重程度、患者对美观的要求以及能够利用的材料和设备进行合理组合。部分术式因伤口自然愈合时间较长可能超出之前路径规定时间，可以在路径时限内出院。

（四）标准住院日

为 8~14 天。

（五）进入路径标准

1. 第一诊断必须符合 ICD-10：I83 下肢静脉曲张疾病编码。

2. 当患者合并其他疾病，但住院期间不需要特殊处理也不影响第一诊断的临床路径流程实施时，可以进入路径。

释义

■ 患者以手术治疗为目的入院。

■ 合并下肢深静脉功能不全或继发于下肢深静脉血栓后遗症的患者不进入此路径。

■ 患者如果合并高血压、冠心病、糖尿病、呼吸系统疾病、肝肾功能不全但不影响麻醉和手术的实施时，可进入路径。反之应先进入其他相应内科疾病的诊疗路径。

（六）术前准备2~3天

1. 必需的检查项目

（1）血常规、尿常规、大便常规。

（2）肝功能、肾功能、电解质、血糖、凝血功能、感染性疾病筛查（乙肝、丙肝、艾滋病、梅毒等）。

（3）胸片、心电图、下肢静脉彩超。

2. 根据患者病情选择：下肢深静脉造影、超声心动图和肺功能检查等。

（七）选择用药

1. 抗菌药物：按照《抗菌药物临床应用指导原则》（卫医发〔2004〕285号）执行，并结合患者的病情决定抗菌药物的选择，可选用革兰阳性菌敏感的抗菌药物，建议使用第一、第二代头孢菌素，明确感染患者，可根据药物敏感试验结果调整抗菌药物。

（1）推荐使用头孢唑林钠肌内或静脉注射。①成人：0.5~1克/次，一日2~3次。②对本药或其他头孢菌素类药过敏者，对青霉素类药有过敏性休克史者禁用；肝肾功能不全者、有胃肠道疾病史者慎用。③使用本药前需进行皮肤过敏试验。

（2）推荐头孢呋辛钠肌内或静脉注射。①成人：0.75~1.5克/次，一日3次。②肾功能不全患者按照肌酐清除率制订给药方案：肌酐清除率>20ml/min者，每日3次，每次0.75~1.5g；肌酐清除率10~20ml/min患者，每次0.75g，一日2次；肌酐清除率<10ml/min患者，每次0.75g，一日1次。③对本药或其他头孢菌素类药过敏者，对青霉素类药有过敏性休克史者禁用；肝肾功能不全者、有胃肠道疾病史者慎用。④使用本药前需进行皮肤过敏试验。

2. 预防性用抗菌药物，时间为术前0.5小时，手术超过3小时加用1次抗菌药物；总预防性用药时间一般不超过24小时，个别情况可延长至48小时。

> **释义**
>
> ■ 该手术原则上为无菌手术，但大腿部切口接近会阴区不易术后清洁护理，并且部分患者小腿皮损区域有不同程度的炎症反应存在，因此可根据患者情况预防性（术前30分钟）和术后治疗性（1~2天）使用抗菌药物。建议预防性用药使用一代头孢菌素，治疗性用药选用第一代或第二代头孢菌素。

（八）手术日

为入院第3~4天。

1. 麻醉方式：硬膜外麻醉、硬膜外蛛网膜下腔联合阻滞麻醉或腰麻。

2. 术中用药：麻醉常规用药、术后镇痛用药。

3. 输血：视术中情况而定。

> **释义**
>
> ■ 少数患者无法耐受硬膜外麻醉、硬膜外蛛网膜下腔联合阻滞麻醉或腰麻或可选择经呼吸道的全麻。

（九）术后住院恢复5~10天

1. 必须复查的检查项目：根据患者具体情况而定。

2. 术后用药：抗菌药物按照《抗菌药物临床应用指导原则》（卫医发〔2004〕285号）执行，可选用革兰阳性菌敏感的抗菌药物，用药时间2天。

> **释义**
>
> ■ 术后通常不需进行常规项目的检查，如出现伤口血肿、感染、下肢深静脉血栓形成等情况时应复查血常规、出凝血常规、下肢静脉彩超等相应项目。

（十）出院标准

1. 患者体温正常，伤口无感染迹象，能正常下床活动。

2. 没有需要住院处理的并发症。

> **释义**
>
> ■ 大腿段手术切口需术后一周拆线，小腿手术切口需术后两周拆线，经皮连续环形缝扎以及溃疡周边缝扎线需术后3周拆除，如无明显伤口感染等情况，伤口的换药及拆线均可以于出院后在门诊进行。

（十一）变异及原因分析

1. 严重基础疾病可能对手术造成影响者，术前准备时间会延长。

2. 术后出现伤口感染、下肢深静脉血栓形成等并发症时，住院恢复时间相应延长。

（十二）参考费用标准

单侧患肢手术3000~4000元，双侧患肢手术4000~5000元。

四、大隐静脉曲张临床路径给药方案

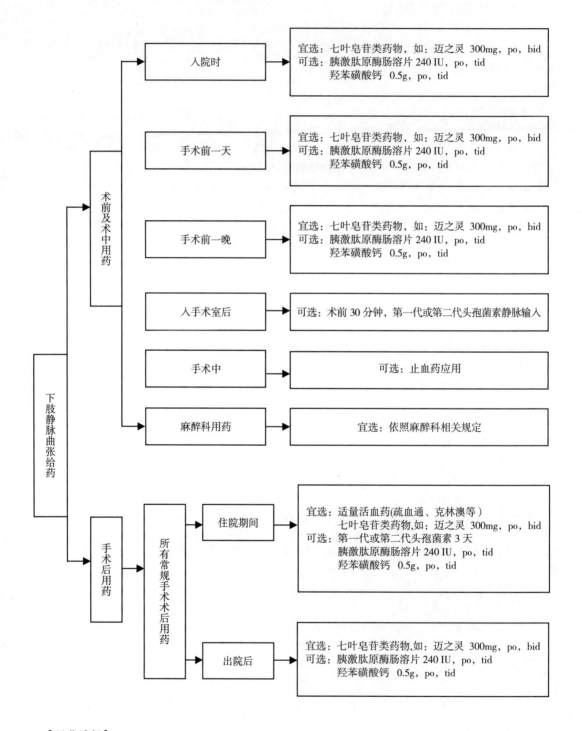

【用药选择】

1. 入院后，可常规给予七叶皂苷类药物，如：迈之灵，有助于降低血管通透性、增加静脉回流、减轻静脉淤血症状、增加血管弹性、增加血管张力、抗氧自由基作用。

2. 下肢静脉曲张手术为Ⅰ类切口，无需常规预防使用抗生素，如创面较大或有其他可能导致感染因素可适当应用抗生素。

3. 术后预防深静脉血栓可适量应用抗凝或活血药。

4. 给药方案仅为用药种类的参考指导，具体药物需在符合治疗原则情况下根据不同医院的药物情况使用。

【药学提示】

1. 头孢菌素：注意皮试。

2. 抗凝或活血药的使用需根据围术期情况决定，如：术前是否合并静脉溃疡，是否有静脉炎，是否有深静脉等损伤等。

【注意事项】

术后根据实验室化验检查调整用药。

五、推荐表单

（一）医师表单

下肢静脉曲张临床路径医师表单

适用对象：**第一诊断为下肢静脉曲张**（ICD-10：I83）
　　　　　行手术治疗（ICD-9-CM-3：38.59）

患者姓名：_____ 性别：_____ 年龄：_____ 门诊号：_____ 住院号：_____
住院日期：____年___月___日 出院日期：____年___月___日 标准住院日：8~14天

时间	住院第1天	住院第2~3天
主要诊疗工作	□ 询问病史、体格检查 □ 病历书写 □ 开具化验和检查单 □ 上级医师查房及术前评估 □ 初步确定手术日期	□ 上级医师查房 □ 完成术前准备及评估 □ 完成术前小结、上级医师查房记录等书写 □ 根据体检以及辅助检查结果讨论制订手术方案 □ 必要的相关科室会诊 □ 签署手术同意书、自费用品同意书、输血同意书等文件 □ 向患者及家属交代围术期注意事项
重点医嘱	**长期医嘱：** □ 外科疾病护理常规 □ 二级护理 □ 饮食 **临时医嘱：** □ 血常规、尿常规、便常规 □ 肝肾功能、电解质、凝血功能、感染性疾病筛查 □ 胸片、心电图、下肢血管彩超， □ 必要时下肢静脉造影、超声心动图、肺功能检查	**长期医嘱：** □ 患者既往基础用药 **临时医嘱：** □ 必要的会诊意见及处理 □ 明日准备于硬膜外麻醉、硬膜外蛛网膜下腔联合阻滞麻醉下行：大/小隐静脉高位结扎、抽剥或腔内激光烧灼术或小腿曲张静脉切除/环缝/刨吸/电凝/激光闭锁术 □ 术前禁食、禁水 □ 备皮 □ 术前用药 □ 预防用药抗菌药物 □ 一次性导尿包（必要时）
病情变异记录	□ 无　□ 有，原因： 1. 2.	□ 无　□ 有，原因： 1. 2.
医师签名		

时间	住院第 3~4 天 （手术日）	住院第 4~5 天 （术后第 1 天）
主要诊疗工作	□ 手术 □ 完成手术记录书写 □ 术后病程记录书写 □ 上级医师查房 □ 向患者及家属交代术后注意事项	□ 上级医师查房 □ 术后病程记录书写 □ 查看患肢情况及伤口 □ 观察生命体征变化
重点医嘱	长期医嘱： □ 大/小隐静脉高位结扎、抽剥或腔内激光烧灼术或小腿曲张静脉切除/环缝/刨吸/电凝/激光闭锁术 □ 下肢静脉曲张术后护理常规 □ 一级护理 □ 6 小时后普食 □ 抬高患肢 30° □ 口服肠溶阿司匹林 □ 观察患肢血运 临时医嘱： □ 吸氧 □ 补液（视情况而定） □ 抗菌药物	长期医嘱： □ 普食 □ 二级护理 临时医嘱： □ 止呕、镇痛药物 □ 根据情况决定是否补液
病情变异记录	□ 无　□ 有，原因： 1. 2.	□ 无　□ 有，原因： 1. 2.
医师签名		

时间	住院第5~6天 （术后第2天）	住院第6~7天 （术后第3天）	住院第8~14天 （出院日）
主要诊疗工作	□ 上级医师查房 □ 术后病程记录书写 □ 查看患肢情况及伤口 □ 观察生命体征变化	□ 上级医师查房 □ 术后病程记录书写 □ 查看患肢情况及伤口 □ 观察生命体征变化	□ 上级医师查房，进行伤口评估，决定是否可以出院 □ 完成出院记录、病案首页、出院证明等文件 □ 交代出院后注意事项如复查时间、出现手术相关意外情况时的处理等
重点医嘱	**长期医嘱：** □ 二级护理 □ 普通饮食 **临时医嘱：** □ 伤口换药	**长期医嘱：** □ 二级或三级护理 □ 无特殊 **临时医嘱：** □ 视具体情况而定	**临时医嘱：** □ 拆线、换药 □ 出院带药
病情变异记录	□ 无 □ 有，原因： 1. 2.	□ 无 □ 有，原因： 1. 2.	□ 无 □ 有，原因： 1. 2.
医师签名			

（二）护士表单

下肢静脉曲张临床路径护士表单

适用对象：**第一诊断为下肢静脉曲张**（ICD-10：I83）

　　　　　行手术治疗（ICD-9-CM-3：38.59）

患者姓名：_____　性别：_____　年龄：_____　门诊号：_____　住院号：_____

住院日期：____年__月__日　出院日期：____年__月__日　标准住院日：8～14 天

时间	住院第 1 天	住院第 2~3 天
健康宣教	□ 介绍主管医师、护士 □ 介绍医院内相关制度 □ 介绍环境、设施 □ 介绍住院注意事项 □ 介绍疾病知识 □ 介绍陪伴及探视制度	□ 术前宣教，宣教疾病知识 □ 宣传教育及心理护理 □ 执行术前医嘱 □ 心理护理 □ 术前准备（备皮等），介绍手术过程 □ 告知术前禁食禁水、沐浴，物品的准备 □ 告知签字及麻醉科访视事宜 □ 告知术后饮食、活动及术后可能出现的情况及应对方式 □ 强调术前陪伴及探视制度
护理处置	□ 核对患者，佩戴腕带 □ 建立入院护理病历 □ 卫生处置：剪指（趾）甲、沐浴，更换病号服 □ 遵医嘱完成特殊检查 □ 了解患者基础疾病，遵医嘱予以对应处理或检测	□ 协助完善相关检查，做好解释说明 □ 遵医嘱完成治疗及用药
基础护理	□ 三级护理（生活不能完全自理患者予以二级护理） □ 晨、晚间护理 □ 患者安全管理	□ 三级护理（生活不能完全自理患者予以二级护理） □ 晨、晚间护理 □ 患者安全管理
专科护理	□ 护理查体 □ 填写跌倒及压疮防范表（需要时） □ 请家属陪伴（需要时） □ 患肢抬高宣教 □ 下肢静脉曲张预防宣教 □ 心理护理	□ 遵医嘱协助患者完成相关检查 □ 监测血常规、肝肾功能，凝血功能 □ 心理护理
重点医嘱	□ 详见医嘱执行单	□ 详见医嘱执行单
病情变异记录	□ 无　□ 有，原因： 1. 2.	□ 无　□ 有，原因： 1. 2.
护士签名		

时间	住院第 3~4 天 （手术日）	住院第 4~5 天 （术后第 1 天）
健康 宣教	□ 告知家属等候区位置 □ 告知手术当天禁食禁水 □ 告知体位要求 □ 告知术后疼痛处理方法 □ 给予患者及家属心理支持 □ 介绍术后注意事项，告知术后可能出现的情况及应对方式 □ 告知氧气，监护设备、管路功能及注意事项 □ 再次明确探视陪伴须知	□ 告知饮水，进食情况 □ 告知尿管的名称、位置和作用 □ 告知监护仪的作用（心肺功能差有监护仪使用时） □ 术后药物作用及频率 □ 告知术后排痰的方法和重要性 □ 相关检查及化验的目的、注意事项
护理 处置	**送手术** □ 核对患者并摘除衣物，保护患者 □ 核对资料及带药 □ 填写手术交接单 **术后** □ 核对患者及资料填写手术交接单 □ 遵医嘱完成治疗、用药	□ 遵医嘱完成治疗、用药 □ 遵医嘱完成相关检查 　测量记录生命体征
基 础 护 理	□ 一级护理 □ 晨、晚间护理 □ 给予生活护理 □ 协助患者采取正确体位 □ 安全护理措施到位	□ 一级护理 □ 晨、晚间护理 □ 协助生活护理 □ 安全护理措施到位 □ 心理护理
专 科 护 理	□ 观察记录患者生命体征、意识、伤口敷料 □ 伤口渗血性质及量，肢体活动，皮肤情况 □ 下肢活动宣教和护理 □ 尿管护理 □ 心理护理	□ 指导患者术后功能锻炼 □ 观察患肢情况 □ 伤口渗出情况 □ 心理和生活护理
重点 医嘱	□ 详见医嘱执行单	□ 详见医嘱执行单
病情 变异 记录	□ 无　□ 有，原因： 1. 2.	□ 无　□ 有，原因： 1. 2.
护士 签名		

时间	住院第 5~6 天 （术后第 2 天）	住院第 6~7 天 （术后第 3 天）	住院第 8~14 天 （出院日）
健康宣教	□ 告知进食、进水 □ 术后药物作用及频率 □ 相关检查及化验的目的、注意事项 □ 下肢行走锻炼预防深静脉血栓宣教	□ 下地活动注意事项及安全指导 □ 术后药物作用及频率 □ 饮食宣教 □ 疾病恢复期注意事项 □ 复查患者对术前宣教内容的掌握程度 □ 再次明确探视陪伴须知	□ 指导办理出院手续 □ 定时复查 □ 出院带药服用方法 □ 注意休息 □ 饮食指导
护理处置	□ 遵医嘱完成治疗、用药 □ 遵医嘱完成相关检查 □ 测量记录生命体征	□ 遵医嘱完成治疗、用药 □ 下肢行走锻炼 □ 遵医嘱完成相关检查	□ 办理出院手续 □ 书写出院小结
基础护理	□ 一级护理 □ 晨、晚间护理 □ 协助生活护理 □ 安全护理措施到位 □ 心理护理	□ 一级护理 □ 晨、晚间护理 □ 协助或指导生活护理 □ 安全护理措施到位 □ 心理护理	□ 三级护理 □ 晨、晚间护理 □ 安全护理措施到位 □ 心理护理
专科护理	□ 指导患者术后功能锻炼 □ 观察患肢情况 □ 伤口渗出情况 □ 心理和生活护理	□ 指导患者术后功能锻炼 □ 观察患肢情况 □ 伤口渗出愈合情况 □ 心理和生活护理	□ 观察下肢肿胀情况 □ 观察伤口愈合情况 □ 观察病情变化
重点医嘱	□ 详见医嘱执行单	□ 详见医嘱执行单	□ 详见医嘱执行单
病情变异记录	□ 无　□ 有，原因： 1. 2.	□ 无　□ 有，原因： 1. 2.	□ 无　□ 有，原因： 1. 2.
护士签名			

（三）患者表单

下肢静脉曲张临床路径患者表单

适用对象：**第一诊断为**下肢静脉曲张（ICD-10：I83）
　　　　　行手术治疗（ICD-9-CM-3：38.59）

患者姓名：_____ 性别：_____ 年龄：_____ 门诊号：_____ 住院号：_____

住院日期：____年__月__日　出院日期：____年__月__日　标准住院日：8~14 天

时间	住院第 1 天	住院第 2~3 天
医患配合	□ 配合医师询问现病史、既往病史、用药情况（如服用静脉曲张药物，阿司匹林等药物请明确告知医师），收集资料并进行体格检查 □ 环境介绍、住院制度 □ 配合完善术前相关化验、检查 □ 有任何不适请告知医师	□ 配合完善术前相关检查、化验，如采血、留尿、心电图、X 线胸片、彩超等检查 □ 医师向患者及家属介绍病情，进行手术谈话签字 □ 麻醉师与患者进行术前访视
护患配合	□ 配合测量体温、脉搏、呼吸、血压、体重 1 次 □ 配合完成入院护理评估（简单询问病史、过敏史、用药史） □ 接受入院宣教（环境介绍、病室规定、订餐制度、贵重物品保管等） □ 有任何不适请告知护士	□ 配合测量体温、脉搏、呼吸、询问排便情况 □ 接受术前宣教 □ 接受配血，以备术中需要时用 □ 接受备皮 □ 接受药物灌肠 □ 自行沐浴，加强头部清洁 □ 准备好必要用品，吸水管、奶瓶、纸巾等 □ 义齿、饰品等交家属保管 □ 配合执行探视及陪伴
饮食	□ 正常规律饮食	□ 术前 12 小时禁食、禁水
排泄	□ 正常尿便 □ 记录尿量	□ 正常尿便 □ 记录尿量
活动	□ 正常活动	□ 正常活动

时间	住院第3~4天 （手术日）	住院第4~10天 （术后第1~7天）
医患配合	□ 配合评估手术效果 □ 配合检查意识、肢体等部位 □ 需要时，配合复查血液指标 □ 有任何不适请告知医师	□ 配合检查下肢肿胀等体征、伤口渗出等 □ 需要时，配合伤口换药 □ 配合拔除尿管 □ 配合伤口拆线
护患配合	□ 清晨测量体温、脉搏、呼吸、血压1次 □ 送手术室前，协助完成核对，带齐资料，脱去衣物，上手术车 □ 返回病房后，协助完成核对，配合抬患者上病床 □ 配合检查意识、肢体、各引流管，记出入量 □ 配合术后吸氧、监护仪监测、输液，注意各引流情况 □ 遵医嘱采取正确体位 □ 配合缓解疼痛 □ 有任何不适请告知护士	□ 配合定时测量生命体征 □ 配合检查下肢肿胀等体征、伤口渗出等 □ 接受输液、服药等治疗 □ 后期接受进食、进水等生活护理 □ 配合活动，预防皮肤压力伤 □ 注意活动安全，避免坠床或跌倒 □ 配合执行探视及陪伴
饮食	□ 术后6小时禁食、禁水	□ 根据医嘱，由禁食逐渐过渡到普食
排泄	□ 保留尿管	□ 保留尿管过渡到正常排尿 □ 避免便秘
活动	□ 卧床休息，保护管路 □ 患肢抬高，双下肢活动	□ 根据医嘱，平卧-半坐-下床活动 □ 注意保护伤口

时间	住院第 8~14 天 （出院日）
医患配合	□ 接受出院前指导 □ 知道复查程序 □ 继续下肢锻炼 □ 下床活动预防深静脉血栓 □ 患者使用弹力绷带
护患配合	□ 接受出院宣教 □ 办理出院手续 □ 获取出院诊断书 □ 获取出院带药 □ 知道服药方法、作用、注意事项 □ 知道护理伤口方法 □ 知道复印病历方法
饮食	□ 根据医嘱，饮食调整 □ 结合自身其他疾病调整饮食
排泄	□ 正常排尿便 □ 避免便秘
活动	□ 正常适度活动 □ 避免疲劳 □ 伤口结痂脱落前下肢佩戴弹力绷带 □ 伤口结痂脱落后下地佩戴医用弹力袜活动

附：原表单（2012 年版）

下肢静脉曲张临床路径表单

适用对象：第一诊断为下肢静脉曲张（ICD-10：I83）

　　　　　　行手术治疗（ICD-9-CM-3：38.59）

患者姓名：_____　性别：_____　年龄：_____　门诊号：_____　住院号：_____

住院日期：____年___月___日　出院日期：____年___月___日　标准住院日：8~14 天

时间	住院第 1 天	住院第 2~3 天
主要诊疗工作	□ 询问病史、体格检查 □ 病历书写 □ 开具化验和检查单 □ 上级医师查房及术前评估 □ 初步确定手术日期	□ 上级医师查房 □ 完成术前准备及评估 □ 完成术前小结、上级医师查房记录等 □ 根据体检以及辅助检查结果讨论制订手术方案 □ 必要的相关科室会诊 □ 签署手术同意书、自费用品同意书、输血同意书等文件 □ 向患者及家属交代围术期注意事项
重点医嘱	**长期医嘱：** □ 外科疾病护理常规 □ 二级护理 □ 饮食 **临时医嘱：** □ 血常规、尿常规、大便常规 □ 肝肾功能、电解质、凝血功能、感染性疾病筛查 □ 胸片、心电图、下肢血管彩超 □ 必要时下肢静脉造影	**长期医嘱：** □ 患者既往基础用药 **临时医嘱：** □ 必要的会诊意见及处理 □ 明日准备于◎硬膜外麻醉◎硬膜外蛛网膜下腔联合阻滞麻醉下行◎大隐静脉/小隐静脉高位结扎、抽剥或腔内激光烧灼术◎小腿曲张静脉切除/环缝/刨吸/电凝/激光闭锁治疗 □ 术前禁食、禁水 □ 备皮 □ 术前用药（苯巴比妥，阿托品） □ 准备预防性抗菌药物 □ 一次性导尿包（必要时）
主要护理工作	□ 介绍病房环境及设施 □ 告知手术相关注意事项 □ 告知医院规章制度 □ 入院护理评估	□ 宣传教育及心理护理 □ 执行术前医嘱 □ 心理护理
病情变异记录	□ 无　□ 有，原因： 1. 2.	□ 无　□ 有，原因： 1. 2.
护士签名		
医师签名		

时间	住院第 3~4 天 （手术日）	住院第 4~5 天 （术后第 1 天）
主要诊疗工作	□ 手术 □ 完成手术记录 □ 术后病程记录 □ 上级医师查房 □ 向患者及家属交代术后注意事项	□ 上级医师查房 □ 完成术后病程记录 □ 查看患肢情况及伤口 □ 观察生命体征变化
重点医嘱	**长期医嘱：** □ 今日在硬膜外麻醉◎腰硬联合麻醉下行◎大隐静脉/小隐静脉高位结扎、抽剥或腔内激光烧灼术◎小腿曲张静脉切除/环缝/刨吸/电凝/激光闭锁治疗 □ 下肢静脉曲张术后护理常规 □ 一级护理 □ 6 小时后普食 □ 抬高患肢 30° □ 口服肠溶阿司匹林 □ 观察患肢血运情况 **临时医嘱：** □ 吸氧（酌情） □ 补液（酌情） □ 抗菌药物	**长期医嘱：** □ 普食 □ 二级护理 **临时医嘱：** □ 止呕、镇痛药物 □ 根据情况决定是否补液 □ 抗菌药物：如体温正常，伤口情况良好，无明显红肿时可以停止抗菌药物治疗
主要护理工作	□ 观察生命体征、胃肠道反应及麻醉恢复情况 □ 观察患肢情况 □ 伤口渗出情况 □ 心理和生活护理	□ 指导患者术后功能锻炼 □ 观察患肢情况 □ 伤口渗出情况 □ 心理和生活护理
病情变异记录	□ 无 □ 有，原因： 1. 2.	□ 无 □ 有，原因： 1. 2.
护士签名		
医师签名		

时间	住院第 5~6 天 （术后第 2 天）	住院第 6~7 天 （术后第 3~4 天）	住院第 8~14 天 （出院日）
主要诊疗工作	□ 上级医师查房 □ 术后病程记录 □ 查看患肢情况及伤口 □ 观察生命体征变化	□ 上级医师查房 □ 术后病程记录 □ 查看患肢情况及伤口 □ 观察生命体征变化	□ 上级医师查房，进行伤口评估，决定是否可以出院 □ 完成出院记录、病案首页、出院证明等文件 □ 交代出院后注意事项，如复查时间、出现疾病意外情况时的处理等
重点医嘱	长期医嘱： □ 二级护理 □ 普通饮食 临时医嘱： □ 伤口换药	长期医嘱： □ 二级或三级护理 □ 根据患者情况治疗 临时医嘱： □ 视具体情况而定	临时医嘱： □ 拆线、换药 □ 出院带药
主要护理工作	□ 指导患者术后功能锻炼 □ 观察患肢情况 □ 伤口渗出情况 □ 心理和生活护理	□ 指导患者术后功能锻炼 □ 观察患肢情况 □ 伤口渗出情况 □ 心理和生活护理	□ 指导办理出院手续
病情变异记录	□ 无　□ 有，原因： 1. 2.	□ 无　□ 有，原因： 1. 2.	□ 无　□ 有，原因： 1. 2.
护士签名			
医师签名			

第十五章　高血压脑出血临床路径释义

一、高血压脑出血编码

疾病名称及编码：高血压脑出血 ICD-10：I61.902

手术操作及编码：开颅血肿清除术 ICD-9-CM-3：01.24

二、临床路径检索办法

I61.902 伴（01.24）

三、高血压脑出血外科治疗临床路径标准住院流程

（一）适用对象

第一诊断为高血压脑出血（ICD-10：I61.902）

行开颅血肿清除术（ICD-9-CM-3：01.24）。

> **释义**
>
> ■ 适用对象编码参见第一部分。
>
> ■ 本路径适用对象为明确高血压病史所致的原发性脑出血，包括基底节出血、丘脑出血、脑叶出血、小脑出血、脑干出血。不包括脑动脉瘤、脑动静脉畸形、淀粉变性样脑病、海绵状血管畸形、溶栓治疗、抗血小板治疗、凝血功能障碍、脑肿瘤、脑血管炎、烟雾病、静脉窦血栓形成、缺血性脑卒中出血转化等所致脑出血。
>
> ■ 根据高血压脑出血部位的不同，脑出血的手术入路也各不相同，包括颞中回入路、颞下入路，翼点入路、三角区入路、顶间沟入路、枕下后正中入路、枕下旁正中入路。各临床单位可根据本单位所熟悉的手术入路结合出血部位做出不同部位出血行不同手术入路的临床路径。

（二）诊断依据

根据《临床诊疗指南——神经外科学分册》（中华医学会编著，人民卫生出版社）、《临床技术操作规范——神经外科分册》（中华医学会编著，人民军医出版社）、《王忠诚神经外科学》（王忠诚主编，湖北科学技术出版社）、《神经外科学》（赵继宗主编，人民卫生出版社）。

1. 病史：明确的高血压病史和急性颅内压增高症状，常出现剧烈头痛、头晕及呕吐，严重患者可出现意识障碍。

2. 体格检查：根据不同的出血部位，可以出现一些相应的神经系统症状，如不同程度的偏瘫、偏身感觉障碍、偏盲、瞳孔改变等。

（1）壳核出血：高血压脑出血最好发部位，先出现对侧肢体偏瘫，严重时可进展为昏迷，甚至死亡。

（2）丘脑出血：一般出现对侧半身感觉障碍，当内囊出血时也出现偏瘫症状。

（3）小脑出血：由于出血对脑干的直接压迫，患者先出现昏迷而非先出现偏瘫。

（4）脑叶出血：症状因血肿所在脑叶不同而有所差异，如额叶可出现对侧偏瘫，多发生于上肢，而下肢和面部较轻；顶叶可出现对侧半身感觉障碍；枕叶可出现同侧眼痛和对侧同向偏盲；颞叶出血如发生在优势半球，可出现语言不流利和听力障碍。

3. 辅助检查

（1）头颅 CT 扫描：高血压脑出血的首选检查，明确出血部位和体积，血肿呈高密度影；

（2）头颅 MRI 扫描：不作为首选检查，有助于鉴别诊断。

> **释义**
>
> ■ 高血压脑出血需有明确的高血压病史，入院时血压收缩压多超过 160mmHg。由于出血部位、血肿的大小以及出血部位的不同，高血压脑出血的临床表现各异。主要为急性颅内压增高症状，头痛、呕吐等，严重时出现意识障碍及局灶体征，如偏瘫、偏身感觉障碍、失语、偏盲、瞳孔改变等。
>
> ■ 头颅 CT 平扫和明确出血的位置、大小以及和血肿周围组织如神经、血管、丘脑、脑干、小脑等重要结构的关系及受压情况。头颅 MRI 可帮助诊断排查部分较大的动静脉畸形，血肿吸收后排查海绵状血管畸形。
>
> ■ 头颅血管检查：有助于了解脑出血病因，排除其他原因所致脑出血。常用检查包括 CTA、MRA、CTV、MRV、DSA 等。

（三）选择治疗方案的依据

根据《临床诊疗指南——神经外科学分册》（中华医学会编著，人民卫生出版社）、《临床技术操作规范-神经外科分册》（中华医学会编著，人民军医出版社）、《王忠诚神经外科学》（王忠诚主编，湖北科学技术出版社）、《神经外科学》（赵继宗主编，人民卫生出版社）。

1. 开颅血肿清除术手术适应证

（1）患者出现意识障碍，双侧瞳孔不等大等脑疝表现。

（2）幕上血肿量>30ml，中线构造移位>5mm，侧脑室受压明显。

（3）幕下血肿量>10ml，脑干或第四脑室受压明显。

（4）经内科保守治疗无效，血肿量逐渐增加，无手术绝对禁忌证。

2. 禁忌证

（1）有严重心脏病或严重肝肾性能不全等，全身状况差，不能耐受手术者。

（2）脑疝晚期。

3. 手术风险较大者（高龄、妊娠期、合并较严重内科疾病），需向患者或家属交待病情；如不同意手术，应当充分告知风险，履行签字手续，并予严密观察。

> **释义**
>
> ■ 临床突发脑出血幕上血肿量>30ml，中线结构移位>5mm，侧脑室受压明显，幕下血肿量>10ml，脑干或第四脑室受压明显，或保守治疗血肿增加，并出现颅内压升高表现的患者，

符合任何一条均可以行开颅血肿清除手术治疗，应向患者解释各种治疗方法的利弊以共同制定治疗方案。对于脑出血后出现意识障碍，双侧瞳孔不等大等脑疝患者，应立即行开颅手术治疗，争分夺秒开颅手术清除血肿降低颅内压。根据出血部位的不同，手术入路也各不相同，各临床单位可根据本单位所熟悉的手术入路结合出血部位做出不同部位出血行不同手术入路的临床路径。

■ 因病情危重、由于患者本身的原因或医疗条件的限制不适合采用手术治疗的患者，要向患者提供其他治疗方式的选择，有必要时可考虑血肿碎吸术，履行医师的告知义务和患者对该病的知情权。

■ 本病是急性发病，对出现急性高颅压症状并除外手术禁忌证的患者都应行考虑行急诊手术。

■ 对于有凝血功能障碍、严重心脏病或严重肝肾功能不全等，全身情况差，不能耐受手术者、晚期脑疝 [通常指双侧瞳孔散大、或（和）无自主呼吸、或（和）血压需升压药物维持等] 患者不宜行开颅手术治疗，如家属治疗意愿非常坚决，可考虑血肿碎吸术。

■ 对于高龄患者（>80岁），或伴有心肺功能不全，妊娠，糖尿病等合并症患者，手术风险甚大，参考麻醉科医生会诊意见，需详细向患者家属告知，有必要时可由科主任、主管医师手术与患者家属行双签字。

（四）标准住院日为≤22天

释义

■ 高血压脑出血患者入院后，急诊完成常规检查后立即急诊手术治疗，术后7天防治颅内并发症，术后7~14防治机体其他并发症，术后14~21天功能恢复期，总住院时间小于22天的均符合本路径要求。

（五）进入路径标准

1. 第一诊断必须符合 ICD-10：I61.902 高血压脑出血疾病编码。

2. 当患者合并其他疾病，但住院期间不需要特殊处理也不影响第一诊断的临床路径流程实施时，可以进入路径；脑疝晚期患者不进入此路径。

释义

■ 本路径适用于高血压脑出血，包括基底节区出血，丘脑出血，脑叶出血，小脑出血，脑干出血，脑室出血。不包括头外伤、动脉瘤、脑动静脉畸形、海绵状血管畸形、肿瘤脑卒中、脑梗死出血转化引起的脑出血。

■ 患者如果合并糖尿病、冠心病、慢阻肺、慢性肾病等其他慢性疾病，需要术前对症治疗时，如果不影响急诊麻醉和手术，可进入本路径。上述慢性疾病如果需要经治疗稳定后才能手术，或因抗凝、抗血小板治疗等术前需特殊准备的，先进入其他相应内科疾病的诊疗路径。

（六）术前准备（入院当天）

1. 必须的检查项目

（1）血常规、尿常规。

（2）血型、凝血功能、肝功能、肾功能、血电解质、血糖、感染性疾病筛查（乙型肝炎、丙型肝炎、艾滋病、梅毒等）。

（3）心电图。

（4）头颅 CT 扫描。

2. 根据患者病情，必要时 DSA、MRI、胸部 X 线平片进行鉴别诊断。

> **释义**
>
> ■必查项目是确保手术治疗安全、有效、迅速开展的基础，术前必须完成（胸部 X 线平片可根据患者病情酌情选择）。头颅 CT 的检查是为了明确出血大小，部位、周围组织受压情况，并初步排除脑血管病、脑肿瘤和头外伤后的脑内出血，确定手术指证和入路及范围。根据病情需要，可选择性完成脑血管造影、CTA 及 MRI 等检查和治疗。
>
> ■为缩短患者术前等待时间，检查项目最好在急诊完成。
>
> ■高龄患者或有心肺功能异常患者，术前根据病情增加心脏彩超、肺功能、血气分析等检查。

（七）预防性抗菌药物选择与使用时机

1. 抗菌药物：按照《抗菌药物临床应用指导原则》（卫医发〔2004〕285 号）选择用药。建议使用第一、第二代头孢菌素，头孢曲松等；明确感染患者，可根据药物敏感试验结果调整抗菌药物。

（1）推荐使用头孢唑林钠肌内或静脉注射。①成人：0.5~1g/次，一日 2~3 次。②对本药或其他头孢菌素类药过敏者，对青霉素类药有过敏性休克史者禁用；肝肾功能不全者、有胃肠道疾病史者慎用。③使用本药前需进行皮肤过敏试验。

（2）推荐头孢呋辛钠肌内或静脉注射。①成人：0.75~1.5 克/次，一日 3 次。②肾功能不全患者按照肌酐清除率制订给药方案：肌酐清除率>20ml/min 者，每日 3 次，每次 0.75~1.5g；肌酐清除率 10~20ml/min 患者，每次 0.75g，一日 2 次；肌酐清除率<10ml/min 患者，每次 0.75g，一日 1 次。③对本药或其他头孢菌素类药过敏者，对青霉素类药有过敏性休克史者禁用；肝肾功能不全者、有胃肠道疾病史者慎用。④使用本药前需进行皮肤过敏试验。

（3）推荐头孢曲松钠肌内注射、静脉注射或静脉滴注。①成人：1g/次，一次肌内注射或静脉滴注。②对本药或其他头孢菌素类药过敏者，对青霉素类药有过敏性休克史者禁用；肝肾功能不全者、有胃肠道疾病史者慎用。

2. 预防性用抗菌药物，时间为术前 0.5 小时，手术超过 3 小时加用 1 次抗菌药物；总预防性用药时间一般不超过 24 小时，个别情况可延长至 48 小时。

> **释义**
>
> ■如不放置术后引流管，高血压脑出血手术属于 I 类切口，但由于术中可能用到人工止血材料、颅骨固定装置，且开颅手术对手术室层流的无菌环境要求较高，一旦感染可导致严重后果。因此可按规定适当预防性和术后应用抗菌药物，通常选用第一、第二代头孢。术后留有引流的患者按照常规神经外科二类手术处理。
>
> ■对手术时间较长的患者，术中可加用一次抗菌药物。

（八）手术日为入院当天

1. 麻醉方式：全身麻醉。
2. 手术方式：开颅血肿清除术，有条件医院在显微镜下行血肿清除，如血肿破入脑室，阻塞脑脊液循环，发生脑积水，同时行脑室外引流术。
3. 手术置入物：颅骨固定材料、引流管系统。
4. 术中用药：脱水药、降压药、抗菌药物，酌情使用抗癫痫药物及激素。
5. 输血：根据手术失血情况决定。

释义

■ 本路径规定的手术入路均是在全身麻醉下实施。

■ 严密缝合硬脑膜，对于硬脑膜缺损较大或者术后脑压较高，需要减张缝合硬膜者，可根据情况用人工硬脑膜或自身骨膜修补。颅骨固定可采用颅骨锁或其他固定材料。术后可以安放颅内引流管。术前用抗菌药物参考《抗菌药物临床应用指导原则》执行。对手术时间较长的患者，术中可加用一次抗菌药物。

■ 手术是否输血依照术中出血量而定，可根据医院条件采用自体血回输系统，必要时输异体血。

■ 若术中发现脑出血系脑动脉瘤、脑动静脉畸形及海绵状血管畸形、脑肿瘤等所致，退出本临床路径。如本单位无处理上述疾病的条件，可以在清除血肿、脑压下降、无活动性出血情况下暂行关颅，留置引流，术后平稳后转诊至上级单位继续治疗。

（九）术后住院恢复≤21 天

1. 必须复查的检查项目：术后 24 小时之内及出院前根据具体情况复查头颅 CT，了解颅内情况；化验室检查包括血常规、肝肾功能、血电解质等。
2. 根据患者病情，可行血气分析、胸部 X 线平片、B 超等检查。
3. 每 2~3 天手术切口换药 1 次。
4. 术后 7 天拆除手术切口缝线，或根据病情酌情延长拆线时间。
5. 术后根据患者病情行气管切开术。
6. 术后早期患肢被动功能锻炼。

释义

■ 术后可根据患者恢复情况做必须复查的检查项目，并根据病情变化增加检查的频次。复查项目并不仅局限于路径中的项目，建议术后当日或次日复查头颅 CT 了解术后有无再出血、残留血肿、脑梗死和脑水肿情况，出院前可查头颅 CTA 或 MRI。根据术前患者的病情安排血气分析、胸部 X 线平片、B 超、血液生化等检查。

■ 术后短期使用激素配合脱水剂，可以减轻脑水肿，但长期使用激素会增加感染、血糖增高、切口愈合不良的并发症。

■ 术后患者昏迷，排痰不畅，肺部感染发生概率明显增高或已发生感染者，应尽早行气管切开。

■ 术后 24 小时内必须换药 1 次，注意观察切口情况。

（十）出院标准

1. 患者病情稳定，生命体征平稳。
2. 体温正常，与手术相关各项化验无明显异常。
3. 手术切口愈合良好。
4. 仍处于昏迷状态的患者，如生命体征平稳，经评估不能短时间恢复者，没有需要住院处理的并发症和（或）合并症，可以转院继续康复治疗。

> **释义**
>
> ■ 主管医师应在出院前，通过复查的各项检查并结合患者恢复情况决定是否能出院。如果出现术后再出血、脑水肿、脑梗死、颅内感染或肺部感染等需要继续留院治疗的情况，或患者持续昏迷状态，超出了路径所规定的时间，应先处理并发症并符合出院条件后再准许患者出院。

（十一）变异及原因分析

1. 术中或术后继发手术部位或其他部位的颅内血肿、脑水肿、脑梗死等并发症，严重者需要二次手术，导致住院时间延长、费用增加。
2. 术后切口、颅内感染，出现严重神经系统并发症，导致住院时间延长、费用增加。
3. 术后继发其他内、外科疾病，如肺部感染、下肢深静脉血栓、应激性溃疡等，需进一步诊治，导致住院时间延长。

> **释义**
>
> ■ 对于术后出血，脑梗死及脑水肿患者，如果出现颅内高压，需要二次手术治疗，术后并发症出现较多，住院时间较长。
>
> ■ 术后出现颅内感染，肺部感染，且患者持续昏迷，一般情况较差，感染控制困难，导致患者住院时间延长。
>
> ■ 术后病情变化超出医疗单位处理能力，可在保障转运安全、征得家属同意的前提下向专科或者上级医院转诊。
>
> ■ 同时出现变异的原因很多，除了包括路径中所描述的各种术后并发症，还包括医疗、护理、患者、环境等多方面的变异原因，为便于总结和在工作中不断完善和修订路径，应将变异原因归纳、总结，以便重新修订路径时作为参考。

（十二）参考费用标准

单纯血肿清除费用 15000~20000 元。

四、高血压脑出血临床路径给药方案

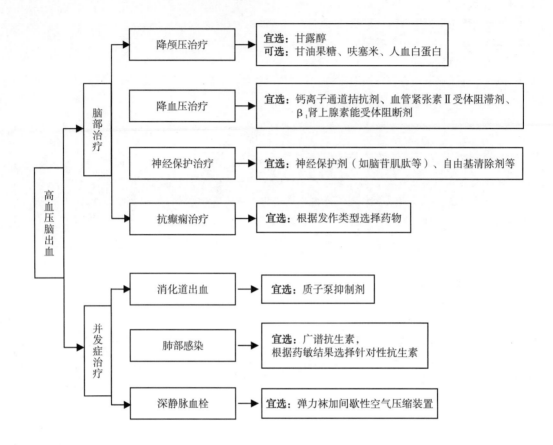

【用药选择】

1. 降颅压治疗首选甘露醇，若患者存在肾功能异常等禁忌证，则可选择甘油果糖、呋塞米、人血白蛋白等治疗。

2. 血压增高不是高血压性脑出血患者的手术禁忌，经全身麻醉后多可保障术中血压平稳。术后降压治疗急性期参考高血压性脑出血内科治疗临床路径释义，急性期过后再逐步过渡到口服降压药，可在内科、神经内科医师参与下根据患者血压情况调整给药剂量与给药速度。

【药学提示】

1. 甘露醇易导致肾功能异常，治疗过程中应监测肾脏功能；

2. 脱水降颅压治疗易导致电解质紊乱，应监测电解质紊乱。

【注意事项】

高血压脑出血术后恢复期较长，并发症较多，治疗中应注意全身情况。

五、推荐表单

（一）医师表单

高血压脑出血临床路径医师表单

适用对象：**第一诊断为高血压脑出血**（ICD-10：I61.902）

　　　　　　行开颅血肿清除术（ICD-9-CM-3：01.24）

患者姓名：_____ 性别：_____ 年龄：_____ 门诊号：_____ 住院号：_____

住院日期：____年___月___日 出院日期：____年___月___日 标准住院日：≤21天

时间	住院第1日 （手术当天）	住院第2日 （术后第1天）	住院第3日 （术后第2天）	住院第4日 （术后第3天）
主要诊疗工作	□ 病史采集，体格检查 □ 完成病历书写、相关检查 □ 制订治疗方案 □ 术前准备 □ 向患者和（或）家属交代病情，签手术知情同意书 □ 准备急诊手术 □ 临床观察神经系统功能情况	□ 临床观察生命体征变化及神经功能恢复情况 □ 复查头CT，评价结果并行相应措施 □ 复查血生化及血常规 □ 根据病情考虑是否需要气管切开或拔除气管插管 □ 观察切口敷料情况，伤口换药 □ 完成病程记录	□ 临床观察生命体征变化及神经功能恢复情况 □ 观察切口敷料情况，手术切口换药 □ 根据病情考虑是否要气管切开 □ 如果有引流，观察引流液性状及引流量，若引流不多，应予以拔除 □ 完成病程记录	□ 临床观察生命体征变化及神经功能恢复情况 □ 观察切口敷料情况 □ 完成病程记录 □ 根据患者病情，考虑停用抗菌药物；有感染征象患者，根据药敏试验结果调整药物
重点医嘱	**长期医嘱：** □ 一级护理 □ 术前禁食、禁水 □ 监测血压 **临时医嘱：** □ 血常规、血型，尿常规 □ 凝血功能、肝肾功能、血电解质、血糖、感染性疾病筛查 □ 胸部X线平片（酌情），心电图 □ 头颅CT □ 心、肺功能检查（酌情）	**长期医嘱：** □ 一级护理 □ 术后流食或鼻饲肠道内营养 □ 监测生命体征 □ 脱水等对症支持治疗 **临时医嘱：** □ 头颅CT □ 血常规、生化及凝血功能	**长期医嘱：** □ 一级护理 □ 术后流食或鼻饲肠道内营养 □ 监测生命体征 □ 脱水等对症支持治疗	**长期医嘱：** □ 一级护理 □ 根据病情更改饮食及增加肠道内营养 □ 监测生命体征 □ 脱水等对症支持治疗
病情变异记录	□ 无 □ 有，原因： 1. 2.	□ 无 □ 有，原因： 1. 2.	□ 无 □ 有，原因： 1. 2.	□ 无 □ 有，原因： 1. 2.
医师签名				

时间	住院第5日 （术后第4天）	住院第6日 （术后第5天）	住院第7日 （术后第6天）	住院第8日 （术后第7天）
主要诊疗工作	□ 临床观察生命体征变化及神经功能恢复情况 □ 观察切口敷料情况，手术切口换药 □ 复查头部CT（病情平稳者可免） □ 完成病程记录	□ 临床观察生命体征变化及神经功能恢复情况 □ 观察切口敷料情况 □ 完成病程记录	□ 临床观察生命体征变化及神经功能恢复情况 □ 观察切口敷料情况 □ 完成病程记录	□ 根据切口情况予以拆线 □ 临床观察神经功能恢复情况 □ 复查头部CT □ 完成病程记录
重点医嘱	长期医嘱： □ 一级护理 □ 根据病情更改饮食及增加肠道内营养 □ 监测生命体征 □ 脱水对症支持治疗 临时医嘱： □ 头颅CT □ 血常规、生化、凝血功能	长期医嘱： □ 一级护理 □ 根据病情更改饮食及增加肠道内营养 □ 监测生命体征 □ 脱水对症支持治疗	长期医嘱： □ 一级护理 □ 根据病情更改饮食及增加肠道内营养 □ 监测生命体征 □ 脱水对症支持治疗	长期医嘱： □ 一级或二级护理 □ 术后普食或继续肠道内营养 临时医嘱： □ 血常规、生化、凝血功能 □ 头颅CT
病情变异记录	□ 无 □ 有，原因： 1. 2.	□ 无 □ 有，原因： 1. 2.	□ 无 □ 有，原因： 1. 2.	□ 无 □ 有，原因： 1. 2.
医师签名				

时间	住院第9~11日 （术后第8~10天）	住院第12~14日 （术后第11~13天）	住院第15~18日 （术后第14~17天）	住院第19~21日 （术后第18~20天）
主要诊疗工作	□ 临床观察神经功能恢复情况 □ 完成病程记录 □ 查看化验结果	□ 临床观察神经功能恢复情况 □ 观察切口情况 □ 完成病程记录	□ 临床观察神经功能恢复情况 □ 复查头颅CT □ 复查实验室检查，如血常规、血生化、凝血功能 □ 完成病程记录	□ 临床观察神经功能恢复情况 □ 完成病程记录 □ 确定患者能否出院 □ 向患者交代出院注意事项、复查日期 □ 通知出院处 □ 开出院诊断书 □ 完成出院记录
重点医嘱	长期医嘱： □ 一级或二级护理 □ 术后普食或继续肠道内营养	长期医嘱： □ 一级或二级护理 □ 术后普食或继续肠道内营养	长期医嘱： □ 一级或二级护理 □ 术后普食或继续肠道内营养 临时医嘱： □ 血常规、生化、凝血功能 □ 头颅CT	长期医嘱： □ 一级或二级护理 □ 术后普食或继续肠道内营养
病情变异记录	□ 无　□ 有，原因： 1. 2.	□ 无　□ 有，原因： 1. 2.	□ 无　□ 有，原因： 1. 2.	□ 无　□ 有，原因： 1. 2.
医师签名				

（二）护士表单

高血压脑出血临床路径护士表单

适用对象：**第一诊断为高血压脑出血**（ICD-10：I61.902）

行开颅血肿清除术（ICD-9-CM-3：01.24）

患者姓名：_____ 性别：_____ 年龄：_____ 门诊号：_____ 住院号：_____

住院日期：____年__月__日 出院日期：____年__月__日 标准住院日：≤21天

时间	住院第1日 （手术当天）	住院第2日 （术后第1天）	住院第3日 （术后第2天）	住院第4日 （术后第3天）
健康宣教	**入院宣教** □ 介绍主管医生、护士 □ 介绍环境、设施、制度 □ 介绍住院注意事项 **术前宣教** □ 疾病知识、术前准备及手术过程 □ 准备物品、沐浴 □ 术后可能出现的情况及应对方式	**术后当日宣教** □ 告知监护设备、管路功能及注意事项 □ 告知饮食、体位要求 □ 告知疼痛注意事项 □ 告知术后可能出现的情况及应对方式 □ 告知用药情况 □ 给予患者及家属心理支持 □ 再次明确探视陪伴须知	**术后宣教** □ 药物作用及频率 □ 饮食、活动指导 □ 复查患者或家属对宣教内容的掌握程度 □ 控制血压相关注意事项	**术后宣教** □ 药物作用及频率 □ 饮食、活动、康复指导 □ 复查患者或家属对宣教内容的掌握程度 □ 控制血压相关注意事项 □ 疾病恢复期注意事项
护理处置	**入院一般处置** □ 核对病人，佩戴腕带 □ 建立入院护理病历 □ 卫生处置：剪指（趾）甲、擦浴，更换病号服 **送手术** □ 摘除患者各种活动物品 □ 核对患者资料及带药 □ 填写手术交接单，签字确认	**接手术** □ 核对患者及资料，签字确认 **一般护理** □ 保持适宜环境 □ 限制探视	**一般护理** □ 保持适宜环境 □ 限制探视 □ 协助CT复查及相关检查	**一般护理** □ 保持适宜环境 □ 限制探视 □ 协助CT复查及相关检查
基础护理	□ 一级护理 □ 卧位护理：协助翻身、床上移动、预防压疮 □ 排泄护理 □ 患者安全管理	□ 一级护理 □ 卧位护理：协助翻身、床上移动、预防压疮 □ 排泄护理 □ 患者安全管理	□ 一级护理 □ 晨晚间护理 □ 术后流食或鼻饲肠道内营养 □ 协助翻身、床上移动、预防压疮 □ 排泄护理 □ 指导协助床上温水擦浴 □ 指导或协助生活护理 □ 患者安全管理	□ 一级护理 □ 晨晚间护理 □ 术后流食或鼻饲肠道内营养 □ 协助翻身、床上移动、预防压疮 □ 排泄护理 □ 指导床上温水擦浴 □ 指导或协助更衣 □ 患者安全管理

时间	住院第1日 （手术当天）	住院第2日 （术后第1天）	住院第3日 （术后第2天）	住院第4日 （术后第3天）
专科护理	**入院急诊处置** □ 吸氧、心电监护 □ 保持呼吸道通畅 □ 降低颅内压措施 □ 血压管理 □ 必要时保留尿管 □ 病情观察 **专科评估** □ 护理查体 □ 瞳孔、意识监测 □ 需要时，填写跌倒及压疮防范表 □ 制定护理计划单 **术前准备** □ 协助医生完成术前检查化验 □ 配血、抗菌药物皮试 □ 备皮剃头 □ 禁食、禁水	**专科评估、观察记录** □ 心电监护 □ q2h 评估生命体征、瞳孔、意识、体征、肢体活动、皮肤情况、伤口敷料、各种引流管情况、出入量、有无脑神经功能障碍，必要时监测颅内压 **专科治疗措施** □ 吸氧 □ 保持呼吸道通畅 □ 血压管理 □ 遵医嘱予脱水、抗感染、止血、营养神经、预防脑血管痉挛、营养支持等治疗，必要时予镇静镇痛治疗	**专科评估、观察记录** □ 心电监护 □ q2h 评估生命体征、瞳孔、意识、体征、肢体活动、皮肤情况、伤口敷料、各种引流管情况、出入量、有无脑神经功能障碍，必要时监测颅内压 **专科治疗措施** □ 吸氧 □ 保持呼吸道通畅 □ 血压管理 □ 遵医嘱予脱水、抗感染、止血、营养神经、预防脑血管痉挛、营养支持等治疗，必要时予镇静镇痛治疗	**专科评估、观察记录** □ 心电监护 □ q2h 评估生命体征、瞳孔、意识、体征、肢体活动、皮肤情况、伤口敷料、各种引流管情况、出入量、有无脑神经功能障碍，必要时监测颅内压 **专科治疗措施** □ 吸氧 □ 保持呼吸道通畅 □ 血压管理 □ 遵医嘱予脱水、抗感染、止血、营养神经、预防脑血管痉挛、营养支持等治疗
重点医嘱	长期医嘱： □ 一级护理 □ 术前禁食水 　监测血压	长期医嘱： □ 一级护理 □ 术后流食或鼻饲肠道内营养 □ 监测生命体征 □ 脱水等对症支持治疗	长期医嘱： □ 一级护理 □ 术后流食或鼻饲肠道内营养 □ 监测生命体征 □ 脱水等对症支持治疗 临时医嘱： □ 头颅 CT 　血常规、生化及凝血功能	长期医嘱： □ 一级护理 □ 术后流食或鼻饲肠道内营养 □ 监测生命体征 □ 脱水等对症支持治疗
病情变异记录	□ 无　□ 有，原因： 1. 2.	□ 无　□ 有，原因： 1. 2.	□ 无　□ 有，原因： 1. 2.	□ 无　□ 有，原因： 1. 2.
护士签名				

时间	住院第5日（术后第4天）	住院第6日（术后第5天）	住院第7日（术后第6天）	住院第8日（术后第7天）
健康宣教	**术后宣教** □ 药物作用及频率 □ 饮食、活动、康复指导 □ 复查患者或家属对宣教内容的掌握程度 □ 控制血压相关注意事项 □ 疾病恢复期注意事项	**术后宣教** □ 药物作用及频率 □ 饮食、活动、康复指导 □ 控制血压相关注意事项 □ 复查患者或家属对宣教内容的掌握程度 □ 疾病恢复期注意事项	**术后宣教** □ 药物作用及频率 □ 饮食、活动、康复指导 □ 控制血压相关注意事项 □ 复查患者或家属对宣教内容的掌握程度 □ 疾病恢复期注意事项	**术后宣教** □ 药物作用及频率 □ 饮食、活动、康复指导 □ 控制血压相关注意事项 □ 复查患者或家属对宣教内容的掌握程度 □ 疾病恢复期注意事项
护理处置	□ 一般护理 □ 保持适宜环境 □ 限制探视 □ 协助CT复查及相关检查	□ 一般护理 □ 保持适宜环境 □ 限制探视 □ 协助CT复查及相关检查 □ 夹闭尿管，锻炼膀胱功能	□ 一般护理 □ 保持适宜环境 □ 限制探视 □ 协助CT复查及相关检查 □ 夹闭尿管，锻炼膀胱功能	□ 一般护理 □ 保持适宜环境 □ 限制探视 □ 协助CT复查及相关检查 □ 夹闭尿管，锻炼膀胱功能
基础护理	□ 一级护理 □ 晨晚间护理 □ 术后流食或鼻饲肠道内营养 □ 协助翻身、床上移动、预防压疮 □ 排泄护理 □ 指导床上温水擦浴 □ 指导或协助更衣 □ 患者安全管理	□ 一级护理 □ 晨晚间护理 □ 术后流食或鼻饲肠道内营养 □ 协助翻身、床上移动、预防压疮 □ 排泄护理 □ 指导或协助生活护理 □ 患者安全管理	□ 一级护理 □ 晨晚间护理 □ 术后流食或鼻饲肠道内营养 □ 协助翻身、床上移动、预防压疮 □ 排泄护理 □ 指导或协助生活护理 □ 患者安全管理	□ 一级护理 □ 晨晚间护理 □ 术后流食或鼻饲肠道内营养 □ 协助翻身、床上移动、预防压疮 □ 排泄护理 □ 指导或协助生活护理 □ 患者安全管理
专科护理	**专科评估、观察记录** □ 心电监护 □ q2h评估生命体征、瞳孔、意识、体征、肢体活动、皮肤情况、伤口敷料、各种引流管情况、出入量、有无脑神经功能障碍，必要时监测颅内压 **专科治疗措施** □ 吸氧 □ 保持呼吸道通畅 □ 血压管理 □ 遵医嘱予脱水、抗感染、止血、营养神经、预防脑血管痉挛、营养支持等治疗	**专科评估、观察记录** □ 需要时，心电监护，q2h评估病情并记录 **专科治疗措施** □ 需要时，吸氧 □ 保持呼吸道通畅 □ 血压管理 □ 遵医嘱予脱水、抗感染、止血、营养神经、预防脑血管痉挛、营养支持等治疗	**专科评估、观察记录** □ 需要时，心电监护，q2h评估病情并记录 **专科治疗措施** □ 需要时，吸氧 □ 保持呼吸道通畅 □ 血压管理 □ 遵医嘱予脱水、抗感染、止血、营养神经、预防脑血管痉挛、营养支持等治疗	**专科评估、观察记录** □ 需要时，心电监护，q2h评估病情并记录 **专科治疗措施** □ 需要时，吸氧 □ 保持呼吸道通畅 □ 血压管理 □ 遵医嘱予脱水、抗感染、止血、营养神经、预防脑血管痉挛、营养支持等治疗

续 表

时间	住院第5日 （术后第4天）	住院第6日 （术后第5天）	住院第7日 （术后第6天）	住院第8日 （术后第7天）
重点医嘱	长期医嘱： □ 一级护理 □ 术后流食或鼻饲肠道内营养 □ 监测生命体征 □ 脱水等对症支持治疗	长期医嘱： □ 一级护理 □ 根据病情更改饮食及增加肠道内营养 □ 监测生命体征 □ 脱水对症支持治疗 临时医嘱： □ 头颅CT □ 血常规、生化、凝血功能	长期医嘱： □ 一级护理 □ 根据病情更改饮食及增加肠道内营养 □ 监测生命体征 □ 脱水对症支持治疗 临时医嘱： □ 头颅CT □ 血常规、生化、凝血功能	长期医嘱： □ 一级护理 □ 根据病情更改饮食及增加肠道内营养 □ 监测生命体征 □ 脱水对症支持治疗 临时医嘱： □ 头颅CT □ 血常规、生化、凝血功能
病情变异记录	□ 无 □ 有，原因： 1. 2.	□ 无 □ 有，原因： 1. 2.	□ 无 □ 有，原因： 1. 2.	□ 无 □ 有，原因： 1. 2.
护士签名				

时间	住院第 9~11 日 （术后第 8~10 天）	住院第 12~14 日 （术后第 11~13 天）	住院第 15~18 日 （术后第 14~17 天）	住院第 19~21 日 （术后第 18~20 天）
健康宣教	**术后宣教** □ 药物作用及频率 □ 饮食、活动、康复指导 □ 控制血压相关注意事项 □ 复查患者或家属对宣教内容的掌握程度 □ 疾病恢复期注意事项	**术后宣教** □ 药物作用及频率 □ 饮食、活动、康复指导 □ 控制血压相关注意事项 □ 复查患者或家属对宣教内容的掌握程度 □ 疾病恢复期注意事项	**术后宣教** □ 药物作用及频率 □ 饮食、活动、康复指导 □ 控制血压相关注意事项 □ 复查患者或家属对宣教内容的掌握程度 □ 疾病恢复期注意事项	**出院宣教** □ 复查时间 □ 服药方法 □ 饮食、活动休息 □ 控制血压相关注意事项 □ 康复训练 □ 指导办理出院手续
护理处置	□ 一般护理 □ 保持适宜环境 □ 限制探视 □ 协助 CT 复查及相关检查	□ 一般护理 □ 保持适宜环境 □ 限制探视 □ 协助 CT 复查及相关检查	□ 一般护理 □ 保持适宜环境 □ 限制探视 □ 协助 CT 复查及相关检查	□ 办理出院手续 □ 书写出院小结
基础护理	□ 一级护理或二级护理 □ 普食或继续肠道内营养 □ 指导或协助翻身、床上移动、预防压疮 □ 排泄护理 □ 指导或协助生活护理 □ 患者安全管理	□ 一级护理或二级护理 □ 普食或继续肠道内营养 □ 指导或协助翻身、床上移动、预防压疮 □ 排泄护理 □ 指导或协助生活护理 □ 患者安全管理	□ 一级护理或二级护理 □ 普食或继续肠道内营养 □ 指导或协助翻身、床上移动、预防压疮 □ 排泄护理 □ 指导或协助生活护理 □ 患者安全管理	□ 一级护理或二级护理 □ 普食或继续肠道内营养 □ 指导或协助生活护理 □ 患者安全管理
专科护理	**专科评估、观察记录** □ 评估意识、瞳孔、生命体征、神经功能、切口情况等。 **专科治疗措施** □ 需要时，吸氧 □ 保持呼吸道通畅 □ 血压管理 □ 必要时，遵医嘱予脱水、营养神经、营养支持等治疗	**专科评估、观察记录** □ 评估意识、瞳孔、生命体征、神经功能、切口情况等。 **专科治疗措施** □ 需要时，吸氧 □ 保持呼吸道通畅 □ 血压管理 □ 必要时，遵医嘱予脱水、营养神经、营养支持等治疗	**专科评估、观察记录** □ 评估意识、瞳孔、生命体征、神经功能、切口情况等。 **专科治疗措施** □ 需要时，吸氧 □ 保持呼吸道通畅 □ 血压管理 □ 必要时，遵医嘱予脱水、营养神经、营养支持等治疗	**专科评估、观察记录** □ 评估意识、瞳孔、生命体征、神经功能、切口情况等。
重点医嘱	**长期医嘱：** □ 一级或二级护理 □ 术后普食或继续肠道内营养 **临时医嘱：** □ 头颅 CT □ 血常规、生化、凝血功能	**长期医嘱：** □ 一级或二级护理 □ 术后普食或继续肠道内营养 **临时医嘱：** □ 头颅 CT □ 血常规、生化、凝血功能	**长期医嘱：** □ 一级或二级护理 □ 术后普食或继续肠道内营养 **临时医嘱：** □ 头颅 CT □ 血常规、生化、凝血功能	**长期医嘱：** □ 一级或二级护理 □ 术后普食或继续肠道内营养
病情变异记录	□ 无 □ 有，原因： 1. 2.	□ 无 □ 有，原因： 1. 2.	□ 无 □ 有，原因： 1. 2.	□ 无 □ 有，原因： 1. 2.
护士签名				

（三）患者表单

高血压脑出血临床路径患者表单

适用对象：**第一诊断为**高血压脑出血（ICD-10：I61.902）

　　　　　行开颅血肿清除术（ICD-9-CM-3：01.24）

患者姓名：_____ 性别：_____ 年龄：_____ 门诊号：_____ 住院号：_____

住院日期：____年__月__日　出院日期：____年__月__日　标准住院日：≤21天

时间	住院第1日 （手术当天）	住院第2日 （术后第1天）	住院第3日 （术后第2天）	住院第4日 （术后第3天）
监测	□ 测量生命体征、体重 □ 血压监测	□ 测量生命体征，尤其是血压，每日询问排便	□ 测量生命体征，尤其是血压，每日询问排便	□ 测量生命体征，尤其是血压，每日询问排便
医患配合	□ 护士行入院护理评估（简单询问病史） □ 接受入院宣教 □ 医生询问病史、既往病史、用药情况，体格检查、收集资料 □ 配合完善术前相关检查 **术前宣教** □ 疾病知识、临床表现、治疗方法 □ 术前用物准备：湿巾、吸管、护理垫等 □ 手术室接患者，配合核对 □ 医生与患者及家属介绍病情及手术谈话 □ 手术时家属在等候区等候 □ 探视及陪伴制度	**术后宣教** □ 术后体位：麻醉未醒时平卧，清醒后，4~6小时无不适反应可垫枕 □ 根据医嘱予监护设备、吸氧 □ 配合护士定时监测生命体征、瞳孔、肢体活动、伤口敷料、管道等 □ 避免血压增高，如保持情绪稳定、必要时降压。 □ 避免颅内压增高的情况如烦躁、咳嗽、用力大便等 □ 各种引流管道及其他管道的保护 □ 疼痛的注意事项及处理 □ 告知医护不适及异常感受 □ 配合评估手术效果	□ 医生巡视，了解病情 □ 配合意识、瞳孔、肢体活动、脑神经功能的观察及必要的检查 □ 护士指导、协助晨晚间护理 □ 护士指导、协助进食、进水、排泄等生活护理 □ 配合监测出入量 □ 注意探视及陪伴时间	□ 医生巡视，了解病情 □ 配合意识、瞳孔、肢体活动、脑神经功能的观察及必要的检查 □ 护士指导协助晨晚间护理 □ 护士指导协助进食、进水、排泄等生活护理 □ 配合监测出入量 □ 膀胱功能锻炼，成功后可将尿管拔除 □ 配合功能恢复训练（必要时） □ 注意探视及陪伴时间

续 表

时间	住院第1日 （手术当天）	住院第2日 （术后第1天）	住院第3日 （术后第2天）	住院第4日 （术后第3天）
重点诊疗及检查	**重点诊疗：** □ 一级护理 **术前准备：** □ 备皮剃头 □ 配血 □ 术前签字 **重要检查：** □ 心电图、胸片（酌情） □ MRI（酌情）、CT □ DSA（必要时）	**重点诊疗：** □ 一级护理 □ 根据医嘱予监护设备、吸氧 □ 注意留置管路安全与通畅 □ 用药：脱水、抗感染、止血、营养神经、预防脑血管痉挛、营养支持等治疗的应用，必要时予镇静镇痛治疗 □ 配合记录出入量	**重点诊疗：** □ 一级护理 □ 根据医嘱予监护设备、吸氧 □ 注意留置管路安全与通畅 □ 用药：脱水、抗感染、止血、营养神经、预防脑血管痉挛、营养支持等治疗的应用，必要时予镇静镇痛治疗 □ 配合记录出入量 **重要检查：** □ 定期抽血化验 □ 复查CT及MRI	**重点诊疗：** □ 一级护理 □ 根据医嘱予监护设备、吸氧 □ 注意留置管路安全与通畅 □ 用药：脱水、抗感染、止血、营养神经、预防脑血管痉挛、营养支持等治疗的应用 □ 配合记录出入量 **重要检查：** □ 定期抽血化验 □ 复查CT及MRI
饮食及活动	□ 禁食、禁水 □ 绝对卧床	□ 根据病情半流食或鼻饲 □ 卧床休息，清醒者自主体位	□ 根据病情半流食或鼻饲 □ 卧床休息，清醒者自主体位	□ 根据病情半流食或鼻饲 □ 卧床休息，清醒者自主体位

时间	住院第5日 （术后第4天）	住院第6日 （术后第5天）	住院第7日 （术后第6天）	住院第8日 （术后第7天）
监测	□ 测量生命体征，尤其是血压，每日询问排便	□ 测量生命体征，尤其是血压，每日询问排便	□ 测量生命体征，尤其是血压，每日询问排便	□ 测量生命体征，尤其是血压，每日询问排便
医患配合	□ 医生巡视，了解病情 □ 配合意识、瞳孔、肢体活动、脑神经功能的观察及必要的检查 □ 护士指导协助晨晚间护理 □ 护士指导协助进食、进水、排泄等生活护理 □ 配合监测出入量 □ 膀胱功能锻炼，成功后可将尿管拔除 □ 配合功能恢复训练（必要时） □ 注意探视及陪伴时间	□ 医生巡视，了解病情 □ 配合意识、瞳孔、肢体活动、脑神经功能的观察及必要的检查 □ 护士指导协助晨晚间护理 □ 护士指导协助进食、进水、排泄等生活护理 □ 必要时配合监测出入量 □ 膀胱功能锻炼，成功后可将尿管拔除 □ 配合功能恢复训练 □ 注意探视及陪伴时间	□ 医生巡视，了解病情 □ 配合意识、瞳孔、肢体活动、脑神经功能的观察及必要的检查 □ 护士指导协助晨晚间护理 □ 护士指导协助进食、进水、排泄等生活护理 □ 必要时配合监测出入量 □ 膀胱功能锻炼，成功后可将尿管拔除 □ 配合功能恢复训练 □ 注意探视及陪伴时间	□ 医生巡视，了解病情 □ 配合意识、瞳孔、肢体活动、脑神经功能的观察及必要的检查 □ 护士指导协助晨晚间护理 □ 护士指导协助进食、进水、排泄等生活护理 □ 必要时配合监测出入量 □ 膀胱功能锻炼，成功后可将尿管拔除 □ 配合功能恢复训练 □ 注意探视及陪伴时间
重点诊疗及检查	**重点诊疗：** □ 一级护理 □ 根据医嘱予监护设备、吸氧 □ 注意留置管路安全与通畅 □ 用药：脱水、抗感染、止血、营养神经、预防脑血管痉挛、营养支持等治疗的应用 □ 配合记录出入量 **重要检查：** □ 定期抽血化验 □ 复查CT及MRI	**重点诊疗：** □ 一级护理 □ 根据医嘱予监护设备、吸氧 □ 注意留置管路安全与通畅 □ 用药：脱水、抗感染、止血、营养神经、预防脑血管痉挛、营养支持、降压等治疗的应用 □ 必要时配合记录出入量 **重要检查：** □ 定期抽血化验 □ 复查CT及MRI	**重点诊疗：** □ 一级护理 □ 根据医嘱予监护设备、吸氧 □ 注意留置管路安全与通畅 □ 用药：脱水、抗感染、止血、营养神经、预防脑血管痉挛、营养支持、降压等治疗的应用 □ 必要时配合记录出入量 **重要检查：** □ 定期抽血化验 □ 复查CT及MRI	**重点诊疗：** □ 一级护理 □ 根据医嘱予监护设备、吸氧 □ 注意留置管路安全与通畅 □ 用药：脱水、抗感染、止血、营养神经、预防脑血管痉挛、营养支持、降压等治疗的应用 □ 必要时配合记录出入量 **重要检查：** □ 定期抽血化验 □ 复查CT及MRI
饮食及活动	□ 根据病情半流食或鼻饲 □ 卧床休息，清醒者自主体位	□ 根据病情半流食或鼻饲 □ 昏迷者卧床，头高位，渐坐起 □ 清醒者自主体位，拔引流管后可逐渐下床 □ 行功能恢复锻炼	□ 根据病情半流食或鼻饲 □ 昏迷者卧床，头高位，渐坐起 □ 清醒者自主体位，拔引流管后可逐渐下床 □ 行功能恢复锻炼	□ 根据病情半流食或鼻饲 □ 昏迷者卧床，头高位，渐坐起 □ 清醒者自主体位，拔引流管后可逐渐下床 □ 行功能恢复锻炼

时间	住院第 9~11 日 （术后第 8~10 天）	住院第 12~14 日 （术后第 11~13 天）	住院第 15~18 日 （术后第 14~17 天）	住院第 19~21 日 （术后第 18~20 天）
监测	□ 测量生命体征，尤其是血压，每日询问排便	□ 测量生命体征，尤其是血压，每日询问排便	□ 测量生命体征，尤其是血压，每日询问排便	□ 测量生命体征，尤其是血压，每日询问排便
医患配合	□ 医生巡视，了解病情 □ 配合意识、瞳孔、肢体活动、脑神经功能的观察及必要的检查 □ 医生拆线 □ 伤口注意事项 □ 护士指导协助生活护理 □ 必要时配合监测出入量 □ 配合功能恢复训练 □ 注意探视及陪伴时间	□ 医生巡视，了解病情 □ 配合意识、瞳孔、肢体活动、脑神经功能的观察及必要的检查 □ 医生拆线 □ 伤口注意事项 □ 护士指导协助生活护理 □ 必要时配合监测出入量 □ 配合功能恢复训练 □ 注意探视及陪伴时间	□ 医生巡视，了解病情 □ 配合意识、瞳孔、肢体活动、脑神经功能的观察及必要的检查 □ 医生拆线 □ 伤口注意事项 □ 护士指导协助生活护理 □ 必要时配合监测出入量 □ 配合功能恢复训练 □ 注意探视及陪伴时间	出院宣教 □ 复查时间 □ 服药方法 □ 饮食、活动休息 □ 控制血压相关注意事项 □ 康复训练 □ 指导办理出院手续
重点诊疗及检查	重点诊疗： □ 一级护理或二级护理 □ 必要时予监护设备、吸氧 □ 普食或继续肠道内营养 □ 用药：必要时营养神经、营养支持、降压等治疗的应用 重要检查： □ 定期抽血化验 □ 复查 CT 及 MRI	重点诊疗： □ 一级护理或二级护理 □ 必要时予监护设备、吸氧 □ 普食或继续肠道内营养 □ 用药：必要时营养神经、营养支持、降压等治疗的应用 重要检查： □ 定期抽血化验 □ 复查 CT 及 MRI	重点诊疗： □ 一级护理或二级护理 □ 必要时予监护设备、吸氧 □ 普食或继续肠道内营养 □ 用药：必要时营养神经、营养支持、降压等治疗的应用 重要检查： □ 定期抽血化验 □ 复查 CT 及 MRI	重点诊疗： □ 一级护理或二级护理 □ 普食或继续肠道内营养 □ 用药：必要时降压治疗 重要检查： □ 定期抽血化验（必要时）
饮食及活动	□ 普食或继续肠道内营养 □ 昏迷者卧床，头高位，渐坐起 □ 清醒者自主体位，渐下床活动，循序渐进，注意安全 □ 行功能恢复锻炼	□ 普食或继续肠道内营养 □ 昏迷者卧床，头高位，渐坐起 □ 清醒者自主体位，渐下床活动，循序渐进，注意安全 □ 行功能恢复锻炼	□ 普食或继续肠道内营养 □ 昏迷者卧床，头高位，渐坐起 □ 清醒者自主体位，渐下床活动，循序渐进，注意安全 □ 行功能恢复锻炼	□ 普食或继续肠道内营养 □ 昏迷者卧床，头高位，渐坐起 □ 清醒者正常活动 □ 禁烟酒 □ 行功能恢复锻炼

附：原表单（2010 年版）

高血压脑出血临床路径表单

适用对象：**第一诊断为**高血压脑出血（ICD-10：I61.902）

　　　　　行开颅血肿清除术（ICD-9-CM-3：01.24）

患者姓名：_____　性别：_____　年龄：_____　门诊号：_____　住院号：_____

住院日期：____年___月___日　出院日期：____年___月___日　标准住院日：≤21 天

时间	住院第 1 日 （手术当天）	住院第 2 日 （术后第 1 天）	住院第 3 日 （术后第 2 天）
主要诊疗工作	□ 病史采集，体格检查 □ 完成病历书写、相关检查 □ 制订治疗方案 □ 术前准备 □ 向患者和（或）家属交代病情，签手术知情同意书 □ 准备急诊手术 □ 临床观察神经系统功能情况	□ 临床观察生命体征变化及神经功能恢复情况 □ 复查头 CT，评价结果并行相应措施 □ 复查血生化及血常规 □ 根据病情考虑是否需要气管切开 □ 观察切口敷料情况，伤口换药 □ 完成病程记录	□ 临床观察生命体征变化及神经功能恢复情况 □ 观察切口敷料情况，手术切口换药 □ 如果有引流，观察引流液性状及引流量，若引流不多，应予以拔除 □ 完成病程记录 □ 根据患者病情，考虑停用抗菌药物；有感染征象患者，根据药敏试验结果调整药物
重点医嘱	**长期医嘱：** □ 一级护理 □ 术前禁食水 □ 监测血压 **临时医嘱：** □ 血常规、尿常规 □ 血型、凝血功能、肝肾功能、血电解质、血糖、感染性疾病筛查 □ 胸部 X 线平片、心电图 □ 头颅 CT □ 心、肺功能检查（酌情）	**长期医嘱：** □ 一级护理 □ 术后流食或鼻饲肠道内营养 □ 监测生命体征 □ 脱水等对症支持治疗 **临时医嘱：** □ 头颅 CT □ 血常规及血生化	**长期医嘱：** □ 一级护理 □ 术后流食或鼻饲肠道内营养 □ 监测生命体征 □ 脱水等对症支持治疗
主要护理工作	□ 入院宣教 □ 观察患者一般状况及神经系统状况 □ 观察记录患者神志、瞳孔、生命体征 □ 完成术前准备	□ 观察患者一般状况及神经系统状况 □ 观察记录患者神志、瞳孔、生命体征 □ 观察引流液性状及记量	□ 观察患者一般状况及神经系统功能恢复情况 □ 观察记录患者神志、瞳孔、生命体征 □ 观察引流液性状及记量
病情变异记录	□ 无　□ 有，原因： 1. 2.	□ 无　□ 有，原因： 1. 2.	□ 无　□ 有，原因： 1. 2.
护士签名			
医师签名			

时间	住院第 4 日 （术后第 3 天）	住院第 5 日 （术后第 4 天）	住院第 6 日 （术后第 5 天）
主要诊疗工作	□ 观察生命体征变化及神经功能恢复情况 □ 观察切口敷料情况 □ 完成病程记录	□ 观察生命体征变化及神经功能恢复情况 □ 观察切口敷料情况，手术切口换药 □ 完成病程记录	□ 观察生命体征变化及神经功能恢复情况 □ 观察切口敷料情况 □ 完成病程记录
重点医嘱	长期医嘱： □ 一级护理 □ 根据病情更改饮食及增加肠道内营养 □ 监测生命体征 □ 脱水等对症支持治疗	长期医嘱： □ 一级护理 □ 根据病情更改饮食及增加肠道内营养 □ 监测生命体征 □ 脱水对症支持治疗	长期医嘱： □ 一级护理 □ 根据病情更改饮食及增加肠道内营养 □ 监测生命体征 □ 脱水对症支持治疗
主要护理工作	□ 观察患者一般状况及神经系统功能恢复情况 □ 观察记录患者神志、瞳孔、生命体征	□ 观察患者一般状况及神经系统功能恢复情况 □ 观察记录患者神志、瞳孔、生命体征	□ 观察患者一般状况及神经系统功能恢复情况 □ 观察记录患者神志、瞳孔、生命体征
病情变异记录	□ 无 □ 有，原因： 1. 2.	□ 无 □ 有，原因： 1. 2.	□ 无 □ 有，原因： 1. 2.
护士签名			
医师签名			

时间	住院第7日 （术后第6天）	住院第8日 （术后第7天）	住院第9~14日 （术后第8~13天）
主要诊疗工作	□ 观察生命体征变化及神经功能恢复情况 □ 观察切口敷料情况 □ 完成病程记录	□ 根据切口情况予以拆线 □ 临床观察神经功能恢复情况 □ 复查头部CT □ 完成病程记录	□ 观察神经功能恢复情况 □ 完成病程记录 □ 查看化验结果
重点医嘱	长期医嘱： □ 一级护理 □ 根据病情更改饮食及增加肠道内营养 □ 监测生命体征 □ 脱水对症支持治疗	长期医嘱： □ 一级或二级护理 □ 术后普食或继续肠道内营养 临时医嘱： □ 血常规、肝肾功能、凝血功能 □ 头颅CT	长期医嘱： □ 一级或二级护理 □ 术后普食或继续肠道内营养
主要护理工作	□ 观察患者一般状况及神经系统功能恢复情况 □ 观察记录患者神志、瞳孔、生命体征	□ 观察患者一般状况及神经系统功能恢复情况 □ 观察记录患者神志、瞳孔、生命体征	□ 观察患者一般状况 □ 观察神经系统功能恢复情况 □ 如果病情允许患者可下床活动
病情变异记录	□ 无　□ 有，原因： 1. 2.	□ 无　□ 有，原因： 1. 2.	□ 无　□ 有，原因： 1. 2.
护士签名			
医师签名			

时间	住院第15日 （术后第14天）	住院第16日 （术后第15天）	住院第17~20日 （术后第16~19天）	住院第21日 （出院日）
主要诊疗工作	□ 观察神经功能恢复情况 □ 酌情复查头颅CT □ 复查实验室检查，如血常规、血生化、肝肾功能 □ 完成病程记录	□ 观察神经功能恢复情况 □ 评估头颅CT结果 □ 查看实验室检查结果 □ 完成病程记录	□ 观察神经功能恢复情况 □ 完成病程记录	□ 确定患者能否出院 □ 向患者交代出院注意事项、复查日期 □ 通知出院处 □ 开出院诊断书 □ 完成出院记录
重点医嘱	长期医嘱： □ 一级或二级护理 □ 术后普食或继续肠道内营养 短期医嘱： □ 头颅CT（酌情） □ 血常规 □ 血生化、肝肾功能	长期医嘱： □ 一级或二级护理 □ 术后普食或继续肠道内营养	长期医嘱： □ 一级或二级护理 □ 术后普食或继续肠道内营养	□ 通知出院
主要护理工作	□ 观察患者一般状况及切口情况 □ 观察神经系统功能恢复情况 □ 如果病情允许患者可下床活动	□ 观察患者一般状况及切口情况 □ 观察神经系统功能恢复情况 □ 如果病情允许患者可下床活动	□ 观察患者一般状况及切口情况 □ 观察神经系统功能恢复情况 □ 如果病情允许患者可下床活动	□ 帮助患者办理出院手续
病情变异记录	□ 无　□ 有，原因： 1. 2.	□ 无　□ 有，原因： 1. 2.	□ 无　□ 有，原因： 1. 2.	
护士签名				
医师签名				

第十六章　脑挫裂伤临床路径释义

一、脑挫裂伤编码

疾病名称及编码：脑挫裂伤 ICD-10 编码：S06.201

手术操作及编码：行颅内血肿清除、去骨瓣减压术 ICD-9-CM-3：01.3902

二、临床路径检索方法

S06.201

三、脑挫裂伤外科治疗临床路径标准住院流程

（一）适用对象

第一诊断为脑挫裂伤（ICD-10：S06.201）

行颅内血肿清除、去骨瓣减压术（ICD-9-CM-3：01.3902）。

> **释义**
>
> ■ 本路径适用对象为脑挫裂伤。不包括急性硬膜下血肿、急性开放性颅脑创伤、自发性脑出血、开放伤、穿通伤和颅脑枪弹伤等。
>
> ■ 脑挫裂伤的治疗手段有多种，包括保守治疗，开颅清除血肿手术，开颅血肿清除加去骨瓣减压术等，本路径仅适用于开颅血肿清除加或者不加去骨瓣减压术。

（二）诊断依据

根据《临床诊疗指南——神经外科学分册》（中华医学会编著，人民卫生出版社）、《临床技术操作规范——神经外科分册》（中华医学会编著，人民军医出版社）等。

1. 病史：头部有加速性损伤或减速性损伤外伤史。

2. 体格检查：根据脑内挫伤灶的部位和范围可出现一些相应的临床症状和体征，如：

（1）意识障碍（嗜睡，昏睡，昏迷，烦躁）；

（2）颅高压症状（头痛，恶心，呕吐，定向力障碍）；

（3）定位症状（挫伤灶位于脑功能区可出现偏瘫，偏身感觉障碍，单纯性失语，局灶性癫痫）；

（4）瞳孔改变（如对称性缩小，并有脑膜刺激征及发热常为合并蛛网膜下腔出血的症状，如瞳孔针尖样缩小，则可能合并有桥脑损伤，如单侧瞳孔扩大，对光反射逐渐消失，合并锥体束征，则提示中脑受压，可能并发颅内血肿或者严重脑水肿）；

（5）脑膜刺激征（颈项强直，克氏征阳性，双侧瞳孔缩小，发热等症状）；

（6）精神症状（额颞叶脑挫伤可有情绪不稳，烦躁，淡漠等症状）。

3. 辅助检查

（1）颅骨 X 线平片：多数患者可发现颅骨骨折；

（2）腰椎穿刺：脑脊液呈血性，颅压正常或轻度偏高；

（3）头颅 CT：脑挫伤灶呈片状高密度或者高低混杂密度，重度挫伤可合并有脑水肿或脑肿胀，脑室结构等受压变形；

（4）头颅 MRI：不作为首选检查，多用于不好确诊的小挫伤灶。

释义

■ 脑挫裂伤的诊断关键是：①明确的减速或加速外伤史，也可两者兼有。②包括局灶脑损伤引起的破坏性或刺激性神经功能障碍。局灶损伤有视神经管骨折导致视神经损伤，脑干损伤导致意识障碍、运动区损伤导致偏瘫、语言区损伤导致失语等；刺激性神经功能障碍则导致患者烦躁、癫痫等。局灶损伤、水肿、脑出血还导致占位效应、颅内压和脑灌注压改变等。颅内压增高可导致头痛头晕、恶心呕吐、定向力障碍等，可伴随神经功能症状。

为了便于国际国内交流，现主张使用格拉斯哥昏迷评分（Glasgow Coma Scale, GCS）来作为患者意识障碍，也可以说是脑损伤伤情轻重的判断标准。GCS<8 分为重型脑损伤；9~12 分为中型脑损伤；13~15 分为轻型脑损伤。又把 GCS≤5 分划分为特重型脑损伤。如果 GCS 评分进行性降低，常提示颅内病情的进展，需要引起注意。

附 GCS 评分表：

睁眼（Eye Opening，常用 E 表示）：

4-自动睁眼

3-呼唤睁眼

2-刺痛睁眼

1-不睁眼

语言（Verbal Response，常用 V 表示）

5-正常交谈

4-语义错乱

3-发音难辨，不成句

2-只能发音

1-无发音

运动（Motor Response，常用 M 表示）

6-按吩咐动作

5-对疼痛刺激定位反应

4-对疼痛刺激躲避反应

3-屈曲（去皮层状态）

2-伸展（去脑状态）

1-无反应

医生通常直接给出 GCS，但也有医生喜欢用 E2V2M2 这样来表示 GCS。如果有气管切开或气管插管不能判断语音者，通常以 T 来代替 V 这一项，因此会出现 3T 等 GCS。

■ 腰椎穿刺相对禁忌，有了 CT 检查后，急性期几乎不做此操作。如果特殊情况下谨慎穿刺，可发现脑脊液呈血性，颅压正常或轻度偏高。

■颅 CT 检查对出血和骨折敏感，费时少，方便快捷，是脑外伤的首选影像检查手段。当患者伤后不足 72 小时，但颅内挫裂伤明显，而意识尚好（GCS 大于 9 分），暂时没有手术指征，又没有颅内压监控，此时，加大头颅 CT 检查的频度是合理的，以便医生可以及时监测脑挫裂伤病灶是否进展。如有脑脊液漏、怀疑鼻窦开放等情况，可以 CT 薄扫后进行二维重建，以更好观察颅底及眼眶损伤；头颅 X 线片可以较好地观察颅骨骨折线，有利于判断骨折线所经过的全程结构，可以观察到脑挫裂伤是否伴有颅骨骨折。MRI 对急性出血敏感度不如 CT，对颅骨不显影，常不用于脑外伤检查。但对于怀疑有小的挫伤灶出血且位于较深的脑干、胼胝体等，可选用 MRI 来明确微小出血灶位置和严重程度，检查出血涉及的重要解剖结构关系。

3. 重视院前救治史：了解院前急救时有无窒息、低血压、低血氧，有无吸氧、气管插管和抗休克治疗，有无颈椎损伤史，以此判断合并损伤的严重程度，为手术做好准备。如果患者合并颌面部损伤，但意识模糊，需要高度警惕口鼻出血导致突然窒息。此种患者切忌不插气管或不行气管切开就局麻下处理头面部伤口，应该积极判断可能风险，必要时气管插管或气管切开后，在全麻下实施头面部伤口的处理。

（三）治疗方案选择

根据《临床诊疗指南——神经外科学分册》（中华医学会编著，人民卫生出版社）、《临床技术操作规范——神经外科分册》（中华医学会编著，人民军医出版社）等。

手术指征：

1. 意识障碍进行性加重或已有一侧瞳孔散大的脑疝表现。
2. CT 检查发现中线结构明显移位，脑室明显受压。
3. 在脱水等治疗过程中病情变化者。

释义

■脑挫裂伤是常见的脑外伤（国际上通常称为创伤性脑损伤，但也经常用头外伤指代，本篇通称为"脑外伤"，下同）类型，不总需要手术治疗，但手术治疗者仍较多。手术治疗目的：缓解颅内高压，减轻继发性脑损伤风险，尤其是脑疝。由于脑挫裂伤是局部脑组织在外力作用下发生组织形态学、病理学和病理生理学明显改变的损伤，伤后 1 周左右，其脑水肿常常出现高峰。如果损伤灶位于双额、颞底区，其变化常常比较突然。因此需严密监测临床症状和影像学检查以判断手术指征和时机，颅内压监测对此有帮助。术中如见脑组织挫碎严重，脑水肿明显，又位于额底、颞底位置，需要足够的内减压，并结合足够范围的去骨瓣手术。主张用自体组织或可靠的人工硬脑膜减张修补缺损脑膜。

■术后可能出现下丘脑垂体肾上腺轴损伤，如果经糖皮质激素抑制实验印证，可以给予生理剂量糖皮质激素。常用 200mg 氢化可的松，静脉入壶，qd。

■对手术前失血较多（大于 1000ml），有开放伤，手术经鼻窦和污染区，预计手术时间较长超过 4 小时者，主张术前预防性应用抗生素。预防性应用抗生素应该在术前 30 分钟～2 小时使用，抗生素应首选卫计委推荐的第一、第二代头孢霉素。

（四）标准住院日为≤28 天

> **释义**
>
> ■ 脑挫裂伤患者入院后，常规检查，包括头颅 CT 平扫等应该在数小时内完成，然后根据患者情况尽快决策手术与非手术治疗。手术患者术后恢复 7~14 天，总住院时间小于 28 天的均符合本路径要求。

（五）进入路径的标准

1. 第一诊断必须符合 ICD-10：S06.201 脑挫裂伤疾病编码。
2. 有手术适应证，无手术禁忌证。
3. 当患者合并其他疾病，但住院期间不需要特殊处理也不影响第一诊断的临床路径流程实施时，可以进入路径。

> **释义**
>
> ■ 本路径适用于需要开颅清除血肿（加或不加去骨瓣）手术治疗的脑挫裂伤。当选择保守治疗时，不进入本路径。
>
> ■ 患者因合并其他大脏器损伤需要另外手术处理，因休克需要抗休克，因其他并发症如凝血功能障碍、严重心肺疾病影响手术等，不进入本路径。

（六）术前准备

1. 必需的检查项目
（1）血常规、尿常规。
（2）凝血功能，肝功能、肾功能，感染性疾病筛查（乙型肝炎、丙型肝炎、艾滋病、梅毒等）。
（3）心电图。
（4）入院当日头颅 CT。
2. 如有复合伤，还需进行相关专科检查。

> **释义**
>
> ■ 实验室检查和头颅 CT 检查是确保手术治疗安全的重要前提条件，术前必需完成。
>
> ■ 为缩短术前准备时间，凝血功能及血常规等检查项目常常在患者入院前于急诊完成。
>
> ■ 需了解院前救治情况，术前根据病情增加适当的心脏彩超、血气分析以及必要时胸 CT、颈椎 CT 检查等。

（七）选择用药

1. 抗菌药物：按照《抗菌药物临床应用指导原则》（卫医发〔2004〕285号）选择用药。建议使用第一、第二代头孢菌素，头孢曲松等；明确感染患者，可根据药物敏感试验结果调整抗菌药物。

（1）推荐使用头孢唑林钠肌内或静脉注射。①成人：0.5~1g/次，一日2~3次。②儿童：一日量为20~30mg/kg体重，分3~4次给药。③对本药或其他头孢菌素类药过敏者，对青霉素类药有过敏性休克史者禁用；肝肾功能不全者、有胃肠道疾病史者慎用。④使用本药前需进行皮肤过敏试验。

（2）推荐头孢呋辛钠肌内或静脉注射。①成人：0.75~1.5克/次，一日3次。②儿童：平均一日剂量为60mg/kg，严重感染可用到100mg/kg，分3~4次给予。③肾功能不全患者按照肌酐清除率制订给药方案：肌酐清除率>20ml/min者，每日3次，每次0.75~1.5g；肌酐清除率10~20ml/min患者，每次0.75g，一日2次；肌酐清除率<10ml/min患者，每次0.75g，一日1次。④对本药或其他头孢菌素类药过敏者，对青霉素类药有过敏性休克史者禁用；肝肾功能不全者、有胃肠道疾病史者慎用。⑤使用本药前需进行皮肤过敏试验。

（3）推荐头孢曲松钠肌内注射、静脉注射或静脉滴注。①成人：1g/次，一次肌内注射或静脉滴注。②儿童：儿童用量一般按成人量的1/2给予。③对本药或其他头孢菌素类药过敏者，对青霉素类药有过敏性休克史者禁用；肝肾功能不全者、有胃肠道疾病史者慎用。

2. 预防性用抗菌药物，时间为术前0.5小时，手术超过3小时加用1次抗菌药物；总预防性用药时间一般不超过24小时，个别情况可延长至48小时。

3. 脑保护剂的应用：可考虑使用奥拉西坦。

4. 胃黏膜保护剂的应用：可考虑使用奥美拉唑。

4. 脱水剂的应用：可考虑使用甘露醇。

5. 抗癫痫药物的应用：可考虑使用苯妥英钠。

释义

■对手术无需经过鼻窦、无污染伤口、非开放伤等闭合性脑损伤且手术时间短于4小时，出血较少者，可以选择不预防性应用抗菌药物。手术前后抗生素应用要考虑可能存在来自头皮的球菌感染，抗生素首选对球菌和杆菌都有抑制作用的第一代头孢，头孢唑啉钠。有脑脊液漏者术后静脉抗菌药物可以适当延长。

■脑挫裂伤的受损神经功能是否能够通过神经营养素治疗而得到恢复，此问题还无定论。临床经验显示神经节苷酯、脑蛋白水解液、小牛血清、脑苷肌肽、奥拉西坦或神经生长因子等有利于患者头痛等症状缓解，部分患者脑神经损伤也得到缓解，但也有争议认为无效。可以谨慎选用。

■脑挫裂伤属于急性脑损伤，容易发生应激性上消化道出血，因此必须尽快使用抗酸药预防。在预防消化道出血方面，可选用胃黏膜保护剂，H_2受体抑制剂或质子泵。但是治疗已经发生的消化道出血，首选质子泵抑制药物。

■对于是否使用抗癫痫药预防癫痫有争议。流行病学资料表明，急性脑损伤后7~10天为癫痫高发期，尤其对于脑损伤灶位于皮质者更容易发生癫痫。这种患者可以应用抗癫痫药预防癫痫。抗癫痫药物也可以考虑丙戊酸钠针剂，方便急性期应用，且对各型癫痫均有一定疗效，但要注意监测血氨。

（八）手术日为入院当天

1. 麻醉方式：全身麻醉。
2. 手术方式：开颅血肿清除、去骨瓣减压术。
3. 手术置入物：引流管系统。
4. 输血：根据手术失血情况决定。

> **释义**
>
> ■ 本路径规定的手术是开颅血肿清除、加或不加去骨瓣减压术。均是在全身麻醉下实施。如果挫裂伤组织成碎烂，位于颞底或额底，预测术后可能引起严重脑水肿，可以实施内减压充分减压。如果术中发现减压不够充分，预测术后脑水肿严重者，应实施去骨瓣减压术。唯有挫裂伤局限，减压后颅内压力不高，预测术后脑水肿有充分代偿空间者，可以选择保留骨瓣。
>
> ■ 术中可植入颅内压监测，可选择脑实质内或者脑室内型探头。要求术中对挫裂伤清除后的术腔分止血，并常在术侧硬膜下放置外引流管以引流术腔出血。外引流管一般在 24~48h 拔除。对于缺损的硬膜，可根据情况用人工硬膜或自身筋膜减张修补。
>
> ■ 术中还可根据颅内压力情况，临时应使用脱水药如甘露醇。
>
> ■ 手术是否输血依照术中出血量而定。

（九）术后住院恢复≤4周

1. 必须复查的检查项目：术后 24 小时之内及病情变化时复查头颅 CT，了解颅内情况；化验室检查包括血常规、肝肾功能、血电解质等。
2. 根据患者病情，可行血气分析、胸部 CT 等。
3. 手术切口每 2~3 天换药 1 次。
4. 术后 7 天伤口拆线，或根据情况酌情延长拆线时间。
5. 术后根据患者情况行气管切开术。
6. 术后早期康复训练。

> **释义**
>
> ■ 术后 24 小时是防范术腔出血或原有挫裂伤灶再出血的关键时间窗。如果患者为对冲伤，且术前在手术野对侧部位就存在颅内血肿，则需高度警惕术侧减压后导致对侧颅内血肿膨胀式扩大。如果术中发生对侧血肿扩大，则可能观察到原本减压良好的手术侧脑组织短时间内又出现高颅压、脑组织迅速膨出颅骨外板水平。如果术后发生对侧血肿扩大，则可能出现手术对侧瞳孔扩大、患者颅内压突然升高等脑疝征象。处理策略的重要一环是：及时复查头 CT，如果发现对侧血肿扩大，已经明显影响患者颅内压时，需及时清除此对侧血肿。延误诊断或处理，可能导致患者失去救治机会。
>
> ■ 术后其他处理与一般外科相似，包括止血，支持营养，根据术中情况给予抗生素或不给等等。脑外伤长期卧床患者（超过 1 周）需要注意防止深静脉血栓问题。

■如果患者术前已有胸肺疾病，或者受伤伴随胸肺损伤，呼吸急促或困难，血气分析显示血氧分压偏低，CO_2蓄积较重，提示呼吸道梗阻，而经口或鼻气管插管等临时性措施不能根本解决其气道问题，则主张尽快气管切开。

（十）出院标准

1. 手术切口顺利愈合、拆线，无感染。
2. 颅内病灶出血吸收、水肿消退，无占位效应。
3. 患者生命征平稳，病情稳定，处于恢复期。
4. 体温正常，与手术相关各项化验指标无明显异常。
5. 仍然处于昏迷的患者，如生命征平稳，评估不能短期恢复者，没有必须住院的并发症和合并症，可以转院继续康复治疗。

释义

■生命体征平稳前提下，颅内出血灶稳定或开始吸收，没有颅内压增高风险和继发性颅内缺血发生，也没有颅内感染线索等是脑挫裂伤患者出院的最重要指标。

■即使患者仍然意识不清，但是如果生命体征平稳，颅内情况符合出院标准，患者也应该出院转康复治疗。

（十一）变异及原因分析

1. 术中术后出现颅内二次出血，并发脑水肿、脑梗死，严重者需要二次手术，导致住院时间延长，费用增加。
2. 术后切口，颅内感染，出现严重神经系统并发症，导致住院时间延长，费用增加。
3. 术后出现其他内外科疾病，如肺感染，下肢静脉血栓，应激性溃疡等，需进一步治疗，导致住院时间延长。

释义

■前述已提到手术对侧血肿因手术侧减压而扩大等问题及处理措施。术后24小时后再出血，临床较少见。如果发生首次手术24小时后再出血，需要率先定位出血灶，明确出血原因，在积极做好手术准备前提下，尽早开展二次手术。

■其他各种变异原因也较为常见。为此，医生需要对患者既往史、受伤机制以及伤后的临床表现和影像学证据等有充分了解，以便掌握充足的对患者病情变化的预测依据。

■建议对脑外伤患者至少随访6个月。

（十二）费用参考标准

8000~15000 元。

四、脑挫裂伤临床路径给药方案

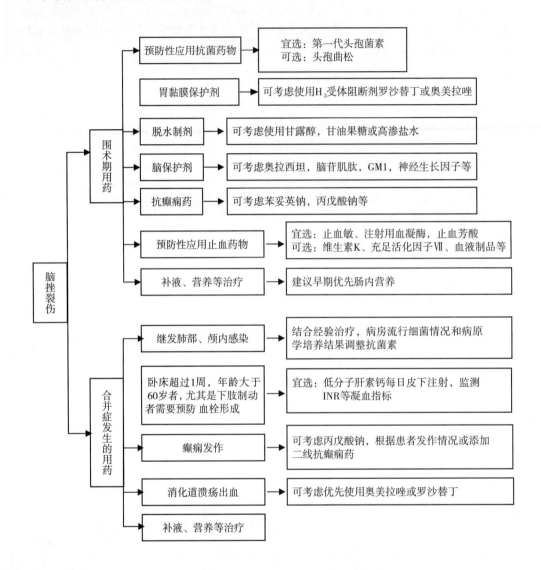

【用药选择】

1. 脱水药：帮助治疗颅内压升高、脑水肿等。可采用甘露醇或甘油果糖。甘露醇用法：按体重 $1\sim2g/kg$ 或按体表面积 $30\sim60g/m^2$，以 $15\%\sim20\%$ 浓度溶液于 $30\sim60$ 分钟内静脉滴注。如果有颅内压监测，可以根据颅内压情况灵活调整脱水药的使用，改成有明确颅内压增高时才使用脱水药，这样可以有效避免脱水药导致的并发症。另外，现在也推荐使用高渗盐水进行颅内压增高或脑水肿治疗。国内使用的习惯是 3% 盐水以 $0.1\sim1.0ml/$（kg·h）；也有 30 分钟内从深静脉注入 3% 盐水 $100\sim200ml$ 的用法。注意必须使用深静脉通道。

2. 抗癫痫药物：可使用卡马西平、奥卡西平、丙戊酸钠、氯硝西泮，术前出现癫痫发作患者以及挫裂伤近皮质者，可以酌情使用抗癫痫药物。

3. 激素：可使用泼尼松、泼尼松龙、甲泼尼龙、地塞米松，根据病情酌情使用。禁止大剂量激素应用。

【药学提示】

1. 甘露醇使用禁忌证：已确诊为急性肾小管坏死的无尿患者、严重失水者、急性肺水肿或严重肺淤血。不良反应常见水和电解质紊乱、寒战、发热、排尿困难、渗透性肾病等。甘露醇可透过胎盘屏障，孕妇、哺乳妇女、儿童应慎用。

2. 高渗盐水使用相对禁忌证：已经诊断为高钠或慢性低钠血症患者应慎用。

2. 糖皮质激素使用禁忌证：糖皮质激素过敏者、活动性肺结核、严重精神疾病者、活动性消化性溃疡、糖尿病、创伤修复期、未能控制的感染等。

3. 抗癫痫药物使用禁忌证：既往对该类药物过敏者、房室传导阻滞、骨髓抑制、肝脏疾病、肾功能损伤、白细胞下降、孕妇、儿童禁用或慎用。使用美罗培南者，不使用丙戊酸钠。

【注意事项】

使用上述药物应注意不良反应并对症处理，必要时停药。应用糖皮质激素应有患者下丘脑-垂体-肾上腺轴损伤导致应激反应不良的指征。

五、推荐表单

（一）医师表单

脑挫裂伤临床路径医师表单

适用对象：**第一诊断为脑挫裂伤**（ICD-10：S06.201）

　　　　　行颅内血肿清除、加或不加去骨瓣减压术（ICD-9-CM-3：01.3902）。

患者姓名：_____ 性别：_____ 年龄：_____ 门诊号：_____ 住院号：_____

住院日期：____年___月___日　出院日期：____年___月___日　标准住院日：≤28天

时间	住院第1天 （手术当天）	住院第2天 （术后第1天）	住院第1~3天 （术后第2天）
主要诊疗工作	□ 询问病史与体格检查 □ 完成病历书写 □ 完善检查 □ 术前准备 □ 患者及（或）其家属签署手术知情同意书、自费用品协议书、输血知情同意书 □ 术前小结和上级医师查房记录 □ 准备急诊手术	□ 临床观察生命体征变化及神经功能恢复情况 □ 复查头颅CT，评价结果并行相应措施 □ 复查血生化及血常规 □ 根据病情考虑是否需要气管切开 □ 观察切口敷料及引流管情况 □ 完成病程记录	□ 临床观察生命体征变化及神经功能恢复情况 □ 伤引流换药，视引流量决定是否拔除引流管 □ 根据患者病情，考虑停用抗菌药物；有感染征象患者，根据药敏试验结果调整药物 □ 完成病程记录 □ 上级医师查房
重点医嘱	**长期医嘱：** □ 神经外科护理常规 □ 一级护理 □ 多参数监护 **临时医嘱：** □ 血常规、尿常规 □ 肝肾功能、电解质、血糖、凝血功能、感染性疾病筛查 □ 心电图、胸片 □ 头颅CT □ 抗菌药物：术前30分钟使用	**长期医嘱：** □ 神经外科术后护理常规 □ 一级护理 □ 多参数监护 □ 胃管定期注入温水 □ 肠内营养 □ 脱水、脑保护、抗菌、保护胃黏膜治疗 **临时医嘱：** □ 头颅CT □ 血生化及血常规	**长期医嘱：** □ 神经外科护理常规 □ 一级护理 □ 术后流食或鼻饲肠内营养 □ 多参数监护 □ 尿管接袋记量 □ 脱水 □ 脑保护 □ 保护胃黏膜治疗 □ 记录24小时出入量 **临时医嘱：** □ 伤口换药
病情变异记录	□ 无 □ 有，原因： 1. 2.	□ 无 □ 有，原因： 1. 2.	□ 无 □ 有，原因： 1. 2.
医师签名			

时间	住院第 4 日（术后第 3 天）	住院第 5 日（术后第 4 天）	住院第 6 日（术后第 5 天）
主要诊疗工作	□ 临床观察神经系统功能变化情况 □ 切口换药、观察切口情况 □ 观察引流液性状及引流量（有引流管者） □ 完成病程记录	□ 临床观察神经系统功能恢复情况 □ 完成病程记录	□ 临床观察神经系统功能恢复情况 □ 观察切口敷料情况 □ 完成病程记录 □ 查看化验结果 □ 根据病情改脱水药物
重点医嘱	长期医嘱： □ 神经外科护理常规 □ 一级护理 □ 术后流食/鼻饲 □ 抗菌药物（酌情停用） □ 输液治疗 临时医嘱： □ 切口换药	长期医嘱： □ 神经外科护理常规 □ 一级护理 □ 术后半流食/鼻饲 □ 输液治疗 临时医嘱： □ 血常规、肝肾功能、凝血功能	长期医嘱： □ 神经外科护理常规 □ 一级护理 □ 术后半流食/鼻饲 □ 输液治疗
病情变异记录	□ 无 □ 有，原因： 1. 2.	□ 无 □ 有，原因： 1. 2.	□ 无 □ 有，原因： 1. 2.
医师签名			

时间	住院第第7天 （术后第6天）	住院第8天 （术后第7天）	住院第9~14天 （术后8~13日）
主要诊疗工作	□ 观察生命体征变化及神经功能恢复情况 □ 观察伤口敷料情况 □ 完成病程记录 □ 早期肢体康复可以从此时或者术后生命体征平稳就开始	□ 根据切口情况予以拆线 □ 临床观察神经功能恢复情况 □ 复查头部CT □ 完成病程记录	□ 观察神经功能恢复情况 □ 完成病程记录 □ 查看化验结果
重点医嘱	**长期医嘱：** □ 一级护理 □ 根据病情更改饮食及增加肠道内营养 □ 监测生命体征 □ 脱水对症支持治疗	**长期医嘱：** □ 一级/二级护理 □ 术后普食或继续肠道内营养 **临时医嘱：** □ 血常规、肝肾功能、凝血功能 □ 头颅CT	**长期医嘱：** □ 一级/二级护理 □ 术后普食或继续肠道内营养
病情变异记录	□ 无　□ 有，原因： 1. 2.	□ 无　□ 有，原因： 1. 2.	□ 无　□ 有，原因： 1. 2.
医师签名			

时间	住院第第15天 （术后第14天）	住院第16天 （术后第15天）	住院第17~27日 （术后第16~26天）	住院第28天 （出院日）
主要诊疗工作	□ 观察神经功能恢复情况 □ 酌情复查头颅CT □ 复查实验室检查，如血常规、血生化、肝肾功能 □ 完成病程记录	□ 观察神经功能恢复情况 □ 评估头颅CT结果 □ 查看实验室检查结果 □ 完成病程记录	□ 观察神经功能恢复情况 □ 完成病程记录	□ 确定患者能否出院 □ 向患者交代出院注意事项、复查如期 □ 通知出院处 □ 开出院诊断书 □ 完成出院记录
重点医嘱	长期医嘱： □ 一级/二级护理 □ 术后普食或继续肠内营养 临时医嘱： □ 头颅CT □ 血常规 □ 血生化、肝肾功能	长期医嘱： □ 一级/二级护理 □ 术后普食或继续肠道内营养	长期医嘱： □ 一级/二级护理 □ 术后普食或继续肠道内营养	□ 通知出院
病情变异记录	□ 无 □ 有，原因： 1. 2.	□ 无 □ 有，原因： 1. 2.	□ 无 □ 有，原因： 1. 2.	□ 无 □ 有，原因： 1. 2.
医师签名				

（二）护士表单

脑挫裂伤临床路径护士表单

适用对象：**第一诊断为脑挫裂伤**（ICD-10：S06.201）

　　　　　行颅内血肿清除、加或不加去骨瓣减压术（ICD-9-CM-3：01.3902）。

患者姓名：_____ 性别：_____ 年龄：_____ 门诊号：_____ 住院号：_____

住院日期：___年__月__日　出院日期：___年__月__日　标准住院日：≤28 天

时间	住院第 1 日（手术当天）	住院第 2 日（术后 1 天）	住院第 3~8 日（手术日）
健康宣教	□ 介绍主管医生、护士 □ 简要疾病知识 □ 介绍急诊手术过程和危险性	□ 介绍医院内相关制度 □ 介绍环境、设施 □ 介绍住院和术后注意事项 □ 告知术后疼痛处理 □ 告知体位要求 □ 告知签字及麻醉科访视事宜 □ 使用药品的宣教 □ 强调术后陪伴及探视制度	□ 全胃肠内营养逐步到需求量的 60% 以上 □ 介绍患者恢复病程及可能产生的病情变化 □ 介绍术后用药，相关检查及化验的目的及注意事项
护理处置	□ 核对患者，佩戴腕带，躁动患者适当约束，建立静脉通道 □ 配合医生做术前准备：备皮，插尿管，插胃管，备血，联系手术室 □ 术前吸氧，维持气道通畅，保持血压稳定，遵医嘱完成特殊检查 □ 准备术前用药和术中用药，必要时皮试，注射破伤风针 □ 了解患者基础疾病，遵医嘱予以对应处理或检测 □ 配合医生维持患者适当体位，安置引流管适当位置 □ 建立入院护理病历	□ 注意准确计 24 小时出入量、生命体征及其他病情变化，是否发现新损伤等 □ 协助医生向患者做好外伤多变，容易遗漏相关部位损伤的解释说明 □ 遵医嘱完成其他检查、化验、治疗及用药	□ 注意准确计 24 小时出入量、生命体征及其他病情变化，是否发现新损伤等 □ 协助医生向患者做好外伤多变，容易遗漏相关部位损伤的解释说明 □ 遵医嘱完成其他检查、化验、治疗及用药 □ 根据病情在血气分析检测下拔除呼吸机，必要时决定是否气管切开 □ 注意有无继发性肺感染及其器官功能障碍并予以及时抗生素应用或其他处理 □ 定时换药，到期拆除术腔引流管、颅内压监测管和伤口缝线 遵医嘱完成其他检查、化验、治疗及用药
基础护理	□ 特级护理 □ 患者安全管理 □ 心理护理	□ 特级护理 □ 晨、晚间护理 □ 协助生活护理 □ 安全护理措施到位 □ 尿便护理 □ 有意识患者的心理护理	□ 特级护理~一级护理 □ 晨、晚间护理 □ 协助生活护理 □ 安全护理措施到位 □ 尿便护理 □ 有意识患者的心理护理 □ 防止深静脉血栓形成护理

续　表

时间	住院第 1 日（手术当天）	住院第 2 日（术后 1 天）	住院第 3~8 日（手术日）
专科护理	□ 护理查体 □ 生命体征和瞳孔、意识监测 □ 安全体位摆放	□ 呼吸机管理，气道管理，口腔护理，保障气道通畅 □ 严密观察意识瞳孔，颅内压，血压，术腔引流液，胃肠引流液，尿液，减压窗等变化 □ 头正中、床抬高 30°～45°，防止静脉回流不畅 □ 静脉管理，必要时深静脉置管 □ 躁动患者适当约束，昏迷患者的良肢体摆放 □ 依据医嘱执行必要镇痛镇静	□ 呼吸机管理，气道管理，口腔护理，保障气道通畅 □ 严密观察意识瞳孔，颅内压，血压，术腔引流液，胃肠引流液，尿液，减压窗等变化 □ 头正中、床抬高 30°～45°，防止静脉回流不畅 □ 静脉管理，必要时深静脉置管 □ 躁动患者适当约束，昏迷患者的良肢体摆放 □ 依据医嘱执行必要的镇痛、镇静
重点医嘱	□ 详见医嘱执行单	□ 详见医嘱执行单	□ 详见医嘱执行单
病情变异记录	□ 无　□ 有，原因： 1. 2.	□ 无　□ 有，原因： 1. 2.	□ 无　□ 有，原因： 1. 2.
护士签名			

时间	住院第 9~27 日 （术后第 8~26 日）	住院第 28 天 （出院日）
健康宣教	□ 必要的饮食指导 □ 评价以前宣教效果 □ 相关检查及化验的目的及注意事项 □ 术后用药指导 □ 术后早期康复指导	□ 指导办理出院手续 □ 定时复查 □ 指导院外肢体康复和心理疏导等注意事项 □ 指导颅骨成形术时机把握 □ 出院带药服用方法 □ 注意休息 □ 饮食指导，记录 24 小时出入量 □ 出现恶心、呕吐，视力异常、全身无力症状应及时就诊
护理处置	□ 遵医嘱完成治疗、用药 □ 遵医嘱完成相关检查 □ 根据病情测量生命体征 □ 逐步夹闭尿管，锻炼膀胱功能	□ 办理出院手续 □ 书写出院小结
基础护理	□ 特级护理~二级护理 □ 晨、晚间护理 □ 协助生活护理 □ 安全护理措施到位 □ 尿便护理 □ 心理护理	□ 二级护理 □ 晨、晚间护理 □ 安全护理措施到位 □ 心理护理
专科护理	□ 观察患者生命体征、意识、语言、精神等变化。 □ 准确记录 24 小时出入量，观察每小时尿量 □ 指导患者及家属防二次损伤，防深静脉血栓形成护理 □ 指导肢体功能锻炼 □ 指导患者接受必要的头 CT 复查和肝肾功能间断复查	□ 观察病情变化
重点医嘱	□ 详见医嘱执行单	□ 详见医嘱执行单
病情变异记录	□ 无 □ 有，原因： 1. 2.	□ 无 □ 有，原因： 1. 2.
护士签名		

（三）患者表单

脑挫裂伤临床路径患者表单

适用对象：**第一诊断为**脑挫裂伤（ICD-10：S06.201）

行颅内血肿清除、加或不加去骨瓣减压术（ICD-9-CM-3：01.3902）。

患者姓名：_____ 性别：_____ 年龄：_____ 门诊号：___ 住院号：_____

住院日期：____年___月___日 出院日期：____年___月___日 标准住院日：≤28天

时间	住院第1日（手术当天）	住院第2天 （术后1天）	住院第3~8天 （术后2~7天）
医患配合	□ 接受医生询问外伤经过，现病史、既往病史、用药情况，收集资料并进行体格检查 □ 配合完善术前相关化验、体格检查、备皮 □ 配合医生护士病情告知、术前谈话签字，履行术前文书准备 □ 接受术前宣教	**术后宣教** □ 配合医生与患者及家属介绍病情变化，外伤可能遗漏诊断 □ 理解探视及陪伴制度；配合倒床	□ 配合医生换药，拆除呼吸机，拆除引流管，颅内压监测管，伤口缝线 □ 了解躁动、精神症状和疼痛的注意事项及处理 □ 及时告知医护不适主诉
护患配合	□ 护士行入院护理评估（简单询问病史） □ 接受相关制度介绍	□ 术后体位：头正中、床抬高30°~45°，防止静脉回流不畅或根据医嘱 □ 配合护士肢体活动，防止深静脉血栓 □ 配合护士下尿管胃管等 □ 配合护士良肢体保护，良肢体位摆放，早期康复，防止深静脉血栓，防止二次损伤 □ 理解探视及陪伴制度；配合倒床	□ 术后体位：头正中、床抬高30°~45°，防止静脉回流不畅或根据医嘱 □ 配合护士肢体活动，防止深静脉血栓 □ 配合护士肢体保护，良肢体位摆放，早期康复，防止深静脉血栓，防止二次损伤 □ 配合护士定时监测生命体征、瞳孔、肢体活动、颅内压监测，维护好人工气道（气管插管，呼吸机管路）、胃管和尿管等，密切观察生命体征变化、出入量和每小时尿量
饮食	□ 禁食、禁水	□ 可少量打水	□ 优先全胃肠内营养
排泄	□ 插尿管，计量；大便定时称量	□ 插尿管，计量；大便定时称量	□ 插尿管，计量；大便定时称量
活动	□ 卧床	□ 卧床	□ 卧床休息，患者意识恢复程度不同，体位由被动到主动，强调肢体保护，防止二次损伤

时间	住院第 9~27 天 （术后第 8~26 天）	住院第 28 天 （出院日）
医患配合	□ 医生定时查房护士按时巡视，了解病情 □ 配合意识、瞳孔、颅骨减压窗、肢体活动的观察 □ 护士行晨、晚间护理 □ 护士协助或指导生活护理 □ 康复科医生介入、护士辅导早期康复促醒训练 □ 良肢体位摆放和防止二次损伤，防止深静脉血栓形成 □ 配合监测出入量 □ 遵守探视及陪伴制度 □ 配合完成各项检查及化验	□ 护士行晨、晚间护理 □ 观察鼻腔情况 **出院宣教** □ 接受出院前宣教，学习出院注意事项 □ 了解出院后康复护理要点，防止二次损伤 □ 了解复查程序和颅骨成形术的时机 □ 办理出院手续，取出院带药 □ 收拾物品，准备出院 　　掌握出院带药服用说明
护患配合	□ 术后体位：头正中、床抬高 30°~45°，逐步到自然体位 □ 配合护士肢体活动，防止深静脉血栓；翻身拍背，防止肺炎 □ 配合护士肢体保护，良肢体位摆放，早期康复，防止深静脉血栓，防止二次损伤 □ 配合护士定时监测生命体征、瞳孔、肢体活动、颅内压监测，配合护士拔除人工气道（气管插管，呼吸机管路）、伤口引流管、胃管和尿管等，密切观察生命体征变化、出入量和每小时尿量	□ 配合护士做好出院准备 □ 接受护士随访医嘱
饮食	□ 全胃肠内营养为主，过渡到流食、半流食和普食	□ 流食、半流食和普食
排泄	□ 尿管拔除后自解小便，但还需按护士要求计量	
活动	□ 卧床，逐步自主体位	□ 卧床或自主活动

附：原表单（2012 年版）

脑挫裂伤临床路径表单

适用对象：**第一诊断为脑挫裂伤**（ICD-10：S06.201）

行颅内血肿清除、加或不加去骨瓣减压术（ICD-9-CM-3：01.3902）。

患者姓名：_____ 性别：_____ 年龄：_____ 门诊号：_____ 住院号：_____

住院日期：____年___月___日 出院日期：____年___月___日 标准住院日：≤28 天

时间	住院第 1 天 （手术当天）	住院第 2 天 （术后第 1 天）	住院第 1~3 天 （术后第 2 天）
主要诊疗工作	□ 询问病史与体格检查 □ 完成病历书写 □ 完善检查 □ 术前准备 □ 患者及（或）其家属签署手术知情同意书、自费用品协议书、输血知情同意书 □ 术前小结和上级医师查房记录 □ 准备急诊手术	□ 临床观察生命体征变化及神经功能恢复情况 □ 复查头颅 CT，评价结果并行相应措施 □ 复查血生化及血常规 □ 根据病情考虑是否需要气管切开 □ 观察切口敷料及引流管情况 □ 完成病程记录	□ 临床观察生命体征变化及神经功能恢复情况 □ 伤口换药，视引流量决定是否拔除引流管 □ 根据患者病情，考虑停用抗菌药物；有感染征象患者，根据药敏试验结果调整药物 □ 完成病程记录 □ 上级医师查房
重点医嘱	**长期医嘱：** □ 神经外科护理常规 □ 一级护理 □ 多参数监护 **临时医嘱：** □ 血常规、尿常规 □ 肝肾功能、电解质、血糖、凝血功能、感染性疾病筛查 □ 心电图、胸片 □ 头颅 CT □ 抗菌药物：术前 30 分钟使用	**长期医嘱：** □ 术后流食或鼻饲肠道内营养 □ 脱水、脑保护、抗菌、保护胃黏膜治疗 **临时医嘱：** □ 头颅 CT □ 血生化及血常规	**长期医嘱：** □ 神经外科护理常规 □ 一级护理 □ 术后流食或鼻饲肠道内营养 □ 多参数监护 □ 尿管接袋记量 □ 脱水 □ 脑保护 □ 保护胃黏膜治疗 □ 记 24 小时出入量 **临时医嘱：** □ 伤口换药
主要护理工作	□ 观察患者一般情况及神经系统功能恢复情况 □ 观察记录患者神志、瞳孔、生命体征	□ 观察患者一般情况及神经系统功能恢复情况 □ 观察记录患者神志、瞳孔、生命体征	□ 观察患者一般情况及神经系统功能恢复情况 □ 观察记录患者神志、瞳孔、生命体征
病情变异记录	□ 无 □ 有，原因： 1. 2.	□ 无 □ 有，原因： 1. 2.	□ 无 □ 有，原因： 1. 2.
护士签名			
医师签名			

时间	住院第4日 （术后第3天）	住院第5日 （术后第4天）	住院第6日 （术后第5天）
主要诊疗工作	□ 临床观察神经系统功能变化情况 □ 切口换药、观察切口情况 □ 观察引流液性状及引流量（有引流管者） □ 完成病程记录	□ 临床观察神经系统功能恢复情况 □ 完成病程记录	□ 临床观察神经系统功能恢复情况 □ 观察切口敷料情况 □ 完成病程记录 □ 查看化验结果 □ 根据病情改脱水药物
重点医嘱	**长期医嘱：** □ 神经外科护理常规 □ 一级护理 □ 术后流食/鼻饲 □ 抗菌药物（酌情停用） □ 输液治疗 **临时医嘱：** □ 切口换药	**长期医嘱：** □ 神经外科护理常规 □ 一级护理 □ 术后半流食/鼻饲 □ 输液治疗 **临时医嘱：** □ 血常规、肝肾功能、凝血功能	**长期医嘱：** □ 神经外科护理常规 □ 一级护理 □ 术后半流食/鼻饲 □ 输液治疗
主要护理工作	□ 观察患者一般情况及神经系统功能恢复情况 □ 观察记录患者神志、瞳孔、生命体征	□ 观察患者一般情况及神经系统功能恢复情况 □ 观察记录患者神志、瞳孔、生命体征	□ 观察患者一般情况及神经系统功能恢复情况 □ 观察记录患者神志、瞳孔、生命体征
病情变异记录	□ 无　□ 有，原因： 1. 2.	□ 无　□ 有，原因： 1. 2.	□ 无　□ 有，原因： 1. 2.
护士签名			
医师签名			

时间	住院第7天 (术后第6天)	住院第8天 (术后第7天)	住院第9~14天 (术后8~13日)
主要诊疗工作	□ 观察生命体征变化及神经功能恢复情况 □ 观察伤口敷料情况 □ 完成病程记录 □ 早期肢体康复可以从此时或者术后生命体征平稳就开始	□ 根据切口情况予以拆线 □ 临床观察神经功能恢复情况 □ 复查头部CT □ 完成病程记录	□ 观察神经功能恢复情况 □ 完成病程记录 □ 查看化验结果
重点医嘱	长期医嘱: □ 一级护理 □ 根据病情更改饮食及增加肠道内营养 □ 监测生命体征 □ 脱水对症支持治疗	长期医嘱: □ 一级/二级护理 □ 术后普食或继续肠道内营养 临时医嘱: □ 血常规、肝肾功能、凝血功能 □ 头颅CT	长期医嘱: □ 一级/二级护理 □ 术后普食或继续肠道内营养
主要护理工作	□ 观察患者一般情况及神经系统功能恢复情况 □ 观察记录患者神志、瞳孔、生命体征	□ 观察患者一般情况及神经系统功能恢复情况 □ 观察记录患者神志、瞳孔、生命体征	□ 观察患者一般情况及神经系统功能恢复情况 □ 如果病情允许患者可下床活动
病情变异记录	□无 □有,原因: 1. 2.	□无 □有,原因: 1. 2.	□无 □有,原因: 1. 2.
护士签名			
医师签名			

时间	住院第 15 天 （术后第 14 天）	住院第 16 天 （术后第 15 天）	住院第 17~27 日 （术后第 16~26 天）	住院第 28 天 （出院日）
主要诊疗工作	□ 观察神经功能恢复情况 □ 酌情复查头颅 CT □ 复查实验室检查，如血常规、血生化、肝肾功能 □ 完成病程记录	□ 观察神经功能恢复情况 □ 评估头颅 CT 结果 □ 查看实验室检查结果 □ 完成病程记录	□ 观察神经功能恢复情况 □ 完成病程记录	□ 确定患者能否出院 □ 向患者交代出院注意事项、复查如期 □ 通知出院处 □ 开出院诊断书 □ 完成出院记录
重点医嘱	长期医嘱： □ 一级/二级护理 □ 术后普食或继续肠内营养 临时医嘱： □ 头颅 CT □ 血常规 □ 血生化、肝肾功能	长期医嘱： □ 一级/二级护理 □ 术后普食或继续肠道内营养	长期医嘱： □ 一级/二级护理 □ 术后普食或继续肠道内营养	□ 通知出院
主要护理工作	□ 观察患者一般情况及切口情况 □ 观察神经系统功能恢复情况 □ 如果病情允许患者可下床活动	□ 观察患者一般情况及切口情况 □ 观察神经系统功能恢复情况 □ 如果病情允许患者可下床活动	□ 观察患者一般情况及切口情况 □ 观察神经系统功能恢复情况 □ 如果病情允许患者可下床活动	□ 帮助患者办理出院手续
病情变异记录	□ 无 □ 有，原因： 1. 2.	□ 无 □ 有，原因： 1. 2.	□ 无 □ 有，原因： 1. 2.	□ 无 □ 有，原因： 1. 2.
护士签名				
医师签名				

第十七章　创伤性急性硬脑膜下血肿临床路径释义

一、创伤性急性硬脑膜下血肿编码

1. 原创伤性急性硬膜下血肿编码：创伤性急性硬膜下血肿（ICD-10：S06.501）

手术操作及编码：硬脑膜下血肿清除术（ICD-9-CM-3：01.3101）

2. 修改编码

疾病名称及编码：创伤性急性硬膜下血肿（ICD-10：S06.5）

手术操作及编码：硬脑膜下血肿清除术（ICD-9-CM-3：01.31）

二、临床路径检索方法

S06.5 伴 01.31

三、创伤性急性硬脑膜下血肿临床路径标准住院流程

（一）适用对象

第一诊断为创伤性急性硬脑膜下血肿（ICD-10：S06.501）

行硬脑膜下血肿清除术（ICD-9-CM-3：01.3101）。

> **释义**
>
> ■ 本路径适用对象为颅脑外伤导致的急性硬膜下血肿（小于伤后3天），不包括亚急性、慢性硬膜下血肿及因颅内血管性病变引起的自发性硬膜下血肿。
>
> ■ 创伤性急性硬脑膜下血肿的治疗方法包括：开颅手术清除血肿和观察保守治疗。手术方式根据患者术前状况而定，必要时应去除骨瓣减压。如仅有少量血肿，患者状况良好，可在严密观察、影像学复查下保守治疗。本路径仅适用于行硬膜下血肿清除的患者。

（二）诊断依据

根据《临床诊疗指南——神经外科学分册》（中华医学会编著，人民卫生出版社）、《临床技术操作规范——神经外科分册》（中华医学会编著，人民军医出版社）等。

1. 临床表现

（1）病史：一般都有外伤史，临床症状较重，并迅速恶化，尤其是特急性创伤性硬脑膜下血肿，伤后短时间内可发展为濒死状态。

（2）意识障碍：伤后多数为原发性昏迷与继发性昏迷相重叠，或昏迷的程度逐渐加深；较少出现中间清醒期。

（3）颅内压增高表现：颅内压增高症状出现较早，其间呕吐和躁动比较多见，生命体征变化明显（Cushing 反应）。

（4）脑疝症状：出现较快，尤其是特急性创伤性硬脑膜下血肿，一侧瞳孔散大后短时间内出现对侧瞳孔散大，并出现去脑强直、病理性呼吸等症状。

（5）局灶症状：较多见，早期即可因自脑挫伤或（和）血肿压迫引起偏瘫、失语。

2. 辅助检查

头颅 CT 扫描（带骨窗像）：是诊断的主要依据，表现为脑表面的新月形高密度影。

> **释义**
>
> ■ 急性大量硬膜下血肿临床表现危重，病程发展迅速，早期即可陷入昏迷，继而发展成为单侧或双侧脑疝等濒危状态。
>
> ■ 未出现昏迷和脑疝的患者，临床常以局灶性神经功能缺失（如偏瘫、失语等）为主，可有癫痫发生。
>
> ■ 影像学检查建议首选颅脑 CT，除脑表面新月形高密度影外，判断脑室受压情况、中线结构移位程度等间接征象尤为重要。另外，有无脑挫裂伤、脑内血肿和颅骨骨折等合并损伤对治疗方案选择具有重要意义。

（三）选择治疗方案的依据

根据《临床诊疗指南——神经外科学分册》（中华医学会编著，人民卫生出版社）、《临床技术操作规范——神经外科分册》（中华医学会编著，人民军医出版社）等。

1. 手术治疗：创伤性急性硬脑膜下血肿诊断明确，有以下情况者应行硬脑膜下血肿清除术：

（1）有明显颅内压增高症状和体征，意识障碍或症状进行性加重，或出现新的阳性体征、再昏迷。

（2）CT 扫描提示脑受压明显，大脑中线移位>5mm。

（3）幕上血肿量>30ml 或幕下血肿量>10ml。

2. 手术风险较大者（高龄、妊娠期、合并较严重内科疾病），需向患者或家属交代病情；如不同意手术，应当充分告知风险，履行签字手续，并予严密观察。

> **释义**
>
> ■ 手术治疗是急性大量硬膜下血肿的首选治疗方法，特别是对于出现单侧或双侧脑疝的患者，应尽快进行血肿清除术。术前出现脑疝患者，除清除血肿外，还应行标准大骨瓣减压术。合并脑挫裂伤、脑内血肿、硬膜外血肿者，也应一并处理。手术目的是清除血肿、降低颅内压、保护受损脑组织。但如术前已出现双侧脑疝，则提示预后不良，术前应向患者家属详细交代病情，以获得理解。
>
> ■ 本病属急重症，确定有手术指征后，应尽快进行血肿清除术。手术时机常是影响患者预后的决定因素。在有条件的医院可以建立该类疾病的"绿色通道"，有利于救治。

（四）标准住院日为≤14 天

> **释义**
>
> ■患者入院后，应按路径表单要求尽快完成术前检查，术后恢复时间视患者具体情况而定，病情稳定后可继续进行康复治疗（包括高压氧治疗），总住院时间小于 14 天而完成检查和治疗的患者都符合本路径的标准。

（五）进入路径标准

1. 第一诊断符合 ICD-10：S06.501 创伤性急性硬脑膜下血肿疾病编码。
2. 当患者合并其他疾病，但住院期间不需要特殊处理也不影响第一诊断的临床路径流程实施时，可以进入路径。
3. 当患者双侧瞳孔散大，自主呼吸停止，或开放性颅脑损伤合并其他脏器损伤、骨折，或处于濒死状态，不进入此路径。

> **释义**
>
> ■本路径适用于急性创伤性硬膜下血肿有手术治疗指征的患者，术前病情危重，无手术指征患者，不进入此路径。
>
> ■术前有手术指征，同时合并其他疾病，但非手术绝对禁忌证时，可进入本路径。

（六）术前准备（入院当天）

1. 必需的检查项目
（1）血常规、尿常规。
（2）凝血功能、肝功能、肾功能、血电解质、血糖、感染性疾病筛查（乙型肝炎、丙型肝炎、艾滋病、梅毒等）。
（3）胸部 X 线平片、心电图。
（4）头颅 CT 扫描（含骨窗像）。
2. 根据患者病情，可选择的检查项目
（1）颈部 CT 扫描、X 线平片。
（2）腹部 B 超，心肺功能评估。

> **释义**
>
> ■术前检查项目应尽快完成，应在急诊科进行。如患者病情危重，且有手术指征，应尽快麻醉、进行血肿清除，非必需的检查（如感染性疾病筛查）可按阳性结果处理。

（七）预防性抗菌药物选择与使用时机

1. 抗菌药物：按照《抗菌药物临床应用指导原则》（卫医发〔2004〕285 号）选择用药。建议使用第一、第二代头孢菌素，头孢曲松等；明确感染患者，可根据药物敏感试验结果调整抗菌药物。

（1）推荐使用头孢唑林钠肌内或静脉注射。①成人：0.5~1克/次，一日2~3次。②儿童：一日量为20~30mg/kg体重，分3~4次给药。③对本药或其他头孢菌素类药过敏者，对青霉素类药有过敏性休克史者禁用；肝肾功能不全者、有胃肠道疾病史者慎用。④使用本药前需进行皮肤过敏试验。

（2）推荐头孢呋辛钠肌内或静脉注射。①成人：0.75~1.5克/次，一日3次。②儿童：平均一日剂量为60mg/kg，严重感染可用到100 mg/kg，分3~4次给予。③肾功能不全患者按照肌酐清除率制订给药方案：肌酐清除率>20ml/min者，每日3次，每次0.75~1.5g；肌酐清除率10~20ml/min患者，每次0.75g，一日2次；肌酐清除率<10ml/min患者，每次0.75g，一日1次。④对本药或其他头孢菌素类药过敏者，对青霉素类药有过敏性休克史者禁用；肝肾功能不全者、有胃肠道疾病史者慎用。⑤使用本药前需进行皮肤过敏试验。

（3）推荐头孢曲松钠肌内注射、静脉注射或静脉滴注。①成人：1克/次，一次肌内注射或静脉滴注。②儿童：儿童用量一般按成人量的1/2给予。③对本药或其他头孢菌素类药过敏者，对青霉素类药有过敏性休克史者禁用；肝肾功能不全者、有胃肠道疾病史者慎用。

2. 预防性用抗菌药物，时间为术前0.5小时，手术超过3小时加用1次抗菌药物；总预防性用药时间一般不超过24小时，个别情况可延长至48小时。

> **释义**
>
> ■闭合急性创伤性硬膜下血肿按常规剂量预防应用抗生素，术后监测体温和感染指标，必要时行腰穿检查除外颅内感染。开放急性创伤性硬膜下血肿视污染或可能污染伤口，可应用抗生素治疗。如出现感染，应根据细菌学和药物敏感试验结果调整抗生素应用。

（八）手术日为入院当天

1. 麻醉方式：全身麻醉。
2. 手术方式：硬脑膜下血肿清除术。
3. 手术内置物：止血材料、颅骨固定材料、引流系统等。
4. 术中用药：抗菌药物、脱水药、止血药，酌情应用抗癫痫药和激素。
5. 输血：根据手术失血情况决定。

> **释义**
>
> ■本路径规定的急诊进行硬膜下血肿清除术均应在全麻下实施。
>
> ■术前已出现脑疝者，应去除骨瓣减压，硬膜敞开，脑表面可用免缝合硬脑膜覆盖或减张缝合硬膜。术前未出现脑疝，血肿清除后，脑组织搏动、塌陷良好者，可复位骨瓣。术前用抗菌药物参考《抗菌药物临床应用指导原则》执行。对手术时间较长的患者，术中可加用一次抗菌药物。
>
> ■手术是否输血依照患者状态和术中出血量而定，可根据医院条件采用自体血回输系统，必要时在术中检测血红蛋白以决定是否输异体血。

（九）术后住院恢复≤13 天

1. 必须复查的检查项目：24 小时之内及出院前根据具体情况复查头颅 CT，了解颅内情况；血常规、肝肾功能、血电解质。

2. 根据患者病情，可考虑选择的检查项目：胸腹部 X 线平片或 CT，腹部 B 超。

3. 术后用药：抗菌药物、脱水药、改善脑神经功能药物，酌情应用预防性抗癫痫药、激素、保护胃黏膜药物。

4. 每 2~3 天手术切口换药 1 次。

5. 术后 7 天拆除手术切口缝线，或根据病情酌情延长拆线时间。

释义

■ 术后 24 小时内应行颅脑 CT 检查，了解血肿清除程度及继发损伤情况，以判断是否需要再次手术。

■ 术后应用预防性抗癫痫药及保护胃黏膜药物。

（十）出院标准

1. 患者病情稳定，生命体征平稳，无明显并发症。

2. 体温正常，各项化验无明显异常，切口愈合良好。

3. 仍处于昏迷状态的患者，如生命体征平稳，经评估不能短时间恢复者，没有需要住院处理的并发症和（或）合并症，可根据患者情况考虑继续治疗或转院继续康复治疗。

释义

■ 出院标准应根据患者的具体情况而定，生命体征平稳、无感染等并发症，同时复查颅脑 CT 示颅内情况稳定者，可考虑出院。昏迷或有严重神经功能障碍者可转入神经康复治疗。

（十一）变异及原因分析

1. 术后继发其他部位硬脑膜外血肿、硬脑膜下血肿、脑内血肿等并发症，严重者需要再次开颅手术，导致住院时间延长，费用增加。

2. 术后切口、颅内感染、内置物排异反应，出现严重神经系统并发症，导致住院时间延长，费用增加。

3. 伴发其他疾病需进一步诊治，导致住院时间延长。

4. 遗留有神经系统功能障碍，但患者意识清醒或昏迷明显减轻，经评估证明早期积极治疗对神经系统功能恢复有明显效果者，可考虑转入康复治疗相应路径，包括应用促进神经功能恢复的药物、针灸理疗、肢体功能锻炼等，导致住院时间延长，住院费用增加。

5. 术后持续昏迷，行气管切开术后反复肺部感染，气管插管未拔除或拔除困难甚至不能拔除，家属在院外无法进行吸痰等必要的呼吸道管理，未达到出院标准，其住院时间延长，费用增加。

释义

■ 影响创伤性急性硬膜下血肿的变异因素较多，特别是术前伤情较重、高龄患者，术后出现并发症的几率增高，出现住院时间延长、费用增加等变异原因，临床医师应根据患者的具体情况进行路径实施。

（十二）参考费用标准

单纯血肿清除费用 6000~12000 元。

四、创伤性急性硬脑膜下血肿临床路径临床路径给药方案

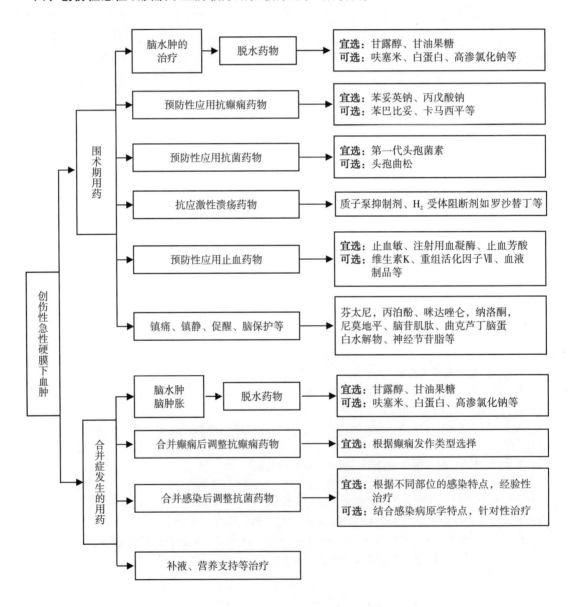

【用药选择】

1. 术前抗菌药物宜选第一、第二代透过血-脑脊液屏障好的头孢菌素，也可选第三代头孢，如头孢曲松，术前 30 分钟给药 1 次。

2. 术后出现颅内或肺部感染者，根据感染表现，痰液及脑脊液性状经验性用药，待药敏结果回报后，根据培养结果及药敏情况用药。

3. 术后局部会有渗血，一般给予止血药物治疗 3 天，如注射用血凝酶 1~2 U，肌内注射或静脉注射/静脉滴注，1~2 次/日；氨甲苯酸 0.2U，加入 250ml 生理盐水或 5% 葡萄糖注射液，静脉滴注 1 次/日。

【药学提示】

弥散性血管内凝血（DIC）以及血液病所致出血不应使用注射用血凝酶；凝血因子或血小板缺乏的患者，应在补充相应因子基础上使用；对于原发性纤溶亢进情况，应与抗纤溶药联合使用；有血栓病史者禁用。

五、推荐表单

（一）医师表单

创伤性急性硬膜下血肿临床路径医师表单

适用对象：**第一诊断为创伤性急性硬脑膜下血肿**（ICD-10：S06.501）

行硬脑膜下血肿清除术（ICD-9-CM-3：01.3101）

患者姓名：_____性别：_____年龄：_____门诊号：_____住院号：_____

住院日期：____年___月__日　出院日期：____年___月__日　标准住院日：≤14天

时间	住院第1日 （手术日）	住院第2日 （术后第1天）	住院第3日 （术后第2天）
主要诊疗工作	□ 病史采集，体格检查，完成病历书写 □ 术前相关检查 □ 上级医师查看患者，制订治疗方案，完善术前准备 □ 向患者和（或）家属交代病情，签署手术知情同意书 □ 全麻下硬脑膜下血肿清除术 □ 完成手术记录及术后记录	□ 临床观察神经系统功能变化情况 □ 术后观察引流液性状及记录引流量（有引流管者） □ 完成病程记录 □ 复查头颅CT，评价结果并及时采取相应措施	□ 临床观察神经系统功能变化情况 □ 观察切口敷料情况 □ 观察引流液性状及引流量（有引流管者） □ 完成病程记录 □ 根据病情停用抗菌药物
重点医嘱	**长期医嘱：** □ 神经外科护理常规 □ 一级护理 □ 禁食、禁水 **临时医嘱：** □ 通知手术 □ 备皮（剃头） □ 抗菌药物皮试 □ 急查血常规、血型、凝血功能、肝肾功能、血糖，感染性疾病筛查 □ 头颅CT扫描 □ 心电图、胸部X线平片 □ 备血 □ 术前导尿	**长期医嘱：** □ 神经外科护理常规 □ 一级护理 □ 禁食、禁水 □ 抗菌药物 □ 脱水药 □ 输液治疗 **临时医嘱：** □ 头颅CT □ 查肝肾功、电解质 □ 复查血常规	**长期医嘱：** □ 神经外科护理常规 □ 一级护理 □ 术后流食/鼻饲 □ 抗菌药物（酌情停用） □ 脱水药 □ 输液治疗 **临时医嘱：** □ 放置胃管
病情变异记录	□无　□有，原因： 1. 2.	□无　□有，原因： 1. 2.	□无　□有，原因： 1. 2.
医师签名			

时间	住院第 4 日 （术后第 3 天）	住院第 5 日 （术后第 4 天）	住院第 6 日 （术后第 5 天）	住院第 7 日 （术后第 6 天）
主要诊疗工作	□ 临床观察神经系统功能变化情况 □ 切口换药、观察切口情况 □ 观察引流液性状及引流量（有引流管者） □ 有引流管者复查头颅CT，根据结果决定是否拔除引流管 □ 完成病程记录	□ 临床观察神经系统功能恢复情况 □ 完成病程记录	□ 临床观察神经系统功能恢复情况 □ 观察切口敷料情况 □ 完成病程记录 □ 查看化验结果 □ 根据病情改脱水药物	□ 临床观察神经系统功能恢复情况 □ 观察切口敷料情况 □ 完成病程记录 □ 查看化验结果 □ 根据病情调整脱水药物
重点医嘱	长期医嘱： □ 神经外科护理常规 □ 一级护理 □ 术后流食/鼻饲 □ 抗菌药物（酌情停用） □ 输液治疗 临时医嘱： □ 头颅CT □ 切口换药	长期医嘱： □ 神经外科护理常规 □ 一级护理 □ 术后半流食/鼻饲 □ 输液治疗 临时医嘱： □ 血常规、肝肾功能、凝血功能	长期医嘱： □ 神经外科护理常规 □ 一级护理 □ 术后半流食/鼻饲 □ 输液治疗	长期医嘱： □ 神经外科护理常规 □ 一级护理 □ 术后半流食/鼻饲 □ 输液治疗 临时医嘱： □ 切口换药
病情变异记录	□ 无　□ 有，原因： 1. 2.	□ 无　□ 有，原因： 1. 2.	□ 无　□ 有，原因： 1. 2.	□ 无　□ 有，原因： 1. 2.
医师签名				

时间	住院第8日（术后第7天）	住院第9日（术后第8天）	住院第10日（术后第9天）	住院第11日（术后第10天）
主要诊疗工作	□ 临床观察神经系统功能恢复情况 □ 观察切口，根据情况予以拆线或延期拆线 □ 完成病程记录 □ 复查头颅 CT，评价结果	□ 临床观察神经系统功能恢复情况 □ 观察切口，根据情况予以拆线 □ 完成病程记录	□ 临床观察神经系统功能恢复情况 □ 完成病程记录	□ 临床观察神经系统功能恢复情况 □ 复查血常规、血生化 □ 完成病程记录 □ 根据病情，脱水药物减量或停用
重点医嘱	长期医嘱： □ 神经外科护理常规 □ 一级护理 □ 术后半流食/鼻饲 □ 输液治疗 □ 根据 CT 情况调整脱水药物 临时医嘱： □ 头颅 CT □ 拆线、换药	长期医嘱： □ 神经外科护理常规 □ 一级护理 □ 术后半流食/鼻饲 □ 输液治疗	长期医嘱： □ 神经外科护理常规 □ 一级护理 □ 术后半流食/鼻饲 □ 输液治疗	长期医嘱： □ 神经外科护理常规 □ 二级护理 □ 饮食/鼻饲 □ 输液治疗 □ 停脱水药 临时医嘱： □ 查血常规、血生化
病情变异记录	□ 无　□ 有，原因： 1. 2.	□ 无　□ 有，原因： 1. 2.	□ 无　□ 有，原因： 1. 2.	□ 无　□ 有，原因： 1. 2.
医师签名				

时间	住院第 12 日 （术后第 11 天）	住院第 13 日 （术后第 12 天）	住院第 14 日 （术后第 13 天）
主要诊疗工作	□ 临床观察神经系统功能恢复情况 □ 完成病程记录 □ 根据病情是否停输液治疗	□ 临床观察神经系统功能恢复情况 □ 完成病程记录	□ 确定患者能否出院 □ 向患者交代出院注意事项、复查日期 □ 通知出院处 □ 开出院诊断书 □ 完成出院记录
重点医嘱	长期医嘱： □ 神经外科护理常规 □ 二级护理 □ 饮食/鼻饲 □ 输液治疗	长期医嘱： □ 神经外科护理常规 □ 二级护理 □ 饮食/鼻饲	□ 通知出院
病情变异记录	□ 无 □ 有，原因： 1. 2.	□ 无 □ 有，原因： 1. 2.	□ 无 □ 有，原因： 1. 2.
医师签名			

（二）护士表单

创伤性急性硬脑膜下血肿护士表单

适用对象：**第一诊断为创伤性急性硬脑膜下血肿**（ICD-10：S06.501）

行硬脑膜下血肿清除术（ICD-9-CM-3：01.3101）

患者姓名：_____ 性别：_____ 年龄：_____ 门诊号：_____ 住院号：_____

住院日期：____年__月__日 出院日期：____年__月__日 标准住院日：≤14天

时间	住院第1天（手术当天）	住院第2天 （术后第1天）	住院第3天 （术后第2天）
健康宣教	□ 入院宣教 □ 告知家属手术等候区位置 □ 留取各种标本、完成各种检查并告知注意事项 □ 护理风险评估，根据存在的风险进行有针对性的宣教 □ 术前宣教： 立即禁食水 告知准备物品、沐浴 告知术后饮食、活动 告知术后可能出现的情况及应对方式	□ 告知患者目前存在的护理 □ 风险、根据目前存在的风险宣教相关知识 □ 完成术后指导及用药宣教： ①告知监护设备、管路功能及注意事项 ②指导患者进食、防误吸注意事项 ③告知患者体位要求 ④告知疼痛注意事项 ⑤告知术后可能出现情况的应对方式 ⑥指导患者进行有效咳痰 ⑦给予患者及家属心理支持 □ 告知膀胱训练方法	□ 告知患者护理风险、根据目前存在的风险宣教相关知识 □ 根据护理等级指导活动：不能活动者协助患者进行协助患者肢体功能锻炼（预防血栓） □ 告知使用药物的作用副作用 □ 指导患者进食、防误吸注意事项 □ 拔尿管后注意事项 □ 指导患者掌握床上翻身方法 □ 指导患者掌握床上排尿、排便方法
护理处置	□ 核对病人，佩戴腕带 □ 建立入院护理病历 □ 测量生命体征和记录 □ 护理风险评估给予有针对性的护理措施 □ 遵医嘱给药，观察用药后反应 □ 完成术前准备：配血、抗菌药物皮试、备皮剃头、禁食禁水、准备术中带药 □ 送手术：摘除患者各种活动物品、核对患者资料及带药、填写手术交接单，签字确认 □ 接手术：填写手术交接单，签字确认 □ 术毕回室：①护士应站于患者头侧保护头部，将患者合理搬运至病床上；②妥善安置各种管道（引流管、导尿管、输液通道等）防止扭曲受压；③连接心电监护仪，与麻醉师交接，了解术中情况；④常规呼吸及	□ 观察生命体征及切口敷料情况并记录，妥善固定引流管并观察引流液的颜色、量、性质 □ 护理风险评估给予有针对性的护理措施 □ 遵医嘱给药，观察用药后反应 □ 评估患者进食情况，必要时留置胃管鼻饲饮食 □ 预防并发症护理 □ 夹闭尿管，锻炼膀胱功 □ 心理护理 □ 完成护理记录	□ 留取各种标本、完成各种检查并告知注意事项进行护理风险评估、并给予相应的护理措施 □ 观察生命体征及切口敷料情况并记录，妥善固定引流管并观察引流液的颜色、量、性质 □ 护理风险评估给予有针对性的护理措施 □ 评估患者进食情况，必要时留置胃管鼻饲饮食 □ 预防并发症护理 □ 存在肢体功能障碍者协助肢体功能锻炼（预防血栓） □ 拔除尿管 □ 心理护理 □ 完成护理记录

时间	住院第1天（手术当天）	住院第2天 （术后第1天）	住院第3天 （术后第2天）
	辅助呼吸；拔管后经鼻导管或面罩吸氧 □ 进行护理风险评估、并给予相应的护理措施 □ 完成护理记录		
基础护理	□ 特级护理 　晨晚间护理 　患者安全管理	□ 一级护理 　晨晚间护理 　患者安全管理	□ 一级护理 　晨晚间护理 　患者安全管理
专科护理	□ 观察瞳孔变化 □ 观察意识情况 □ 评价患者四肢肌力 □ 预防癫痫的发生 □ 评估患者有无颅内压增高的症状	□ 观察瞳孔变化 □ 观察意识情况 □ 评价患者四肢肌力 □ 预防癫痫的发生 □ 评估患者有无颅内压增高的症状	□ 观察瞳孔变化 □ 观察意识情况 □ 评价患者四肢肌力 □ 预防癫痫的发生 □ 评估患者有无颅内压增高的症状
重点医嘱	□ 详见医嘱执行单	□ 详见医嘱执行单	□ 详见医嘱执行单
病情变异记录	□ 无　□ 有，原因： 1. 2.	□ 无　□ 有，原因： 1. 2.	□ 无　□ 有，原因： 1. 2.
护士签名			

时间	住院第 4~9 天 （术后第 3~8 天）	住院第 10~14 天 （术后第 9~13 天）
健康宣教	□ 行护理风险评估：告知患者护理风险、根据目前存在的风险宣教相关知识 □ 告知患者药物作用副作用 □ 指导患者术后康复训练 □ 根据护理等级指导活动	□ 行护理风险评估：告知患者护理风险、根据目前存在的风险宣教相关知识 □ 告知患者药物作用副作用 □ 根据护理等级指导活动 □ 指导患者术后康复训练 □ 出院宣教 　复查时间 　服药方法 　活动休息 　指导饮食 　指导办理出院手续
护理处置	□ 行护理风险评估：根据目前存在的护理问题给予相应的护理措施 □ 遵医嘱给药，观察用药后反应 □ 预防并发症护理 □ 完成术后康复指导 □ 协助患者肢体功能锻炼（预防血栓） □ 协助或指导床旁活动 □ 心理护理 □ 完成护理记录	□ 行护理风险评估：根据目前存在的护理问题给予相应的护理措施 □ 遵医嘱给药，观察用药后反应 □ 预防并发症护理 □ 完成术后康复指导 □ 协助患者肢体功能锻炼（预防血栓） □ 协助或指导床旁活动 □ 心理护理 □ 办理出院手续 □ 书写出院小结
基础护理	□ 一级护理（根据患者病情和生活自理能力确定护理级别） □ 晨晚间护理 □ 患者安全管理	□ 二级护理 □ 晨晚间护理 □ 患者安全管理
专科护理	□ 观察瞳孔变化 □ 观察意识情况 □ 评价患者四肢肌力 □ 预防癫痫的发生 □ 评估患者有无颅内压增高的症状	□ 观察瞳孔变化 □ 观察意识情况 □ 评价患者四肢肌力 □ 预防癫痫的发生 □ 评估患者有无颅内压增高的症状
重点医嘱	□ 详见医嘱执行单	□ 详见医嘱执行单
病情变异记录	□ 无　□ 有，原因： 1. 2.	□ 无　□ 有，原因： 1. 2.
护士签名		

（三）患者表单

创伤性急性硬脑膜下血肿患者表单

适用对象：**第一诊断为**创伤性急性硬脑膜下血肿（ICD-10：S06.501）

　　　　　行硬脑膜下血肿清除术（ICD-9-CM-3：01.3101）

患者姓名：_____性别：_____年龄：_____门诊号：_____住院号：_____

住院日期：____年__月__日　出院日期：____年__月__日　标准住院日：14天

时间	手术后（意识清楚者）	出　　院（意识清楚者）
医患配合	□ 配合检查意识、瞳孔、肢体活动 □ 需要时，配合伤口换药 □ 配合拔除引流管、尿管 □ 配合伤口拆线	□ 接受出院前指导 □ 知道复查程序 □ 获取出院诊断书
护患配合	□ 配合定时测量生命体征、每日询问大便 □ 配合检查意识、瞳孔、肢体活动，询问出入量 □ 接受输液、服药等治疗 □ 配合夹闭尿管，锻炼膀胱功能 □ 接受进食、进水、排便等生活护理 □ 配合活动，预防皮肤压力伤 □ 注意活动安全，避免坠床或跌倒 □ 配合执行探视及陪伴	□ 接受出院宣教 □ 办理出院手续 □ 获取出院带药 □ 知道服药方法、作用、注意事项 □ 知道护理伤口方法 □ 知道复印病历方法
饮食	□ 根据医嘱，由流食逐渐过渡到普食	□ 根据医嘱，正常普食
排泄	□ 保留尿管-正常大小便 □ 避免便秘	□ 正常大小便 □ 避免便秘
活动	□ 根据医嘱，头高位-半坐位-床边或下床活动 □ 注意保护管路，勿牵拉、脱出等	□ 正常适度活动，避免疲劳

附：原表单（2012年版）

创伤性急性硬脑膜下血肿临床路径表单

适用对象：**第一诊断为创伤性急性硬脑膜下血肿**（ICD-10：S06.501）

行硬脑膜下血肿清除术（ICD-9-CM-3：01.3101）

患者姓名：_____ 性别：_____ 年龄：_____ 门诊号：_____ 住院号：_____

住院日期：____年___月___日 出院日期：____年___月___日 标准住院日：≤14天

时间	住院第1日（手术日）	住院第2日（术后第1天）	住院第3日（术后第2天）
主要诊疗工作	□ 病史采集，体格检查，完成病历书写 □ 术前相关检查 □ 上级医师查看患者，制定治疗方案，完善术前准备 □ 向患者和（或）家属交代病情，签署手术知情同意书 □ 全麻下硬脑膜下血肿清除术 □ 完成手术记录及术后记录	□ 临床观察神经系统功能变化情况 □ 术后观察引流液性状及记录引流量（有引流管者） □ 完成病程记录 □ 复查头颅CT，评价结果并及时采取相应措施	□ 临床观察神经系统功能变化情况 □ 观察切口敷料情况 □ 观察引流液性状及引流量（有引流管者） □ 完成病程记录 □ 根据病情停用抗菌药物
重点医嘱	**长期医嘱：** □ 神经外科护理常规 □ 一级护理 □ 禁食、禁水 **临时医嘱：** □ 通知手术 □ 备皮（剃头） □ 抗菌药物皮试 □ 急查血常规、血型、凝血功能、肝肾功能、血糖，感染性疾病筛查 □ 头颅CT扫描 □ 心电图、胸部X线平片 □ 备血 □ 术前导尿	**长期医嘱：** □ 神经外科护理常规 □ 一级护理 □ 禁食、禁水 □ 抗菌药物 □ 脱水药 □ 输液治疗 **临时医嘱：** □ 头颅CT □ 查肝肾功、电解质 □ 复查血常规	**长期医嘱：** □ 神经外科护理常规 □ 一级护理 □ 术后流食/鼻饲 □ 抗菌药物（酌情停用） □ 脱水药 □ 输液治疗 **临时医嘱：** □ 放置胃管
主要护理工作	□ 入院护理评估及宣教 □ 观察患者一般状况及神经系统状况 □ 观察记录患者神志、瞳孔、生命体征 □ 完成术前准备	□ 观察患者一般状况及神经系统状况 □ 观察记录患者神志、瞳孔、生命体征及切口敷料情况 □ 观察引流液性状及记量（有引流管者） □ 遵医嘱给药，观察用药后反应 □ 预防并发症护理 □ 进行心理护理及基础护理 □ 完成术后指导及用药宣教 □ 完成护理记录	□ 观察患者一般状况及神经系统功能恢复情况 □ 观察记录患者神志、瞳孔、生命体征及切口敷料情况 □ 观察引流液性状及记量（有引流管者） □ 遵医嘱给药，观察用药后反应 □ 遵医嘱完成化验检查 □ 进行心理护理及基础护理 □ 预防并发症护理 □ 完成护理记录
病情变异记录	□无 □有，原因： 1. 2.	□无 □有，原因： 1. 2.	□无 □有，原因： 1. 2.
护士签名			
医师签名			

时间	住院第4日 （术后第3天）	住院第5日 （术后第4天）	住院第6日 （术后第5天）	住院第7日 （术后第6天）
主要诊疗工作	□ 临床观察神经系统功能变化情况 □ 切口换药、观察切口情况 □ 观察引流液性状及引流量（有引流管者） □ 有引流管者复查头颅CT，根据结果决定是否拔除引流管 □ 完成病程记录	□ 临床观察神经系统功能恢复情况 □ 完成病程记录	□ 临床观察神经系统功能恢复情况 □ 观察切口敷料情况 □ 完成病程记录 □ 查看化验结果 □ 根据病情改脱水药物	□ 临床观察神经系统功能恢复情况 □ 观察切口敷料情况 □ 完成病程记录 □ 查看化验结果 □ 根据病情调整脱水药物
重点医嘱	长期医嘱： □ 神经外科护理常规 □ 一级护理 □ 术后流食/鼻饲 □ 抗菌药物（酌情停用） □ 输液治疗 临时医嘱： □ 头颅CT □ 切口换药	长期医嘱： □ 神经外科护理常规 □ 一级护理 □ 术后半流食/鼻饲 □ 输液治疗 临时医嘱： □ 血常规、肝肾功能、凝血功能	长期医嘱： □ 神经外科护理常规 □ 一级护理 □ 术后半流食/鼻饲 □ 输液治疗	长期医嘱： □ 神经外科护理常规 □ 一级护理 □ 术后半流食/鼻饲 □ 输液治疗 临时医嘱： □ 切口换药
主要护理工作	□ 观察患者一般状况及神经系统功能恢复情况 □ 观察记录患者神志、瞳孔、生命体征及切口敷料情况 □ 有引流管者观察引流液性状及记量 □ 遵医嘱给药，观察用药后反应 □ 进行心理护理及基础护理 □ 预防并发症护理 □ 完成护理记录	□ 观察患者一般状况及神经系统功能恢复情况 □ 观察记录患者神志、瞳孔、生命体征及手术切口敷料情况 □ 遵医嘱给药，观察用药后反应 □ 遵医嘱完成化验检查 □ 做好基础护理 □ 预防并发症护理 □ 完成护理记录	□ 观察患者一般状况及切口情况 □ 观察神经系统功能恢复情况及手术切口敷料情况 □ 遵医嘱给药，观察用药后反应 □ 做好基础护理 □ 预防并发症护理 □ 完成术后康复指导 □ 协助患者肢体功能锻炼	□ 观察患者一般状况及切口情况 □ 观察神经系统功能恢复情况及手术切口敷料情况 □ 遵医嘱给药，观察用药后反应 □ 做好基础护理 □ 预防并发症护理 □ 完成术后康复指导 □ 协助患者肢体功能锻炼
病情变异记录	□ 无 □ 有，原因： 1. 2.	□ 无 □ 有，原因： 1. 2.	□ 无 □ 有，原因： 1. 2.	□ 无 □ 有，原因： 1. 2.
护士签名				
医师签名				

时间	住院第8日 （术后第7天）	住院第9日 （术后第8天）	住院第10日 （术后第9天）	住院第11日 （术后第10天）
主要诊疗工作	□ 临床观察神经系统功能恢复情况 □ 观察切口，根据情况予以拆线或延期拆线 □ 完成病程记录 □ 复查头颅CT，评价结果	□ 临床观察神经系统功能恢复情况 □ 观察切口，根据情况予以拆线 □ 完成病程记录	□ 临床观察神经系统功能恢复情况 □ 完成病程记录	□ 临床观察神经系统功能恢复情况 □ 复查血常规、血生化 □ 完成病程记录 □ 根据病情，脱水药物减量或停用
重点医嘱	长期医嘱： □ 神经外科护理常规 □ 一级护理 □ 术后半流食/鼻饲 □ 输液治疗 □ 根据CT情况调整脱水药物 临时医嘱： □ 头颅CT □ 拆线、换药	长期医嘱： □ 神经外科护理常规 □ 一级护理 □ 术后半流食/鼻饲 □ 输液治疗	长期医嘱： □ 神经外科护理常规 □ 一级护理 □ 术后半流食/鼻饲 □ 输液治疗	长期医嘱： □ 神经外科护理常规 □ 二级护理 □ 饮食/鼻饲 □ 输液治疗 □ 停脱水药 临时医嘱： □ 查血常规、血生化
主要护理工作	□ 观察患者一般状况及切口情况 □ 观察神经系统功能恢复情况及手术切口敷料情况 □ 遵医嘱给药 □ 做好基础护理 □ 预防并发症护理 □ 完成术后康复指导 □ 协助患者肢体功能锻炼	□ 观察患者一般状况及切口情况 □ 观察神经系统功能恢复情况 □ 遵医嘱给药并观察用药后反应 □ 做好基础护理 □ 预防并发症护理 □ 协助患者肢体功能锻炼	□ 观察患者一般状况及切口情况 □ 观察神经系统功能恢复情况 □ 遵医嘱给药 □ 做好基础护理 □ 预防并发症护理 □ 协助患者肢体功能锻炼	□ 观察患者一般状况及切口情况 □ 观察神经系统功能恢复情况 □ 做好基础护理 □ 预防并发症护理 □ 协助患者肢体功能锻炼
病情变异记录	□ 无 □ 有，原因： 1. 2.	□ 无 □ 有，原因： 1. 2.	□ 无 □ 有，原因： 1. 2.	□ 无 □ 有，原因： 1. 2.
护士签名				
医师签名				

时间	住院第12日 （术后第11天）	住院第13日 （术后第12天）	住院第14日 （术后第13天）
主要诊疗工作	□ 临床观察神经系统功能恢复情况 □ 完成病程记录 □ 根据病情是否停输液治疗	□ 临床观察神经系统功能恢复情况 □ 完成病程记录	□ 确定患者能否出院 □ 向患者交代出院注意事项、复查日期 □ 通知出院处 □ 开出院诊断书 □ 完成出院记录
重点医嘱	长期医嘱： □ 神经外科护理常规 □ 二级护理 □ 饮食/鼻饲 □ 输液治疗	长期医嘱： □ 神经外科护理常规 □ 二级护理 □ 饮食/鼻饲	□ 通知出院
主要护理工作	□ 观察患者一般状况及切口情况 □ 观察神经系统功能恢复情况 □ 做好基础护理 □ 预防并发症护理 □ 协助患者肢体功能锻炼	□ 观察患者一般状况及切口情况 □ 观察神经系统功能恢复情况 □ 遵医嘱完成化验检查 □ 做好基础护理 □ 协助患者肢体功能锻炼 □ 进行出院指导	□ 完成出院指导 □ 帮助患者办理出院手续
病情变异记录	□ 无 □ 有，原因： 1. 2.	□ 无 □ 有，原因： 1. 2.	□ 无 □ 有，原因： 1. 2.
护士签名			
医师签名			

第十八章 创伤性闭合性硬膜外血肿临床路径释义

一、创伤性闭合性硬膜外血肿编码

疾病名称及编码：创伤性闭合性硬膜外血肿（ICD-10：S06.401）

手术操作及编码：硬脑膜外血肿清除术（ICD-9-CM-3：01.24）

二、临床路径检索方法

S06.401 伴 01.24

三、创伤性闭合性硬膜外血肿临床路径标准住院流程

（一）适用对象

第一诊断为创伤性闭合性硬膜外血肿（ICD-10：S06.401）

行硬脑膜外血肿清除术（ICD-9-CM-3：01.245）。

> **释义**
>
> ■ 适用对象编码参见第一部分。
> ■ 本路径适用对象为创伤性闭合性硬膜外血肿，包括急性、亚急性和慢性硬膜外血肿。
> ■ 创伤性闭合性硬膜外血肿治疗的方法除骨瓣开颅硬膜外血肿清除术外，还包括骨窗开颅硬膜外血肿清除术、钻孔穿刺清除硬膜外血肿及可能的去骨瓣减压等手术干预方法。本路径仅适用于采用骨瓣开颅血肿术。其他治疗方式见其他手术入路的临床路径。

（二）诊断依据

根据《临床诊疗指南——神经外科学分册》（中华医学会编著，人民卫生出版社）、《临床技术操作规范——神经外科分册》（中华医学会编著，人民军医出版社）等。

1. 临床表现

（1）病史：一般均有外伤史，临床症状较重，并迅速恶化，尤其是特急性创伤性闭合性硬膜外血肿，伤后短时间内可发展为濒死状态。

（2）意识障碍：伤后多数为原发性昏迷与继发性昏迷相重叠，或昏迷的程度逐渐加深；较少出现中间清醒期。

（3）颅内压增高表现：颅内压增高症状出现较早，呕吐和躁动较常见，生命体征变化明显（Cushing 反应）。

（4）脑疝症状：出现较快，尤其是特急性创伤性闭合性硬膜外血肿，一侧瞳孔散大后短时间内出现对侧瞳孔散大，并出现去脑强直、病理性呼吸等症状。

（5）局灶症状：较多见，早期即可因脑挫伤或（和）血肿压迫引起偏瘫、失语。

2. 辅助检查

（1）头颅 CT 扫描（含骨窗像）：典型 CT 表现为颅骨内板与脑表面间有一双凸镜形或梭形高密度影。CT 检查可明确诊断、确定血肿部位、评估血肿量。骨窗像对诊断颅骨骨折具有重要意义。

（2）头颅 X 线平片：约 90% 的病例合并有颅骨骨折。

（3）实验室检查：血常规。

> **释义**
>
> ■ 急性血肿指伤后 72 小时以内血肿形成；亚急性血肿指伤后 3 日～3 周内出现症状者；慢性血肿指指伤后 3 周以上出现症状者。有作者又将伤后 3 小时内即出现脑疝的颅内血肿称为特急性血肿。由于出血速度、血肿部位及年龄的差异，硬膜外血肿的临床表现各异。急性硬膜外血肿典型的临床表现有昏迷-清醒-再昏迷过程。但由于原发性脑损伤程度不一，在原发性脑损伤较轻，伤后无原发昏迷，或原发脑损伤严重，伤后持续昏迷的病例，无上述典型临床表现，因此应密切动态观察患者的意识、神经系统阳性体征和生命征变化。慢性硬膜外血肿临床特点主要是头痛、呕吐及视乳头水肿。患者可以较长时间出于慢性颅高压状态，直到引起神经系统阳性体征，如意识障碍、偏瘫、瞳孔异常或眼部体征时，始引起重视。
>
> ■ 头颅 CT 平扫是首选的辅诊方法，可明确是否有血肿形成、血肿定位、计算出血量、中线结构有无移位和合并的脑内损伤等，为手术提供可靠的依据。慢性硬膜外血肿颅脑 CT 扫描的典型表现是位于脑表面的梭形高密度影，周界光滑，边缘可被增强，偶见钙化。

（三）选择治疗方案的依据

根据《临床诊疗指南——神经外科学分册》（中华医学会编著，人民卫生出版社）、《临床技术操作规范——神经外科分册》（中华医学会编著，人民军医出版社）等。

1. 创伤性闭合性硬膜外血肿诊断明确，选用骨瓣开颅血肿清创术：

（1）临床有颅内压增高症状或局灶性症状；

（2）幕上血肿>30ml，颞区血肿>20ml，幕下血肿>10ml；

（3）患者意识障碍进行性加重或出现昏迷者。

2. 需向家属交待病情及围术期可能出现的并发症。

3. 手术风险较大者（高龄、妊娠期、合并较严重内科疾病），需向患者或家属交代病情；如不同意手术，应当充分告知风险，履行签字手续，并予严密观察。

4. 对于严密观察保守治疗的患者，如出现颅内压增高征象、意识障碍进行性加重或新发神经系统局灶性症状，应当立即复查头颅 CT，并重新评价手术指征。

> **释义**
>
> ■ 急性硬膜外血肿的治疗，原则上一经发现有手术适应证即应施行手术，排除血肿以缓解颅内高压。根据影像学检查结果给血肿定位，通常采用骨瓣开颅术，便于彻底清除血肿和充分止血。如果硬膜张力高或疑有硬膜下血肿时，应切开硬膜探查（特急性血肿除外，由术者酌

定），切勿轻易去骨瓣减压而草率结束手术。对于已有明显病情恶化的慢性硬膜外血肿患者，应及时施行手术治疗。除少数血肿发生液化，而薄膜尚未钙化者，可行钻孔冲洗引流之外，其余大多数患者都须行骨瓣开颅清除血肿。对于个别神志清楚、症状轻微、没有明显脑功能损害的患者，亦可采用非手术治疗，在 CT 监护下观察其能否自行吸收或机化。

■因病情复杂、出现患者本身的原因或医疗条件的限制不适合手术的患者，要向患者提供其他治疗方式的选择，履行医师的告知义务和患者对该病的知情权。

■硬膜外血肿的保守治疗仅用于病情稳定的小血肿，适应证如下：①患者意识无进行性恶化。②无神经系统阳性体征或原有神经系统阳性体征无进行性加重。③无颅内压增高症状和体征。④除颞区外，大脑凸面血肿量<30ml，颅后窝血肿<10ml，无明显占位效应（中线结构移位<5mm）、环池和侧裂池>4mm。

■幕上急性硬膜外血肿的早期诊断，应判定在颞叶沟回疝之前，而不是在昏迷加深、瞳孔散大之后。故临床观察殊为重要。当患者头痛呕吐加剧、躁动不安、血压升高、脉压加大及（或）出现新的体征，即应高度怀疑出现颅内血肿或较前增大，及时行头颅 CT 复查避免延误。

（四）标准住院日为≤14 天

释义

■创伤性闭合性硬膜外血肿患者入院后，常规检查准备完善后，如无明显禁忌，可急诊手术，术后恢复 10~13 天，总住院时间小于 14 天的均符合本路径要求。

（五）进入路径标准

1. 第一诊断符合 ICD-10：S06.401 创伤性闭合性硬膜外血肿疾病编码。

2. 当患者合并其他疾病，但住院期间不需要特殊处理也不影响第一诊断的临床路径流程实施时，可以进入路径。

3. 当患者双侧瞳孔散大，自主呼吸停止 1 小时以上，或处于濒死状态，不进入此路径。

释义

■本路径适用于第一诊断为创伤性闭合性硬膜外血肿，包括急性、亚急性和慢性硬膜外血肿。不包括开放性颅脑损伤（如脑脊液漏）、或合并严重脑挫裂伤、急性脑肿胀、脑内血肿、颅神经损伤、头部外伤后感染、颈内动脉海绵窦瘘、全身其他脏器损伤需行相应手术病例。

■患者如果合并高血压、糖尿病、冠心病、慢阻肺、慢性肾病等其他慢性疾病，需要术前对症治疗时，如果不影响麻醉和手术，不影响术前准备的时间，可进入本路径。上述慢性疾病如果需要经治疗稳定后才能手术、或抗凝、抗血小板治疗、凝血功能障碍等，术前需特殊准备的，先进入其他相应内科疾病的诊疗路径。

■脑疝晚期，脑干衰竭，已无手术指征，预后极差。

（六）术前准备（入院当天）

1. 必需的检查项目

（1）血常规、尿常规。

（2）凝血功能、肝功能、肾功能、血电解质、血糖、感染性疾病筛查（乙型肝炎、丙型肝炎、艾滋病、梅毒等）。

（3）胸部 X 线平片、心电图。

（4）头颅 CT 扫描（含骨窗像）。

2. 根据患者病情，可选择的检查项目

（1）颈部 CT 扫描、X 线平片；

（2）腹部 B 超，心肺功能评估。

释义

■ 必查项目是确保手术治疗安全、有效开展的基础，术前必须完成。头颅 CT 平扫可明确是否有血肿形成、血肿定位、计算出血量、中线结构有无移位和合并的脑内损伤等，指导术中骨瓣开颅的范围。

■ 疑有合并颈髓损伤、腹部脏器损伤患者，必要时可行颈部 CT 扫描、X 线平片、腹部 B 超检查。

■ 为缩短患者住院等待时间，检查项目可以在患者入院前于急诊完成。

■ 高龄患者或有心肺功能异常患者，术前根据病情增加心脏彩超、肺功能等检查。必要时请内科相应专科医师会诊，评估手术的可行性和安全性，并和家属充分沟通。

（七）预防性抗菌药物选择与使用时机

1. 抗菌药物：按照《抗菌药物临床应用指导原则》（卫医发〔2004〕285 号）选择用药。建议使用第一、第二代头孢菌素，头孢曲松等；明确感染患者，可根据药物敏感试验结果调整抗菌药物。

（1）推荐使用头孢唑林钠静脉注射。①成人：0.5~1.0 克/次，一日 2~3 次。②儿童：一日量为 20~30mg/kg 体重，分 3 次给药。③对本药或其他头孢菌素类药过敏者，对青霉素类过敏性休克史者禁用；肝肾功能不全者、有胃肠道疾病史者慎用。④使用本药前需进行皮肤过敏试验。

（2）推荐头孢呋辛钠静脉滴注。①成人：0.75~1.5 克/次，一日 3 次。②儿童：平均一日剂量为 60mg/kg，分 3~4 次给予。③肾功能不全患者按照肌酐清除率制订给药方案：肌酐清除率>20ml/min 者，每日 2 次，每次 3g；肌酐清除率 10~20ml/min 患者，每次 0.75g，一日 2 次；肌酐清除率<10ml/min 患者，每次 0.75g，一日 1 次。④对本药或其他头孢菌素类药过敏者，对青霉素类药有过敏性休克史者禁用；肾功能不全者、有胃肠道疾病史者慎用。⑤使用本药前需进行皮肤过敏试验。

（3）推荐头孢曲松钠静脉滴注。①成人：1g/次，一次静脉滴注。②儿童：儿童用量一般按成人量的 1/2 给予。③对本药或其他头孢菌素类药过敏者，对青霉素类过敏性休克史者禁用；肝肾功能不全者、有胃肠道疾病史者慎用。

2. 预防性用抗菌药物，时间为术前 0.5 小时，手术超过 3 小时加用 1 次抗菌药物；总预防性用药时间一般不超过 24 小时，个别情况可延长至 48 小时。

> **释义**
>
> ■ 创伤性闭合性硬膜外血肿属于Ⅰ类切口，但由于术中可能用到人工止血材料、硬膜修复材料、颅骨固定装置，术后可能留置引流管，且开颅手术对手术室层流的无菌环境要求较高，一旦感染可导致严重后果。因此可按规定适当预防性和术后应用抗菌药物，通常选用第一、第二代头孢，若有严重过敏，可以使用万古霉素。

（八）手术日为入院当天

1. 麻醉方式：气管插管全身麻醉。
2. 手术方式：硬脑膜外血肿清除术。
3. 手术内置物：颅骨固定材料、引流系统等。
4. 术中用药：抗菌药物、脱水药、止血药，酌情应用抗癫痫药物和激素。
5. 输血：根据手术失血情况决定。

> **释义**
>
> ■ 本路径规定的手术入路均是在全身麻醉下实施。
>
> ■ 对于缺损的硬膜，可根据情况用人工硬脑膜或自身骨膜修补。颅骨固定可采用颅骨锁或各种固定材料。术前用抗菌药物参考《抗菌药物临床应用指导原则》执行。对手术时间较长的患者，术中可加用一次抗菌药物。
>
> ■ 预防性抗菌药物建议使用第一、第二代头孢菌素；明确感染患者，可根据药敏试验结果调整抗菌药物。脱水药可选用甘露醇或甘油果糖。术前出现癫痫发作患者使用抗癫痫药物。
>
> ■ 手术是否输血依照患者状态和术中出血量而定，可根据医院条件采用自体血回输系统，必要时输异体血。

（九）术后住院恢复≤13天

1. 必须复查的检查项目：24小时之内及出院前根据具体情况复查头颅CT了解颅内情况；血常规、肝肾功能、血电解质。
2. 根据患者病情，可考虑选择的检查项目：胸腹部X线平片或CT，腹部B超。
3. 术后用药：抗菌药物、脱水药，酌情应用预防性抗癫痫药及激素。
4. 每2~3天手术切口换药1次。
5. 术后7天拆除手术切口缝线，或根据病情酌情延长拆线时间。

> **释义**
>
> ■ 术后可根据患者恢复情况做必须复查的检查项目，并根据病情变化增加检查的频次。复查项目并不仅局限于路径中的项目，建议术后次日复查颅脑 CT 了解术后有无继发血肿、水肿和血肿清除情况，病情变化的特殊情况下随时急诊复查 CT。
>
> ■ 术后使用脱水药、激素可以帮助减轻脑水肿，但长期使用激素会增加感染、切口愈合不良的并发症。

（十）出院标准

1. 患者病情稳定，生命体征平稳，无明显并发症。
2. 体温正常，各项化验无明显异常，切口愈合良好。
3. 仍处于昏迷状态的患者，如生命体征平稳，经评估不能短时间恢复者，没有需要住院处理的并发症和（或）合并症，可根据患者情况考虑继续治疗或转院继续康复治疗。

> **释义**
>
> ■ 主治医师应在出院前，通过复查的各项检查（包括 CT 或 MRI 提示颅内情况稳定）并结合患者恢复情况决定是否能出院。如果出现术后脑水肿、颅内感染或继发血肿等需要继续留院治疗的情况，超出了路径所规定的时间，应先处理并发症并符合出院条件后再准许患者出院。

（十一）变异及原因分析

1. 术后继发其他部位硬脑膜外血肿、硬脑膜下血肿、脑内血肿等并发症，严重者需要再次开颅手术，导致住院时间延长，费用增加。
2. 术后切口、颅骨或颅内感染、内置物排异反应，出现严重神经系统并发症，导致住院时间延长，费用增加。
3. 伴发其他疾病需进一步诊治，导致住院时间延长。

> **释义**
>
> ■ 出现变异的原因很多，除了包括路径中所描述的各种术后并发症，还包括医疗、护理、患者、环境等多方面的变异原因，对于术后继发其他部位硬脑膜外血肿、硬脑膜下血肿、脑内血肿等并发症，需要再次开颅手术者，则列为本路径的变异。
>
> ■ 为便于总结和在工作中不断完善和修订路径，应将变异原因归纳、总结，以便重新修订路径时作为参考。

（十二）参考费用标准

单纯血肿清除费用 6000~12000 元。

四、创伤性闭合性硬膜外血肿临床路径给药方案

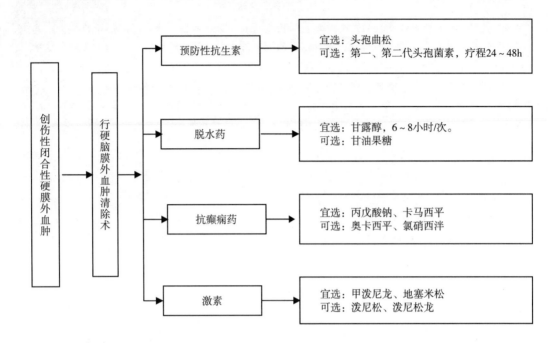

【用药选择】

1. 脱水药：治疗颅内压升高、脑水肿等。可采用甘露醇或甘油果糖。甘露醇用法：按体重 1～2g/kg 或按体表面积 30～60g/m²，以 15%～20%浓度溶液于 30～60 分钟内静脉滴注。

2. 抗癫痫药物：可使用卡马西平、奥卡西平、丙戊酸钠、氯硝西泮，术前出现癫痫发作患者需使用抗癫痫药物，否则根据病情酌情使用。

3. 激素：可使用泼尼松、泼尼松龙、甲泼尼龙、地塞米松，根据病情酌情使用。

【药学提示】

1. 甘露醇使用禁忌证：已确诊为急性肾小管坏死的无尿患者、严重失水者、急性肺水肿或严重肺淤血者禁忌使用。不良反应常见水和电解质紊乱、寒战、发热、排尿困难、渗透性肾病等。此外，甘露醇可透过胎盘屏障，孕妇、哺乳妇女、儿童应慎用。

2. 糖皮质激素使用禁忌证：糖皮质激素过敏者、活动性肺结核、严重精神疾病者、活动性消化性溃疡、糖尿病、创伤修复期、未能控制的感染等。

3. 抗癫痫药物使用禁忌证：既往对该类药物过敏者、房室传导阻滞、骨髓抑制、肝脏疾病、肾功能损伤、白细胞下降、孕妇、儿童禁用或慎用。

【注意事项】

使用上述药物应注意不良反应并对症处理，必要时停药。

五、推荐表单

（一）医师表单

创伤性闭合性硬膜外血肿临床路径医师表单

适用对象：第一诊断为创伤性闭合性硬膜外血肿（ICD-10：S06.401）

行硬脑膜外血肿清除术（ICD-9-CM-3：01.245）

患者姓名：_____ 性别：_____ 年龄：_____ 门诊号：_____ 住院号：_____

住院日期：____年___月___日 出院日期：____年___月___日 标准住院日：14天

时间	住院第1日 （手术当天）	住院第2日 （术后第1天）	住院第3日 （术后第2天）
主要诊疗工作	□ 病史采集，体格检查，完成病历书写 □ 术前相关检查 □ 上级医师查看患者，制定治疗方案，完善术前准备 □ 向患者和（或）家属交代病情，签署手术知情同意书 □ 安排全麻下骨瓣开颅血肿清除术 □ 临床观察神经功能恢复情况 □ 完成手术记录及术后记录	□ 临床观察神经系统功能恢复情况 □ 切口换药 □ 观察切口情况 □ 观察引流液性状及引流量（有引流时） □ 复查头颅CT，评价结果并及时采取相应措施 □ 完成病程记录	□ 临床观察神经系统功能恢复情况 □ 观察切口敷料情况 □ 观察引流液性状及引流量，决定是否拔除引流管（有引流时）完成病程记录 □ 根据病情停用抗菌药物
重点医嘱	**长期医嘱：** □ 一级护理 **临时医嘱：** □ 备皮（剃头） □ 抗菌药物皮试 □ 急查血常规、凝血功能、肝肾功、电解质、血糖 □ 感染性疾病筛查 □ 头颅CT扫描 □ 心电图、胸部X线平片	**长期医嘱：** □ 一级护理 □ 术后流食/鼻饲 □ 抗菌药物预防感染 □ 补液治疗 **临时医嘱：** □ 血常规、肝肾功、电解质、血糖 □ 头颅CT	**长期医嘱：** □ 一级护理 □ 术后流食/鼻饲 □ 补液治疗 □ 抗菌药物（酌情停用）
病情变异记录	□ 无 □ 有，原因： 1. 2.	□ 无 □ 有，原因： 1. 2.	□ 无 □ 有，原因： 1. 2.
医师签名			

时间	住院第4日 （术后第3天）	住院第5日 （术后第4天）	住院第6日 （术后第5天）	住院第7日 （术后第6天）
主要诊疗工作	□ 临床观察神经系统功能恢复情况 □ 观察切口敷料情况 □ 完成病程记录	□ 临床观察神经系统功能恢复情况 □ 切口换药、观察切口情况 □ 完成病程记录	□ 临床观察神经系统功能恢复情况 □ 观察切口敷料情况 □ 完成病程记录 □ 查看化验结果	□ 临床观察神经系统功能恢复情况 □ 根据切口情况予以拆线或延期门诊拆线 □ 完成病程记录
重点医嘱	长期医嘱： □ 一级护理 □ 术后半流食/鼻饲 □ 拔除引流管后，患者情况允许，可停用抗菌药物 □ 补液治疗	长期医嘱： □ 一级护理 □ 术后半流食 □ 补液治疗	长期医嘱： □ 一级护理 □ 术后半流食 □ 补液治疗 临时医嘱： □ 复查血常规、肝肾功能、凝血功能	长期医嘱： □ 一级护理 □ 术后普食 □ 补液治疗
病情变异记录	□ 无　□ 有，原因： 1. 2.	□ 无　□ 有，原因： 1. 2.	□ 无　□ 有，原因： 1. 2.	□ 无　□ 有，原因： 1. 2.
医师签名				

时间	住院第 8 日 (术后第 7 天)	住院第 9~11 日 (术后第 8~10 天)	住院第 12~13 日 (术后第 11~12 天)	住院第 14 日 (术后第 13 天)
主要诊疗工作	□ 临床观察神经系统功 能恢复情况 □ 根据切口情况予以拆 线或延期门诊拆线 □ 复查头颅 CT □ 完成病程记录	□ 临床观察神经系统功 能恢复情况 □ 评估复查 CT 结果	□ 临床观察神经系统功 能恢复情况	□ 确定患者能否出院 □ 向患者交代出院注意 事项、复查日期 □ 通知出院处 □ 开出院诊断书 □ 完成出院记录
重点医嘱	长期医嘱: □ 一级护理 □ 术后普食 □ 补液治疗 临时医嘱: □ 头颅 CT	长期医嘱: □ 一级护理 □ 术后普食	长期医嘱: □ 二级护理 □ 术后普食	□ 通知出院
病情变异记录	□ 无 □ 有,原因: 1. 2.	□ 无 □ 有,原因: 1. 2.	□ 无 □ 有,原因: 1. 2.	□ 无 □ 有,原因: 1. 2.
医师签名				

（二）护士表单

创伤性闭合性硬膜外血肿临床路径护士表单

适用对象：**第一诊断为**创伤性闭合性硬膜外血肿（ICD-10：S06.401）

　　　　　行硬脑膜外血肿清除术（ICD-9-CM-3：01.245）

患者姓名：_____ 性别：_____ 年龄：_____ 门诊号：_____ 住院号：_____

住院日期：____年__月__日 出院日期：____年__月__日 标准住院日：14 天

时间	住院第1日 （手术当天）	住院第2日 （术后第1天）	住院第3日 （术后第2天）
健康宣教	□ 入院宣教 　介绍主管医师、护士 　介绍环境、设施、安全 □ 术前宣教 　疾病知识、术前洁肤、禁饮食 　术前检查项目宣教	□ 术后宣教：饮食及体位，保护性约束 □ 管道留置必要性及重要性宣教 □ 监护设备使用宣教 □ 心理护理	□ 术后宣教：保护性约束 　饮食指导、防止便秘、管道维护、体位要求、用药介绍 □ 给予患者及家属心理支持 □ 指导床上活动
护理处置	□ 核对患者、佩戴腕带 □ 建立入院护理病历 □ 卫生处置：剪指（趾）甲、沐浴，更换病号服	□ 与手术室医护人员交接 □ 心电监护 □ 协助常规术后复查 □ 氧气吸入	□ 心电监护 □ 协助常规术后复查项目 □ 氧气吸入 □ 训练膀胱功能
基础护理	□ 一级护理 □ 外伤皮肤清洁处理 □ 患者安全护理 □ 防压疮护理 □ 协助生活照顾：禁饮食更衣、排泄	□ 一级护理 □ 晨、晚间护理 □ 卧位与安全护理：管道、防坠床、压疮护理 □ 生活照顾：流质饮食、更衣、排泄	□ 一级护理 □ 晨、晚间护理 □ 卧位与安全护理：协助翻身移动；防压疮、坠床 □ 生活照顾：半流质饮食、擦浴、更衣、排泄
专科护理	□ 入院基本生命体征、专科护理体检评估 □ 观察神经功能、肢体活动情况、有无复合伤 □ 按医嘱用药 □ 协助完成术前检查化验完善术前检查	□ q1h 评估生命体征、肢体活动、伤口敷料、引流管引流维护 □ 观察神经功能、肢体活动情况 □ 按医嘱或根据病情定时或随时观察生命体征、专科体征	□ q1h 评估生命体征、肢体活动、伤口敷料、引流管拔除后观察引流管口渗液情况 □ 观察神经功能改善、恢复情况
重点医嘱	□ 详见医嘱执行单	□ 详见医嘱执行单	□ 详见医嘱执行单
病情变异记录	□ 无　□ 有，原因： 1. 2.	□ 无　□ 有，原因： 1. 2.	□ 无　□ 有，原因： 1. 2.
护士签名			

时间	住院第 4 日 （术后第 3 天）	住院第 5~8 日 （术后第 4~7 天）	住院第 9~14 日 （术后第 8~13 天）
健康宣教	□ 术后宣教 　饮食指导、体位要求、用药介绍 □ 给予患者及家属心理支持 □ 指导逐渐下床活动	□ 指导饮食、起床活动 □ 恢复期康复锻炼：功能受损针对性锻炼方法 □ 下床活动程序防止直立性低血压	□ 出院宣教：复查时间、服药方法 □ 活动休息、指导饮食、康复训练、安全注意事项 □ 伤口拆线及洗头时间 □ 指导办理出院手续
护理处置	□ 心电监护 □ 训练膀胱功能，及时拔除尿管	□ 协助复查 CT □ 协助保持切口周围皮肤清洁	□ 出院前评估及记录 □ 办理出院手续
基础护理	□ 二级护理 □ 晨、晚间护理 □ 卧位与安全护理：指导翻身移动；防压疮、坠床 □ 生活照顾：半流质饮食、擦浴、更衣、排泄	□ 二级护理 □ 晨、晚间护理 □ 生活指导：半流质饮食 □ 预防坠床、摔倒	□ 二级过渡到三级护理
专科护理	□ q2h 评估生命体征、肢体活动、观察神经功能改善、恢复情况 □ 伤口敞开时观察有无皮下积液、伤口感染情况	□ 病情观察：按医嘱定时评估生命体征、肢体活动、皮肤情况 □ 神经功能改善情况 □ 遵医嘱用药	□ 脑神经功能障碍恢复情况 □ 指导出院后遵医嘱用药
重点医嘱	□ 详见医嘱执行单	□ 详见医嘱执行单	□ 详见医嘱执行单
病情变异记录	□ 无　□ 有，原因： 1. 2.	□ 无　□ 有，原因： 1. 2.	□ 无　□ 有，原因： 1. 2.
护士签名			

（三）患者表单

创伤性闭合性硬膜外血肿临床路径患者表单

适用对象：**第一诊断为创伤性闭合性硬膜外血肿**（ICD-10：S06.401）

行硬脑膜外血肿清除术（ICD-9-CM-3：01.245）

患者姓名：_____ 性别：_____ 年龄：_____ 门诊号：_____ 住院号：_____

住院日期：____年___月___日 出院日期：____年___月___日 标准住院日：14 天

时间	住院第1日（手术当天）	住院第2~4日（术后第1~3天）
监测	□ 测量生命征、体重	□ 定时监测生命征 □ 每日记录24出入量及引流量
医患配合	□ 护士行入院护理评估（简单询问病史） □ 接受介绍相关制度 □ 医师询问现病史、既往病史、用药情况，收集资料并进行体格检查 □ 环境介绍配合完善术前化验、检查 □ 术前宣教 　疾病知识、临床表现、治疗方法 □ 术前用物准备：奶瓶、湿巾等 □ 手术室接患者，配合核对 □ 医师与患者及家属介绍病情及手术谈话 □ 手术时家属在等候区等候 □ 探视及陪伴制度 □ 配合倒床 □ 术后宣教 　术后体位：麻醉未清醒时平卧，清醒后，4~6小时无不适反应可头高位或根据医嘱 □ 予监护设备、吸氧 □ 配合护士定时监测生命体征、瞳孔、肢体活动、伤口敷料等 □ 疼痛的注意事项及处理 □ 告知医护不适主诉 □ 遵守陪伴及探视制度	□ 医师定时查房护士按时巡视，了解病情 □ 配合生命体征、瞳孔、肢体活动、伤口敷料等 □ 护士行晨、晚间处理 □ 护士协助或指导生活护理 □ 配合监测出入量 □ 遵守陪伴及探视制度 □ 配合完成相关检查及化验
重点诊疗及检查	**重点诊疗** □ 特级护理 □ 予监护设备、吸氧 □ 防止引流管及其他管路受压、反折、脱出，保持管路通畅 □ 用药：抗菌药物、补液药物的应用 □ 协助护士记录出入量 **术前准备** □ 外伤皮肤清洁处理 □ 备皮剃头 □ 配血 □ 术前签字 □ 重要检查 □ 心电图 □ 头颅CT平扫 □ 抽血化验	**重点诊疗** □ 特级护理或一级护理 □ 医师定期予以拔出引流管 □ 抗菌药物及补液治疗 **重要检查** □ 定期抽血化验 □ 复查头颅CT平扫
饮食及活动	□ 禁食、禁水 □ 卧床休息、舒适卧位及功能体位	□ 根据病情，给予流食或半流质 □ 床上行肢体功能锻炼

时间	住院第 5~8 日 （术后第 4~7 天）	住院第 9~14 日 （术后第 8~13 天）
监测	□ 根据病情测量生命体征	□ 定时监测生命体征
医患配合	□ 医师定时查房护士按时巡视，了解病情 □ 护士行晨、晚间处理 □ 护士协助或指导生活护理 □ 遵守陪伴及探视制度 □ 配合完成相关检查及化验	□ 护士行晨晚间护理 □ 医师拆线 □ 伤口注意事项 □ 配合功能恢复训练 **出院宣教** □ 接受出院前康复宣教 □ 学习出院注意事项 □ 了解复查程序 □ 办理出院手续，取出院带药
重点诊疗及检查	**重点诊疗** □ 一级护理或二级护理 □ 医师定期予以换药 **重要检查** □ 定期抽血化验（必要时） □ 头颅 CT 平扫	**重点诊疗** □ 二级或三级护理 □ 流质或普食 **重要检查** □ 定期抽血化验（必要时） □ 抽血化验
饮食及活动	□ 根据病情，给予流食、半流质或普食 □ 行功能恢复训练（必要时）	□ 根据病情，给予流食、半流质或普食 □ 行功能恢复训练（必要时）

附：原表单（2012年版）

创伤性闭合性硬膜外血肿临床路径表单

适用对象：**第一诊断为创伤性闭合性硬膜外血肿**（ICD-10：S06.401）
行硬脑膜外血肿清除术（ICD-9-CM-3：01.245）

患者姓名：_____ 性别：_____ 年龄：_____ 门诊号：_____ 住院号：_____

住院日期：____年___月___日 出院日期：____年___月___日 标准住院日：≤14天

时间	住院第1日 （手术当天）	住院第2日 （术后第1天）	住院第3日 （术后第2天）
主要诊疗工作	□ 病史采集，体格检查，完成病历书写 □ 术前相关检查 □ 上级医师查看患者，制定治疗方案，完善术前准备 □ 向患者和（或）家属交代病情，签署手术知情同意书 □ 安排全麻下骨瓣开颅血肿清除术 □ 临床观察神经功能恢复情况 □ 完成手术记录及术后记录	□ 临床观察神经系统功能恢复情况 □ 切口换药 □ 观察切口情况 □ 观察引流液性状及引流量（有引流时） □ 复查头颅CT，评价结果并及时采取相应措施 □ 完成病程记录	□ 临床观察神经系统功能恢复情况 □ 观察切口敷料情况 □ 观察引流液性状及引流量，决定是否拔除引流管（有引流时） □ 完成病程记录
重点医嘱	**长期医嘱：** □ 一级护理 **临时医嘱：** □ 备皮（剃头） □ 抗菌药物皮试 □ 急查血常规、凝血功能、肝肾功、电解质、血糖 □ 感染性疾病筛查 □ 头颅CT扫描 □ 心电图、胸部X线平片	**长期医嘱：** □ 一级护理 □ 术后流食/鼻饲 □ 抗菌药物预防感染 □ 补液治疗 **临时医嘱：** □ 血常规、肝肾功、电解质、血糖 □ 头颅CT	**长期医嘱：** □ 一级护理 □ 术后流食/鼻饲 □ 补液治疗 □ 抗菌药物（酌情停用）
主要护理工作	□ 入院护理评估及宣教 □ 完成术前准备 □ 遵医嘱完成术前化验检查 □ 观察患者一般状况及神经系统状况 □ 观察记录患者神志、瞳孔、生命体征及切口敷料情况 □ 遵医嘱给药 □ 完成护理记录	□ 观察患者一般状况及神经系统状况 □ 观察记录患者神志、瞳孔、生命体征及切口敷料情况 □ 观察引流液性状及记量（有引流时） □ 遵医嘱给药 □ 遵医嘱完成化验检查 □ 进行心理护理及基础护理 □ 预防并发症护理 □ 完成术后指导及用药宣教 □ 完成护理记录	□ 观察患者一般状况及神经系统功能恢复情况 □ 观察记录患者神志、瞳孔、生命体征及切口敷料情况 □ 观察引流液性状及记量（有引流时） □ 遵医嘱给药 □ 进行心理护理及基础护理 □ 预防并发症护理 □ 完成护理记录
病情变异记录	□无 □有，原因： 1. 2.	□无 □有，原因： 1. 2.	□无 □有，原因： 1. 2.
护士签名			
医师签名			

时间	住院第4日 （术后第3天）	住院第5日 （术后第4天）	住院第6日 （术后第5天）	住院第7日 （术后第6天）
主要诊疗工作	□ 临床观察神经系统功能恢复情况 □ 观察切口敷料情况 □ 完成病程记录 □ 根据病情停用抗菌药物	□ 临床观察神经系统功能恢复情况 □ 切口换药、观察切口情况 □ 完成病程记录	□ 临床观察神经系统功能恢复情况 □ 观察切口敷料情况 □ 完成病程记录 □ 查看化验结果	□ 临床观察神经系统功能恢复情况 □ 根据切口情况予以拆线或延期门诊拆线 □ 完成病程记录
重点医嘱	长期医嘱： □ 一级护理 □ 术后半流食/鼻饲 □ 抗菌药物（酌情停用） □ 补液治疗	长期医嘱： □ 一级护理 □ 术后半流食 □ 补液治疗	长期医嘱： □ 一级护理 □ 术后半流食 □ 补液治疗 临时医嘱： □ 复查血常规、肝肾功能、凝血功能	长期医嘱： □ 一级护理 □ 术后普食 □ 补液治疗
主要护理工作	□ 观察患者一般状况及神经系统功能恢复情况 □ 观察记录患者神志、瞳孔、生命体征及切口敷料情况 □ 遵医嘱给药 □ 遵医嘱完成化验检查 □ 进行心理护理及基础护理 □ 预防并发症护理 □ 完成护理记录	□ 观察患者一般状况及神经系统功能恢复情况 □ 观察记录患者神志、瞳孔、生命体征及观察切口敷料情况 □ 遵医嘱给药 □ 预防并发症护理 □ 基础护理 □ 完成护理记录	□ 观察患者一般状况及观察切口敷料情况 □ 观察神经系统功能恢复情况 □ 协助患者肢体功能锻炼 □ 遵医嘱给药 □ 遵医嘱完成化验检查 □ 预防并发症护理 □ 基础护理	□ 观察患者一般状况及观察切口敷料情况 □ 观察神经系统功能恢复情况 □ 协助患者肢体功能锻炼 □ 遵医嘱给药 □ 预防并发症护理 □ 基础护理
病情变异记录	□ 无 □ 有，原因： 1. 2.	□ 无 □ 有，原因： 1. 2.	□ 无 □ 有，原因： 1. 2.	□ 无 □ 有，原因： 1. 2.
护士签名				
医师签名				

时间	住院第 8 日 （术后第 7 天）	住院第 9 日 （术后第 8 天）	住院第 10 日 （术后第 9 天）	住院第 11 日 （术后第 10 天）
主要诊疗工作	□ 临床观察神经系统功能恢复情况 □ 根据切口情况予以拆线或延期门诊拆线 □ 复查头颅 CT □ 完成病程记录	□ 临床观察神经系统功能恢复情况 □ 评估复查 CT 结果	□ 临床观察神经系统功能恢复情况	□ 临床观察神经系统功能恢复情况
重点医嘱	长期医嘱： □ 一级护理 □ 术后普食 □ 补液治疗 临时医嘱： □ 头颅 CT	长期医嘱： □ 一级或二级护理 □ 术后普食	长期医嘱： □ 一级或二级护理 □ 术后普食	长期医嘱： □ 一级或二级护理 □ 术后普食
主要护理工作	□ 观察患者一般状况观察切口敷料情况 □ 观察神经系统功能恢复情况 □ 协助患者肢体功能锻炼 □ 遵医嘱给药 □ 预防并发症护理 □ 基础护理	□ 观察患者一般状况及切口情况 □ 观察神经系统功能恢复情况 □ 协助患者肢体功能锻炼 □ 预防并发症护理 □ 基础护理	□ 观察患者一般状况及切口情况 □ 观察神经系统功能恢复情况 □ 协助患者肢体功能锻炼 □ 预防并发症护理 □ 基础护理	□ 观察患者一般状况及切口情况 □ 观察神经系统功能恢复情况 □ 协助患者肢体功能锻炼 □ 预防并发症护理 □ 基础护理
病情变异记录	□ 无　□ 有，原因： 1. 2.	□ 无　□ 有，原因： 1. 2.	□ 无　□ 有，原因： 1. 2.	□ 无　□ 有，原因： 1. 2.
护士签名				
医师签名				

时间	住院第12日 （术后第11天）	住院第13日 （术后第12天）	住院第14日 （术后第13天）
主要诊疗工作	□ 临床观察神经系统功能恢复情况	□ 临床观察神经系统功能恢复情况	□ 确定患者能否出院 □ 向患者交代出院注意事项、复查日期 □ 通知出院处 □ 开出院诊断书 □ 完成出院记录
重点医嘱	长期医嘱： □ 二级护理 □ 术后普食	长期医嘱： □ 二级护理 □ 术后普食	□ 通知出院
主要护理工作	□ 观察患者一般状况及切口情况 □ 观察神经系统功能恢复情况 □ 协助患者肢体功能锻炼 □ 基础护理 □ 出院指导	□ 观察患者一般状况及切口情况 □ 观察神经系统功能恢复情况 □ 协助患者肢体功能锻炼 □ 基础护理	□ 完成出院指导 □ 完成护理记录 □ 帮助患者办理出院手续
病情变异记录	□ 无 □ 有，原因： 1. 2.	□ 无 □ 有，原因： 1. 2.	□ 无 □ 有，原因： 1. 2.
护士签名			
医师签名			

第十九章　慢性硬脑膜下血肿临床路径释义

一、慢性硬脑膜下血肿编码

本路径适用对象为明确的慢性硬脑膜下血肿，包括有轻微创伤和非创伤慢性硬脑膜下血肿。

疾病名称及编码：创伤性慢性硬脑膜下血肿 ICD-10：S06.501

非创伤性慢性硬脑膜下血肿 ICD-10：I62.006

手术操作及编码：慢性硬脑膜下血肿钻孔引流术 ICD-9-CM-3：01.3101

二、临床路径检索方法

S06.501 或 I62.006 伴（01.3101）

三、慢性硬脑膜下血肿临床路径标准住院流程

（一）适用对象

第一诊断为慢性硬脑膜下血肿（ICD-10：I62.006）

行慢性硬脑膜下血肿钻孔引流术（ICD-9-CM-3：01.3101）。

释义

■ 适用对象编码参见第一部分。

■ 本路径适用对象为明确的慢性硬脑膜下血肿，不包括液化不良的硬膜下血肿，血肿分隔严重、术中引流不通畅的硬膜下血肿，慢性硬脑膜下积液、慢性硬脑膜外血肿、硬脑膜下脓肿以及诊断不明确的硬脑膜下占位性病变。

■ 慢性硬脑膜下血肿的治疗手段除钻孔引流术外，还包括开颅血肿包膜切除术及可能的去骨瓣减压等手术干预方法，本路径仅适用于钻孔引流，其他治疗方式见其他手术入路的临床路径。

（二）诊断依据

根据《临床诊疗指南——神经外科学分册》（中华医学会编著，人民卫生出版社）、《临床技术操作规范——神经外科分册》（中华医学会编著，人民军医出版社）等。

1. 临床表现

（1）病史多不明确，可有轻微外伤史。

（2）慢性颅内压增高症状和神经症状：常于受伤后 1~3 个月逐渐出现头痛、恶心、呕吐、复视、视物模糊、一侧肢体无力和肢体抽搐等。

（3）精神智力症状：表现为记忆力减退、理解力差、智力迟钝、精神失常等。

（4）局灶性症状：由于血肿压迫导致轻偏瘫、失语、同向性偏盲、视盘水肿等。

2. 辅助检查

（1）头颅 CT 扫描：颅骨内板下可见新月形或半月形混杂密度或等密度阴影，单侧慢性硬脑膜下血肿有中线移位，侧脑室受压；双侧慢性硬脑膜下血肿无明显中线移位，但有双侧侧脑室受压。

（2）头颅 MRI 扫描：头颅 CT 不能明确者，选用头颅 MRI。

> **释义**
>
> ■ 慢性硬脑膜下血肿的患者追问病史可有轻微外伤史，长期服用抗凝、抗血小板治疗可能增加出血风险，该病出血过程缓慢，早期临床症状体征不明显。出现症状时多有颅内高压表现、或合并肢体的偏瘫以及认知功能的障碍，严重者可昏迷乃至脑疝。
>
> ■ CT 大多能明确血肿，MRI 对于判断血肿是否液化、有无血肿分隔、硬膜下病变为积液还是血肿有着重要作用，以便术前拟定适当手术方案；少数患者也可能有非典型形态的硬脑膜下血肿表现，遇有影像学不典型的情况时以手术确诊的情况为最终诊断。

（三）治疗方案的选择

根据《临床诊疗指南——神经外科学分册》（中华医学会编著，人民卫生出版社）、《临床技术操作规范——神经外科分册》（中华医学会编著，人民军医出版社）等。

1. 慢性硬脑膜下血肿诊断明确，临床出现颅内压增高症状或局灶性症状者需手术治疗；手术首选钻孔引流，需向家属交代病情及围术期可能出现的并发症。

2. 对于手术风险较大者（高龄、妊娠期、合并较严重内科疾病），需向患者或家属交代病情；如果不同意手术，应当充分告知风险，履行签字手续，并予严密观察。

3. 对于严密观察保守治疗的患者，如出现颅内压增高征象应急诊手术。

> **释义**
>
> ■ 临床上诊断的慢性硬脑膜下血肿多已血肿液化并且有颅内压增高表现或神经系统体征，手术方式首选钻孔引流术，一般预后较好，本路径仅适用于钻孔引流治疗，如血肿液化不满意、血肿形成明确包膜或分隔，引流效果不明显或引流后再次形成血肿，可能需要开颅血肿包膜切除，如需开颅手术方式进行干预时，则不进入本路径，进入其他临床路径。
>
> ■ 对于术前服用抗凝药物患者，若无脑疝危象，则尽量避免急诊手术，可暂予以药物保守治疗，并做好术前准备，根据药物半衰期待药物代谢完后再选择手术治疗。
>
> ■ 本病是限期手术干预，但患者明确有高颅压症状或者出现神志障碍时应行急诊钻孔引流手术，因此，急诊钻孔引流术仍使用于本路径。
>
> ■ 因病情复杂、患者自身疾病原因或患者拒绝手术干预者，要向患者提供其他治疗方式的选择；履行医师的告知义务和患者对该病的知情权。

（四）标准住院日为≤9 天

> **释义**
>
> ■慢性硬脑膜下血肿患者入院后，常规检查准备完善后，如无明显禁忌，准备 1~2 天，术后恢复 7~8 天，必要时急诊手术，总住院时间小于 9 天的均符合本路径要求。

（五）进入路径标准

1. 第一诊断符合 ICD-10：I62.006 慢性硬脑膜下血肿疾病编码。
2. 当患者合并其他疾病，但住院期间不需要特殊处理也不影响第一诊断的临床路径流程实施时，可以进入路径。

> **释义**
>
> ■本路径适用于单纯的慢性硬脑膜下血肿诊断，如患者同时有其他颅脑疾病，需要开颅或者其他的手术干预时，不进入本路径。
>
> ■患者如果合并高血压、糖尿病、冠心病等其他慢性疾病，需要术前对症治疗时，如果不影响麻醉和手术，不影响术前准备的时间，可进入本路径。
>
> ■对于术前服用抗凝药物患者，若无脑疝危象，则应根据药物半衰期待药物代谢完后再选择手术治疗。该类患者不应纳入该临床路径。但若患者已发生脑疝危象，则可考虑急诊手术，仍可进入临床路径。
>
> ■如患者肝肾功能障碍、凝血功能障碍或者患有的高血压、糖尿病、冠心病等急、慢性疾病如果需要经治疗稳定后才能手术，则术前准备过程先进入其他相应内科疾病的诊疗路径。

（六）术前准备（术前评估）1 天

1. 必需的检查项目
（1）血常规、尿常规。
（2）肝功能、肾功能、血电解质、血糖、凝血功能、感染性疾病筛查（乙型肝炎、丙型肝炎、艾滋病、梅毒等）。
（3）胸部 X 线平片、心电图。
（4）头颅 CT 扫描。
2. 其他根据病情需要而定（如头颅 MRI、血小板检查等）。

> **释义**
>
> ■必查项目是确保手术治疗安全、有效开展的基础，术前必须完成。根据病情需要，可选择性进行 MRI 检查。
>
> ■为缩短患者住院等待时间，检查项目可以在患者入院前于门诊完成，患者临床症状严重时，可以在急诊科完成相应的术前必要检查，急诊手术干预，仍在本路径范畴。

■高龄患者、心肺功能异常、肝肾功能障碍、凝血功能障碍患者，术前根据病情增加心脏彩超、肺功能、血气分析、D-dimer、胸部 CT 等检查。必要时术前请内科相应专科医师会诊，评估手术的可行性和安全性，予以诊断和治疗的建议。

（七）预防性抗菌药物选择与使用时机

1. 抗菌药物：按照《抗菌药物临床应用指导原则》（卫医发〔2004〕285 号）选择用药。建议使用第一、第二代头孢菌素，头孢曲松等；明确感染患者，可根据药物敏感试验结果调整抗菌药物。

（1）推荐使用头孢唑林钠肌内或静脉注射。①成人：0.5~1 克/次，一日 2~3 次。②儿童：一日量为 20~30mg/kg 体重，分 3~4 次给药。③对本药或其他头孢菌素类药过敏者，对青霉素类药有过敏性休克史者禁用；肝肾功能不全者、有胃肠道疾病史者慎用。④使用本药前需进行皮肤过敏试验。

（2）推荐头孢呋辛钠肌内或静脉注射。①成人：0.75~1.5 克/次，一日 3 次。②儿童：平均一日剂量为 60mg/kg，严重感染可用到 100 mg/kg，分 3~4 次给予。③肾功能不全患者按照肌酐清除率制订给药方案：肌酐清除率>20ml/min 者，每日 3 次，每次 0.75~1.5g；肌酐清除率 10~20ml/min 患者，每次 0.75g，一日 2 次；肌酐清除率<10ml/min 患者，每次 0.75g，一日 1 次。④对本药或其他头孢菌素类药过敏者，对青霉素类药有过敏性休克史者禁用；肝肾功能不全者、有胃肠道疾病史者慎用。⑤使用本药前需进行皮肤过敏试验。

（3）推荐头孢曲松钠肌内注射、静脉注射或静脉滴注。①成人：1g/次，一次肌内注射或静脉滴注。②儿童：儿童用量一般按成人量的 1/2 给予。③对本药或其他头孢菌素类药过敏者，对青霉素类药有过敏性休克史者禁用；肝肾功能不全者、有胃肠道疾病史者慎用。

2. 预防性用抗菌药物，时间为术前 0.5 小时，手术超过 3 小时加用 1 次抗菌药物；总预防性用药时间一般不超过 24 小时，个别情况可延长至 48 小时。

释义

■慢性硬脑膜下血肿钻孔引流手术属于 I 类切口，但由于术后留置引流管，且手术对无菌环境要求较高，一旦感染可导致严重后果。因此可按规定适当预防性应用抗菌药物。抗生素使用时机应以术前 30 分钟内给药，如手术延长到 3 小时以上，或失血量超过 1500ml，应补充一个剂量。

（八）手术日为入院第 2 天

1. 麻醉方式：局部麻醉+镇痛；患者无法配合者，可酌情考虑全身麻醉。
2. 手术方式：慢性硬脑膜下血肿钻孔引流术。
3. 钻孔置管硬脑膜下持续引流。
4. 术后保持硬脑膜下持续引流，观察引流液性状及记量。

释义

■慢性硬脑膜下血肿钻孔引流手术一般情况下局部麻醉即能满足手术要求，但是如患者手术耐受力差、意识状态不能配合手术，或者血肿液化不良、分隔，术中可能转为开颅血肿清除的患者需要选择全麻。在手术设计时，也应充分考虑到术中可能出现开颅血肿清除的可能。

> ■ 密切观察引流管的颜色和引流量，如引流液颜色发生变化或者引流量较多，患者有头痛、呕吐或者神志变化时要及时复查CT。对于术中发现为硬膜下积液或引流液以脑脊液为主的患者，需适当控制引流量、抬高甚至间断夹闭引流管，以减少低颅压发生可能。

术后应详细记录每日引流管引流量，更换引流袋过程中做好无菌操作，引流管及引流袋应尽量选择密闭的引流系统，减少颅内感染发生可能。

（九）术后住院恢复7天

1. 术后回病房，患侧卧位，引流袋低于头平面20cm，观察性状及记量，继续补液。
2. 术后1天复查头颅CT。
3. 每2~3天切口换药1次。
4. 通常在术后48~72小时拔除引流管；或根据引流量和头颅CT复查情况酌情延长引流时间。
5. 术后7天头部切口拆线或酌情门诊拆线。

释义

> ■ 密切观察引流量，如引流不畅，要及时检查引流管是否有梗阻，保持引流通畅。钻孔手术强调一是缓慢减压，二是反复冲洗，因此，若无新鲜出血、颅内高压等原因，可在术后48~72小时尽早拔除引流管，以减少感染机会。
>
> 　当引流主要为脑脊液且量大时，多系蛛网膜破裂所致，当出现这种情况时需控制引流量，以促进脑复张。术后为促进脑组织复张，必须保证充足的液体量以促进脑组织复张，在拔管前，患者尽量平卧位或头低脚高位，拔管后方可逐步下地活动。
>
> ■ 建议术后6小时内复查头颅CT排除继发出血可能，病情变化的特殊情况下随时急诊复查CT。
>
> ■ 若患者出现严重的神经功能缺损，可给予脑神经保护类药物治疗。
>
> ■ 关于围术期阿托伐他汀的使用：慢性硬膜下血肿的形成机制尚未完全清楚，近些年来研究发现，血肿膜的血管生成异常和血肿内炎性反应是导致血肿形成的关键；阿托伐他汀可以促进循环血内皮祖细胞（Endothelial Progenitor Cells, EPC）动员，促进血管成熟并显降低炎症反应相关因子及炎症反应。目前，已有临床研究证实单纯口服给予阿托伐他汀治疗慢性硬膜下血肿取得了不错的效果。在神经外科循证医学东方协作组的组织下《阿托伐他汀治疗慢性硬膜下血肿的全国多中心临床试验》在我国16个中心中开展，前期研究取得了不错的疗效，单纯予以阿托伐他汀后血肿明显缩小直至消失。因此，围术期可考虑给予阿托伐他汀钙片，不仅可以促进残余血肿的吸收，还可有效降低血肿复发可能。但另一方面，由于阿托伐他汀治疗时间一般为2~3月，对于存在明显颅内高压的患者，手术钻孔引流仍是目前硬膜下血肿的首选方案。但对于那些经济条件差，不愿手术或无法耐受手术的患者在取得患者知情同意的前提下，亦可尝试单纯用来治疗硬膜下血肿（这类患者不能进入本路径）。其治疗方案为：阿托伐他汀钙片20mg/d，连续服用2~3月，服药后多数患者3~7天内症状可逐渐缓解，影像学的改变多发生在服药1月后，多数患者2~3月内血肿可完全吸收。
>
> ■ 有条件的医院，可予以高压氧治疗。

（十）出院标准

1. 患者一般情况良好，恢复正常饮食，各项化验无明显异常，体温正常。

2. 复查头颅 CT 显示颅内血肿基本消失，切口愈合良好后，予出院。

释义

■ 主治医师应在患者出院前，综合复查 CT、化验、体温、临床表现等资料全面评估患者是否符合出院标准。术后血肿基本消失不应作为是否出院的唯一标准，应综合判断。手术引流目的：首先是为了缓解颅内高压，其次是为了尽量冲洗干净血肿中所富含的 VEGF 及各类炎症因子。对于脑萎缩较为严重的患者，不强求脑组织完全复张，血肿消失，只要临床症状缓解、脑组织受压基本缓解即可以出院；如果出现术后伤口、颅内感染或继发血肿等需要继续留院治疗的情况，超出了路径所规定的时间，应先处理并发症并符合出院条件后再准许患者出院。

（十一）变异及原因分析

1. 对于不适合手术的患者，可适当采用甘露醇脱水治疗。

2. 术后因血肿黏稠等原因造成引流不畅、血肿残留、血肿复发等情况，可适当延长引流时间。

3. 对于个别术后复发、钻孔引流效果不佳或无效者，应施行骨瓣开颅血肿摘除术，适应证：①血肿内容物为大量血凝块；②血肿壁厚，难以切开引流或引流后脑组织不能膨起者。

4. 术后继发其他部位硬脑膜外血肿、硬脑膜下血肿、脑内血肿等并发症，严重者需要再次开颅手术。

5. 住院后伴发其他内、外科疾病需进一步明确诊断，导致住院时间延长者。

释义

■ 出现变异的原因很多，除了包括路径中所描述的各种术后并发症，还包括医疗、护理、患者、环境等多方面的变异原因，如果患者术后引流不畅、术后感染、血肿复发、术后血肿形成则列为本路径的变异。

■ 为便于总结和工作中不断地完善及路径修订，应将变异原因归纳、总结，以便重新修订路径时作为参考。

■ 对于甘露醇的使用，甘露醇为渗透性利尿剂，术前使用易导致血肿增加，术后则影响脑组织复张，因此，在慢性硬膜下血肿中无论手术与否均不应作为常规使用，仅当出现严重颅内高压，出现脑疝前期表现时使用或是急诊手术前缓解颅内压时使用。

■ 由于 CT 检查在术前评估血肿有无分隔、液化是否彻底方面有所欠缺，因此，在手术设计钻孔位置以及麻醉方式时应充分考虑可能采取二次手术或术中转为开颅血肿清除的可能。对于钻孔引流不理想或是反复复发患者，可考虑开颅血肿清除、切除血肿包膜。

（十二）参考费用标准

5000~10000 元。

四、慢性硬脑膜下血肿临床路径给药方案

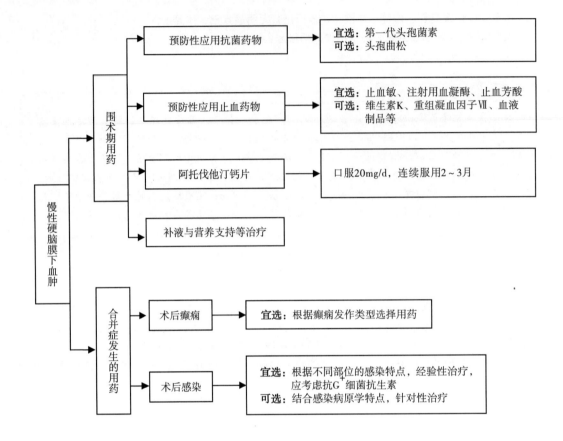

【用药选择】

1. 预防性应用抗菌药物。原则上应选择相对广谱、效果肯定（杀菌剂而非抑菌剂）、安全及价格相对低廉的抗菌药物。头孢菌素是最符合上述条件的，如果患者对青霉素过敏不宜使用头孢菌素时，针对葡萄球菌、链球菌可用克林霉素，针对革兰阴性杆菌可用氨曲南，大多两者联合应用。喹诺酮类一般不宜用作预防。

2. 止血药物的应用。任何止血药不能替代术中良好的止血。术后一般给予止血药物治疗 3 天。

【药学提示】

1. 预防性应用抗菌药物能够降低手术部位感染的概率，但仍有较多因素影响手术部位或其他部位感染的发生率，应该采取综合预防措施，严格遵守无菌术原则。术后需要根据患者症状体征及检验检查结果，及时调整用药策略。

2. 止血药物的不良反应不同药物不尽相同，请参阅相关说明书，如出现不良反应，宜予以相应处理。

【注意事项】

1. 预防性应用抗菌药物，应注意以下几方面：①给药的时机极为关键，应在切开皮肤黏膜前 30min（麻醉诱导时）开始给药，以保证在发生细菌污染之前血清及组织中的药物已达到有效浓度（>MIC_{90}）。不应在病房应召给药，而应在手术室给药。②应静脉给药，30min 内滴完，不宜放在大瓶液体内慢慢滴入，否则达不到有效浓度。③血清和组织内抗菌药物有效浓度必须能够覆盖手术全过

程。常用的头孢菌素血清半衰期为 1~2h，因此，如手术延长到 3h 以上，或失血量超过 1500ml，应补充一个剂量，必要时还可用第三次。如果选用半衰期长达 7~8h 的头孢曲松，则无须追加剂量。

2. 止血药物主要分为以下几类，可根据病情酌情选择：作用于血管壁，如止血敏；作用于血小板，如血小板悬液；作用于凝血系统，包括血液制品，如新鲜血、冷冻血浆、凝血因子、维生素 K、血凝酶等；抗纤溶系统药物，如止血芳酸等。

五、推荐表单

（一）医师表单

慢性硬脑膜下血肿临床路径医师表单

适用对象：第一诊断为慢性硬脑膜下血肿（ICD-10：I62.006）
行慢性硬脑膜下血肿钻孔引流术（ICD-9-CM-3：01.3101）

患者姓名：_____ 性别：_____ 年龄：_____ 门诊号：_____ 住院号：_____

住院日期：____年__月__日 出院日期：____年__月__日 标准住院日：9天

时间	住院第1日 （术前1天）	住院第2日 （手术当天）	住院第3日 （术后第1天）	住院第4日 （术后第2天）
主要诊疗工作	□ 病史采集，体格检查，完成病历书写 □ 相关检查 □ 上级医师查看患者，制定治疗方案，完善术前准备 □ 向患者和（或）家属交代病情，签署手术知情同意书 □ 安排次日手术	□ 安排局麻+镇痛（不配合患者可行全麻）下钻孔引流手术 □ 术后观察引流液性状并记量 □ 临床观察神经功能恢复状况 □ 完成手术记录与术后记录	□ 临床观察神经功能恢复状况 □ 观察切口敷料情况 □ 观察引流液性状及引流量 □ 完成病程记录	□ 临床观察神经功能恢复状况 □ 切口换药、观察切口情况 □ 观察引流液性状及引流量，酌情拔除引流管 □ 完成病程记录
重点医嘱	**长期医嘱：** □ 二级护理一级护理 □ 术前禁食、禁水 □ 病危 **临时医嘱：** □ 备皮（剃头） □ 抗菌药物皮试 □ 急查血常规、凝血功能、肝肾功、电解质、血糖，感染性疾病筛查 □ 头颅CT扫描 □ 查心电图、胸部X线片 □ 必要时行MRI检查	**长期医嘱：** □ 一级护理 □ 病危 □ 手术当天禁食水 □ 术中用抗菌药物 □ 补液治疗 **临时医嘱：** □ 复查头颅CT（术后6小时内）	**长期医嘱：** □ 一级护理 □ 术后流食 □ 抗菌药物预防感染 □ 补液治疗	**长期医嘱：** □ 二级护理 □ 术后半流食 □ 继续应用抗菌药物、补液治疗
病情变异记录	□ 无 □ 有，原因： 1. 2.	□ 无 □ 有，原因： 1. 2.	□ 无 □ 有，原因： 1. 2.	□ 无 □ 有，原因： 1. 2.
医师签名				

时间	住院第 5 日 （术后第 3 天）	住院第 6 日 （术后第 4 天）	住院第 7~8 日 （术后第 5~6 天）	住院第 9 日 （术后第 7 天）
主要诊疗工作	□ 临床观察神经功能恢复情况 □ 复查头部 CT □ 完成病程记录	□ 临床观察神经功能恢复状况 □ 观察切口敷料情况 □ 完成病程记录 □ 查看化验结果	□ 临床观察神经功能恢复状况 □ 切口换药，观察切口情况 □ 完成病程记录	□ 根据切口情况予以拆线或延期门诊拆线 □ 确定患者能否出院 □ 向患者交代出院注意事项、复查日期 □ 通知出院处 □ 开出院诊断书 □ 完成出院记录
重点医嘱	**长期医嘱：** □ 术后普食 □ 二级护理 □ 拔管后，若患者情况允许，可停用抗菌药物 **临时医嘱：** □ 复查血常规、肝肾功能、凝血功能	**长期医嘱：** □ 术后普食 □ 二级护理	**长期医嘱：** □ 普食 □ 三级护理	□ 复查头颅 CT □ 通知出院
病情变异记录	□ 无　□ 有，原因： 1. 2.	□ 无　□ 有，原因： 1. 2.	□ 无　□ 有，原因： 1. 2.	□ 无　□ 有，原因： 1. 2.
医师签名				

（二）护士表单

慢性硬脑膜下血肿临床路径护士表单

适用对象：**第一诊断为慢性硬脑膜下血肿**（ICD-10：I62.006）

　　　　　行慢性硬脑膜下血肿钻孔引流术（ICD-9-CM-3：01.3101）

患者姓名：_____ 性别：_____ 年龄：_____ 门诊号：_____ 住院号：_____

住院日期：____年___月___日　出院日期：____年___月___日　标准住院日：9天

时间	住院第1日 （术前1日）	住院第2日 （手术当日）	住院第3日 （术后第1日）
健康宣教	**入院宣教** □ 介绍主管医生、护士 □ 介绍医院内相关制度 □ 介绍环境、设施 □ 介绍住院注意事项 **术前宣教** □ 宣教疾病知识、术前准备（备皮、配血）及手术过程 □ 告知术前禁食、洗浴、物品的准备 □ 告知签字及麻醉科访视事宜 □ 使用药品的宣教	□ 介绍术后注意事项 □ 告知体位要求 □ 告知陪伴及探视制度 □ 告知术后疼痛处理 □ 告知手术当天禁食、禁水	□ 介绍术后注意事项 □ 介绍术后用药 □ 饮食指导 □ 告知体位要求，指导功能锻炼 □ 强调陪伴及探视制度
护理处置	□ 核对患者，佩戴腕带 □ 建立入院护理病历 □ 卫生处置：剃头、剪指（趾）甲、沐浴，更换病号服	□ 送手术 　核对患者并摘除衣物，保护患者 　核对资料及带药 　填写手术交接单 □ 接手术 　核对患者及资料填写手术交接单 □ 术后 　核对患者及资料填写手术交接单 　遵医嘱完成治疗、用药	□ 协助完善相关检查，做好解释说明 □ 遵医嘱完成治疗、用药
基础护理	□ 一级级护理 □ 病危 □ 晨、晚间护理 □ 患者安全管理 □ 心理护理	□ 一级护理 □ 病危 □ 晨、晚间护理 □ 保持卧位舒适及功能体位 □ 六洁到位 □ 安全护理措施到位 □ 心理护理	□ 一级护理 □ 晨、晚间护理 □ 协助生活护理 □ 保持卧位舒适及功能体位 □ 六洁到位 □ 安全护理措施到位 □ 心理护理

续 表

时间	住院第1日 （术前1日）	住院第2日 （手术当日）	住院第3日 （术后第1日）
专科护理	□ 护理查体 □ 瞳孔、意识监测 □ 颅内压监测（需要时）	□ 观察患者生命体征、意识、伤口敷料、肢体活动 □ 保持引流管通畅，观察引流液性状及引流量 □ 准确记录24小时出入量 □ 颅内压监测（需要时）	□ 观察患者生命体征、意识敷料、肢体活动。 □ 保持引流管通畅，观察引流液性质及引流量 □ 准确记录24小时出入量 □ 协助活动障碍患者翻身、预防压疮
重点医嘱	□ 详见医嘱执行单	□ 详见医嘱执行单	□ 详见医嘱执行单
病情变异记录	□ 无 □ 有，原因： 1. 2.	□ 无 □ 有，原因： 1. 2.	□ 无 □ 有，原因： 1. 2.
护士签名			

时间	住院第4~5日 （手术第2~3日）	住院第6~8日 （手术第4~6日）	住院第9日 （术后第8日）
健康宣教	□ 饮食指导 □ 评价以前宣教效果 □ 相关检查及化验的目的及注意事项	□ 下地活动注意事项 □ 安全指导	□ 指导办理出院手续 □ 定时复查 □ 出院带药服用方法 □ 发现伤口红肿、疼痛及时就诊 □ 注意休息 □ 饮食指导
护理处置	□ 遵医嘱完成治疗、用药 □ 遵医嘱完成相关检查 □ 根据病情测量生命体征 □ 夹闭尿管，锻炼膀胱功能	□ 遵医嘱完成治疗 □ 遵医嘱完成相关检查	□ 办理出院手续 □ 书写出院小结
基础护理	□ 二级护理 □ 晨、晚间护理 □ 协助生活护理 □ 安全护理措施到位 □ 尿便护理	□ 二级护理~三级护理 □ 晨、晚间护理 □ 指导或协助生活护理 □ 安全护理措施到位 □ 尿便护理 □ 心理护理	□ 三级护理 □ 晨、晚间护理 □ 安全护理措施到位 □ 心理护理
专科护理	□ 观察患者生命体征、意识、伤口敷料、肢体活动 □ 保持引流管通畅，观察引流液性状及引流量 □ 协助活动障碍患者翻身、预防压疮 □ 协助肢体功能锻炼	□ 观察神经功能恢复情况 □ 观察伤口敷料情况 □ 指导功能锻炼	□ 观察伤口情况 □ 观察病情变化
重点医嘱	□ 详见医嘱执行单	□ 详见医嘱执行单	□ 详见医嘱执行单
病情变异记录	□ 无　□ 有，原因： 1. 2.	□ 无　□ 有，原因： 1. 2.	□ 无　□ 有，原因： 1. 2.
护士签名			

（三）患者表单

慢性硬脑膜下血肿临床路径患者表单

适用对象：**第一诊断为**慢性硬脑膜下血肿（ICD-10：I62.006）

　　　　　行慢性硬脑膜下血肿钻孔引流术（ICD-9-CM-3：01.3101）

患者姓名：＿＿＿＿＿年龄·＿＿＿＿＿门诊号：＿＿＿　住院号：＿＿＿

住院日期：＿＿＿年＿＿月＿＿日　出院日期：＿＿＿年＿＿月＿＿日　标准住院日：9天

时间	住院第1日 （术前1日）	住院第2日 （手术日）
监测	□ 测量生命体征、体重	□ 清晨测量体温、脉搏、呼吸、血压
医患配合	□ 护士行入院护理评估（简单询问病史） □ 接受介绍相关制度 □ 医生询问现病史、既往史、用药情况，收集资料并进行体格检查 □ 环境介绍配合完善术前相关化验、检查 **术前宣教** □ 疾病知识、临床表现、治疗方法 □ 术前用物准备：奶瓶、湿巾等 □ 手术室接患者，配合核对 □ 医生与患者及家属介绍病情及手术谈话 □ 手术时家属在等候区等候 □ 探视及陪伴制度 □ 配合倒床	**术后宣教** □ 术后体位：麻醉未醒时平卧，清醒后，4小时无不适反应可取平卧位或头低脚高位或遵医嘱 □ 予监护设备、吸氧 □ 配合护士定时监测生命体征、瞳孔、肢体活动、伤口敷料等 □ 疼痛的注意事项及处理 □ 告知医护不适主诉 □ 遵守陪伴及探视制度
重点诊疗及检查	**重点诊疗：** □ 一级护理 □ 既往基础用药 □ 病危 **术前准备：** □ 备皮剃头 □ 配血、药物灌肠（全麻下） □ 术前签字 **重要检查：** □ 心电图、胸片 □ 头颅CT扫描 □ 抗菌药物皮试、MRI（需要时）	**重点诊疗：** □ 一级护理 □ 病危 □ 予监护设备、吸氧 □ 防止引流管及其他管理受压、反折、脱出，保持管路通畅 □ 用药：抗菌药物、补液药物的应用 □ 协助护士记录出入量
饮食及活动	□ 术前普食 □ 术前12小时禁食、禁水 □ 正常活动	□ 禁食、禁水 □ 卧床休息，舒适卧位及功能体位

时间	住院第 3~5 日 （术后第 1~3 日）	住院第 6~9 日 （术后第 4~7 日）
监测	□ 定时监测生命体征 □ 每日记录 24 小时出入量及引流量	□ 根据病情测量生命体征
医患配合	□ 医生定时查房护士按时巡视，了解病情 □ 配合意识、瞳孔、肢体活动的观察 □ 护士行晨、晚间护理 □ 护士协助或指导生活护理 □ 配合监测出入量 □ 遵守探视及陪伴制度 □ 配合完成相关检查及化验	□ 护士行晨、晚间护理 □ 护士协助或指导功能锻炼 □ 医生换药、拆线或延期门诊拆线 □ 伤口注意事项 **出院宣教** □ 接受出院前康复宣教，学习出院注意事项 □ 了解复查程序 □ 办理出院手续，取出院带药 □ 收拾物品，准备出院
重点诊疗及检查	**重点诊疗：** □ 特级护理~一级护理 □ 医生定时予以拔出引流管 □ 抗菌药物及补液治疗 **重要检查：** □ 定期抽血化验 □ 复查 CT	**重点诊疗：** □ 二级或三级护理 □ 根据伤口情况予以拆线
饮食及活动	□ 由流食逐渐过渡到普食 □ 床上行肢体功能锻炼	□ 普食 □ 床旁活动，注意安全 □ 大小便正常

附：原表单（2012年版）

慢性硬脑膜下血肿临床路径表单

适用对象：**第一诊断为**慢性硬脑膜下血肿（ICD-10：I62.006）

行慢性硬脑膜下血肿钻孔引流术（ICD-9-CM-3：01.3101）

患者姓名：＿＿＿＿＿ 性别：＿＿＿＿ 年龄：＿＿＿＿ 门诊号：＿＿＿＿ 住院号：＿＿＿＿

住院日期：＿＿年＿＿月＿＿日 出院日期：＿＿年＿＿月＿＿日 标准住院日：9天

时间	住院第1日 （术前1天）	住院第2日 （手术当天）	住院第3日 （术后第1天）	住院第4日 （术后第2天）
主要诊疗工作	□ 病史采集，体格检查，完成病历书写 □ 相关检查 □ 上级医师查看患者，制定治疗方案，完善术前准备 □ 向患者和（或）家属交代病情，签署手术知情同意书 □ 安排次日手术	□ 安排局麻+镇痛（不配合患者可行全麻）下钻孔引流手术 □ 术后观察引流液性状并记量 □ 临床观察神经功能恢复状况 □ 完成手术记录及术后记录	□ 临床观察神经功能恢复状况 □ 观察切口敷料情况 □ 观察引流液性状及引流量 □ 完成病程记录	□ 临床观察神经功能恢复状况 □ 切口换药、观察切口情况 □ 观察引流液性状及引流量，酌情拔除引流管 □ 完成病程记录
重点医嘱	长期医嘱： □ 一级护理 □ 病危 □ 术前禁食、禁水 临时医嘱： □ 备皮（剃头） □ 抗菌药物皮试 □ 急查血常规、凝血功能、肝肾功、电解质、血糖，感染性疾病筛查 □ 头颅CT扫描 □ 查心电图、胸部X线片 □ 必要时行MRI检查	长期医嘱： □ 一级护理 □ 病危 □ 手术当天禁食、禁水 □ 术中用抗菌药物 □ 补液治疗 临时医嘱： □ 复查头颅CT（术后6小时）	长期医嘱： □ 一级护理 □ 术后流食 □ 抗菌药物预防感染 □ 补液治疗	长期医嘱： □ 二级护理 □ 术后半流食 □ 继续应用抗菌药物、补液治疗
主要护理工作	□ 入院宣教 □ 观察患者一般状况及神经系统状况 □ 观察记录患者神志、瞳孔、生命体征 □ 完成术前准备	□ 观察患者一般状况及神经系统状况 □ 观察记录患者神志、瞳孔、生命体征 □ 观察引流液性状并记量	□ 观察患者一般状况及神经系统功能恢复情况 □ 观察记录患者神志、瞳孔、生命体征 □ 观察引流液性状及记量	□ 观察患者一般状况及神经系统功能恢复情况 □ 观察记录患者神志、瞳孔、生命体征 □ 观察引流液性状及记量
病情变异记录	□ 无 □ 有，原因： 1. 2.	□ 无 □ 有，原因： 1. 2.	□ 无 □ 有，原因： 1. 2.	□ 无 □ 有，原因： 1. 2.
护士签名				
医师签名				

时间	住院第5日（术后第3天）	住院第6日（术后第4天）	住院第7~8日（术后第5~6天）	住院第9日（术后第7天）
主要诊疗工作	□ 临床观察神经功能恢复状况 □ 复查头部CT □ 完成病程记录	□ 临床观察神经功能恢复情况 □ 观察切口敷料情况 □ 完成病程记录 □ 查看化验结果	□ 临床观察神经功能恢复状况 □ 切口换药，观察切口情况 □ 完成病程记录	□ 根据切口情况予以拆线或延期门诊拆线 □ 确定患者能否出院 □ 向患者交代出院注意事项、复查日期 □ 通知出院处 □ 开出院诊断书 □ 完成出院记录
重点医嘱	长期医嘱： □ 术后普食 □ 二级护理 □ 拔管后，患者情况允许，可停用抗菌药物 临时医嘱： □ 复查血常规、肝肾功能、凝血功能	长期医嘱： □ 术后普食 □ 二级护理	长期医嘱： □ 普食 □ 三级护理	□ 复查头颅CT □ 通知出院
主要护理工作	□ 观察患者一般状况及神经系统功能恢复情况 □ 观察记录患者神志、瞳孔、生命体征	□ 观察患者一般状况及切口情况 □ 观察神经系统功能恢复情况 □ 患者下床活动	□ 观察患者一般状况及切口情况 □ 观察神经系统功能恢复情况 □ 患者下床活动	□ 帮助患者办理出院手续
病情变异记录	□ 无 □ 有，原因： 1. 2.	□ 无 □ 有，原因： 1. 2.	□ 无 □ 有，原因： 1. 2.	□ 无 □ 有，原因： 1. 2.
护士签名				
医师签名				

第二十章　颅骨良性肿瘤临床路径释义

一、颅骨良性肿瘤编码

1. 原颅骨良性肿瘤编码：颅骨良性肿瘤（ICD-10：D16.4）

手术名称及编码：颅骨病损切除术—期颅骨成形术（ICD-9-CM3：02.04-02.6）

2. 修改编码

疾病名称及编码：颅骨良性肿瘤（ICD-10：D16.4）

手术名称及编码：颅骨病损切除术（ICD-9-CM3：01.6）

颅骨瓣形成（ICD-9-CM-3：02.03）

颅骨膜移植术（ICD-9-CM-3：02.04）

颅骨板植入术（ICD-9-CM-3：02.05）

颅骨修补术（ICD-9-CM-3：02.06）

二、临床路径检索方法

D16.4 伴 01.6/02.03/02.04/02.05/02.06

三、颅骨良性肿瘤临床路径标准住院流程

（一）适用对象

第一诊断为颅骨良性肿瘤（ICD-10：D16.4）

行单纯颅骨肿瘤切除术或颅骨肿瘤切除术加一期颅骨成形术（ICD-9-CM-3：02.04-02.6）。

释义

■ 适用对象编码参见第一部分。

■ 本路径适用对象为颅骨良性肿瘤包括颅骨骨瘤、颅骨骨化性纤维瘤、颅骨成骨细胞瘤颅骨软骨瘤、成软骨细胞瘤、板障内脑膜瘤，以及颅骨良性肿瘤样病变（类肿瘤）如：颅骨纤维结构不良症、颅骨皮样囊肿和颅骨血管瘤等。

■ 根据颅骨良性肿瘤手术后骨瓣缺损的面积大小不同，颅骨良性肿瘤的手术方式分为单纯颅骨肿瘤切除术和颅骨肿瘤切除术加一期颅骨成形术。

（二）诊断依据

根据《临床诊疗指南——神经外科学分册》（中华医学会编著，人民卫生出版社）、《临床技术操作规范——神经外科分册》（中华医学会编著，人民军医出版社）等。

1. 临床表现

（1）病史：病程较长，常偶然发现。

（2）无痛或局部轻度疼痛及酸胀感包块。

（3）部分较大的内生型肿瘤可产生脑组织受压引发的局灶性症状如偏瘫、失语、同向性偏盲、癫痫发作等。

（4）极少数巨大肿瘤可产生颅高压表现，如头痛、恶心、呕吐、视物模糊等。

（5）部分位于颅底的肿瘤可产生脑神经压迫症状，如眼球运动障碍、面部感觉减退、听力减退等。

2. 辅助检查

（1）头颅 CT 扫描（加骨窗像检查）：表现为骨质增生或破坏；如侵犯颅底，必要时可行三维 CT 检查或冠状位扫描；

（2）X 线平片检查：可表现为骨质增生或骨质破坏；

（3）MRI 检查可了解肿瘤侵入颅内程度。

> **释义**
>
> ■ 颅骨骨瘤多生长在额骨和顶骨，其他颅骨及颅底少见；颅骨骨化性纤维瘤又称纤维性骨瘤，多起源于颅底，也可发生在上颌骨及额部；颅骨软骨瘤见于中颅窝底、蝶鞍旁或岩骨尖端的软骨联合部，体积大者可累及中颅窝和小脑桥脑角；颅骨巨细胞瘤又称颅骨破骨细胞瘤，多发生颅底软骨化骨的蝶骨、颞骨和枕骨；颅骨纤维异常增殖症又称骨纤维结构不良，多侵犯额眶、颞和顶部；颅骨皮样囊肿和表皮样囊肿好发于颞前及额顶部。
>
> ■ 头颅 CT 平扫（须加骨窗像检查）和增强、MRI 可明确肿瘤的位置、大小及与周围组织等重要结构的关系。必要时进行脑血管造影有助于诊断颅骨软骨瘤、颅骨巨细胞瘤、板障内脑膜瘤。
>
> ■ 内板向颅内生长的颅骨骨瘤应与脑膜瘤鉴别；颅骨骨化性纤维瘤、板障内脑膜瘤应与颅骨纤维异常增殖症鉴别；颅骨软骨瘤应与颅底脑膜瘤、脊索瘤鉴别；颅骨巨细胞瘤、颅骨纤维异常增殖症均可以恶变，恶变者不属于本路径范畴。

（三）选择治疗方案的依据

根据《临床诊疗指南——神经外科学分册》（中华医学会编著，人民卫生出版社）、《临床技术操作规范——神经外科分册》（中华医学会编著，人民军医出版社）等。

1. 对于肿瘤较大而影响外观、内生型肿瘤出现颅压高或局灶性症状者应当行颅骨肿瘤切除术。术式包括单纯颅骨肿瘤切除术、颅骨肿瘤切除术加一期颅骨成形术。

2. 手术风险较大者（高龄、妊娠期、合并较严重内科疾病），需向患者或家属交代病情；如不同意手术，应当充分告知风险，履行签字手续，并予严密观察。

> **释义**
>
> ■ 各医疗单位执行颅骨良性肿瘤临床路径时，可根据肿瘤的具体部位制订具体的入路名称。
>
> ■ 个别停止生长或生长缓慢的小的颅骨良性肿瘤可以不做处理。因病情复杂、患者自身机体的原因或医疗条件的限制不适合手术的患者，要向患者提供其他治疗方式的选择，履行医师的告知义务和患者对该病的知情权。
>
> ■ 本病是良性肿瘤，手术为择期手术，对极少数出现急性高颅压症状的患者应行急诊手术，同样属于本路径范畴。

（四）标准住院日为≤14 天

> **释义**
>
> ■ 颅骨良性肿瘤患者入院后，常规检查、包括 CT 检查等准备 2~4 天，术后恢复 7~10 天，总住院时间小于 14 天的均符合本路径要求。

（五）进入路径标准

1. 第一诊断符合 ICD-10：D16.4 颅骨良性肿瘤疾病编码。
2. 当患者合并其他疾病，但住院期间不需要特殊处理也不影响第一诊断的临床路径流程实施时，可以进入路径。

> **释义**
>
> ■ 进入路径标准参见适用对象。
>
> ■ 患者如果合并高血压、糖尿病、冠心病、慢阻肺、慢性肾病等其他慢性疾病，需要术前对症治疗时，如果不影响麻醉和手术，不影响术前准备的时间，可进入本路径。上述慢性疾病如果需要经治疗稳定后才能手术、或抗凝、抗血小板治疗等，术前需特殊准备的，先进入其他相应内科疾病的诊疗路径。

（六）术前准备 2 天

1. 必需的检查项目
（1）血常规、尿常规；
（2）凝血功能、肝功能、肾功能、血电解质、血糖、感染性疾病筛查（乙型肝炎、丙型肝炎、艾滋病、梅毒等）；
（3）胸部 X 线平片、心电图；
（4）头颅 CT 扫描（含骨窗像）。
2. 根据患者病情，可选择的检查项目：头颅 X 线平片、MRI、DSA、心肺功能评估（年龄>65 岁者）。

> **释义**
>
> ■ 必查项目是为确保手术治疗安全、有效开展的基础，术前必须完成。
>
> ■ 为缩短患者住院等待时间，检查项目可以在患者入院前于门诊完成。
>
> ■ 高龄患者或有心肺功能异常患者，术前根据病情可增加心脏彩超、肺功能、血气分析等检查。

（七）预防性抗菌药物选择与使用时机

1. 抗菌药物：按照《抗菌药物临床应用指导原则》（卫医发〔2004〕285号）选择用药。建议使用第一、第二代头孢菌素，头孢曲松等；明确感染患者，可根据药物敏感试验结果调整抗菌药物。

（1）推荐使用头孢唑林钠肌内或静脉注射。①成人：0.5~1克/次，一日2~3次。②儿童：一日量为20~30mg/kg体重，分3~4次给药。③对本药或其他头孢菌素类药过敏者，对青霉素类药有过敏性休克史者禁用；肝肾功能不全者、有胃肠道疾病史者慎用。④使用本药前需进行皮肤过敏试验。

（2）推荐头孢呋辛钠肌内或静脉注射。①成人：0.75~1.5克/次，一日3次。②儿童：平均一日剂量为60mg/kg，严重感染可用到100mg/kg，分3~4次给予。③肾功能不全患者按照肌酐清除率制订给药方案：肌酐清除率>20ml/min者，每日3次，每次0.75~1.5g；肌酐清除率10~20ml/min患者，每次0.75g，一日2次；肌酐清除率<10ml/min患者，每次0.75g，一日1次。④对本药或其他头孢菌素类药过敏者，对青霉素类药有过敏性休克史者禁用；肝肾功能不全者、有胃肠道疾病史者慎用。⑤使用本药前需进行皮肤过敏试验。

（3）推荐头孢曲松钠肌内注射、静脉注射或静脉滴注。①成人：1克/次，一次肌内注射或静脉滴注。②儿童：儿童用量一般按成人量的1/2给予。③对本药或其他头孢菌素类药过敏者，对青霉素类药有过敏性休克史者禁用；肝肾功能不全者、有胃肠道疾病史者慎用。

2. 预防性用抗菌药物，时间为术前0.5小时，手术超过3小时加用1次抗菌药物；总预防性用药时间一般不超过24小时，个别情况可延长至48小时。

> **释义**
>
> ■ 颅骨良性肿瘤手术属于Ⅰ类切口，一些颅底骨性肿瘤涉及窦腔或气房开放者为Ⅱ类切口。由于行颅骨肿瘤切除术加一期颅骨成形术术中需要用到人工材料替代颅骨，一旦感染可导致严重后果。因此可按规定适当预防性和术后应用抗菌药物，通常选用第一代、第二代头孢菌素。

（八）手术日为入院第3~5天

1. 麻醉方式：局部麻醉或全身麻醉。
2. 手术方式：单纯颅骨肿瘤切除术、颅骨肿瘤切除术加一期颅骨成形术（颅骨缺损大于3cm直径时）。
3. 手术内置物：颅骨、硬脑膜修复材料，颅骨固定材料等。
4. 术中用药：抗菌药物、脱水药。
5. 输血：根据手术失血情况决定。

> **释义**
>
> ■ 行颅骨成形术时所用修补材料除人工材料外，也可根据具体情况采用原骨瓣或自体组织。
>
> ■ 对于缺损的硬膜，可根据情况用人工硬脑膜或自身骨膜、筋膜修补。颅骨固定可采用颅骨锁或其他固定材料。
>
> ■ 术前抗菌药物的使用参考《抗菌药物临床应用指导原则》执行。
>
> ■ 手术是否输血依照术中出血量而定，可根据医院条件采用自体血回吸收系统，必要时输异体血。

（九）术后住院恢复 7~10 天

1. 必须复查的检查项目：头颅 CT；化验室检查包括血常规、肝肾功能、血电解质。
2. 根据患者病情，可考虑选择的复查项目：头颅 MRI。
3. 术后用药：抗菌药物、脱水药、激素，根据病情可用抗癫痫药等。

> **释义**
>
> ■ 术后可根据患者恢复情况做必需复查的检查项目，并根据病情变化增加检查的频次。复查项目并不仅局限于路径中的项目。

（十）出院标准

1. 患者病情稳定，生命体征平稳，体温正常，手术切口愈合良好。
2. 没有需要住院处理的并发症和（或）合并症。

> **释义**
>
> ■ 主治医师应在患者出院前，通过复查的各项检查并结合患者恢复情况决定能否出院。如果确有需要继续留院治疗的情况，超出了路径所规定的时间，应先处理并发症并符合出院条件后再准予患者出院。

（十一）变异及原因分析

1. 术后继发其他部位硬脑膜外血肿、硬脑膜下血肿、脑内血肿等并发症，严重者需要再次行开颅手术，导致住院时间延长，费用增加。
2. 术后切口、颅骨或颅内感染、内置物排异反应，出现严重神经系统并发症，导致住院时间延长，费用增加。
3. 伴发其他内、外科疾病需进一步诊治，导致住院时间延长。

> **释义**
>
> ■ 对于轻微变异，如由于某种原因，路径指示应当于某一天进行的操作不能如期进行而要延期的，且此改变不会对最终治疗结果产生重大影响，也不会更多地增加住院天数和住院费用者，可不出本路径。
>
> ■ 除以上所列变异及原因外，如还出现医疗、护理、患者、环境等多方面的变异原因，应阐明变异相关问题的重要性，必要时须及时退出本路径，并将特殊的变异原因进行归纳、总结，以便重新修订路径时作为参考，不断完善和修订路径。

（十二）参考费用标准

8000~15000 元。

四、颅骨良性肿瘤临床路径给药方案

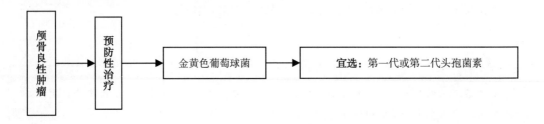

【用药选择】

1. 为预防术后切口感染，应针对金黄色葡萄球菌选用药物。

2. 第一代头孢菌素常用的注射剂有头孢唑林、头孢噻吩、头孢拉定等，口服制剂有头孢拉定、头孢氨苄和头孢羟氨苄等。第二代头孢菌素注射剂有头孢呋辛、头孢替安等，口服制剂有头孢克洛、头孢呋辛酯和头孢丙烯等。

【药学提示】

1. 接受颅骨良性肿瘤手术者，应在术前 0.5~2 小时给药，或麻醉开始时给药，使手术切口暴露时局部组织中已达到足以杀灭手术过程中入侵切口细菌的药物浓度。

2. 手术时间较短（<2 小时）的清洁手术，术前用药 1 次即可。手术时间超过 3 小时，或失血量大（>1500ml），可手术中给予第 2 剂。

【注意事项】

1. 颅骨良性肿瘤手术属于Ⅰ类切口，一些颅底骨性肿瘤涉及窦腔或气房开放者为Ⅱ类切口。由于行颅骨肿瘤切除术加一期颅骨成形术术中需要用到人工材料替代颅骨，一旦感染可导致严重后果。因此可按规定适当预防性和术后应用抗菌药物，但需注意应尽可能单一、短程、较小剂量给药。

2. 用药前必须详细询问患者先前有否对头孢菌素类、青霉素类或其他药物的过敏史。

五、推荐表单

(一) 医师表单

颅骨良性肿瘤临床路径医师表单

适用对象：**第一诊断为**颅骨良性肿瘤（ICD-10：D32.012/D42.003/C70.003）

行颅骨良性肿瘤切除术（ICD9-CM-3：01.51）

患者姓名：_____ 性别：_____ 年龄：_____ 门诊号：_____ 住院号：_____

住院日期：____年__月__日 出院日期：____年__月__日 标准住院日：12~14 天

时间	住院第 1 天	住院第 2~3 天	住院第 4~5 天（手术日）
主要诊疗工作	□ 询问病史及体格检查 □ 完成病历书写 □ 开化验单 □ 上级医师查房与术前评估 □ 初步确定手术方式和日期	□ 依据体检，进行相关的术前检查 □ 完成必要的相关科室会诊 □ 上级医师查房，术前讨论 □ 完成术前准备与术前评估 □ 预约术中电生理监测 □ 导航定位（按需要决定） □ 完成术前小结，术前讨论记录 □ 向患者和家属交代围术期注意事项，签署手术同意书、自费协议书、输血同意书、委托书	□ 安排手术 □ 导航定位（按需要决定） □ 术中监测：BAEP，面神经、三叉神经监测 □ 术者完成手术记录 □ 完成术后病程 □ 上级医师查房 □ 向患者及家属交代手术情况，嘱咐注意事项 □ 观察术后病情变化
重点医嘱	长期医嘱： □ 二级护理 □ 饮食 临时医嘱： □ 神经系统专科查体（四肢肌力检查，小瞳孔眼底检查，步态检查等） □ 化验检查（血常规、尿常规、血型、肝肾功能及血生化电解质，感染性疾病筛查，凝血功能），心电图，X 线胸片 □ MRI 平扫加强化（冠、矢、轴），病变区域（颅底）骨质薄层 CT 扫描（冠、轴） □ 颅神经功能临床检查（视力和视野，电测听，脑干诱发电位） □ 心、肺功能（视患者情况而定）	长期医嘱： □ 二级护理 □ 饮食 □ 患者既往基础用药 临时医嘱： □ 在局麻/全麻下行全脑 DSA 造影（必要时栓塞） □ 术前医嘱：明日全麻下行枕下乙状窦后入路/远外侧/其他入路行颅骨良性肿瘤切除术 □ 术前禁食、禁水 □ 抗菌药物 □ 激素（根据术前瘤周水肿情况定） □ 一次性导尿包 □ 其他特殊医嘱	长期医嘱： □ 生命体征监测（每 2 小时 1 次） □ 多功能监护，吸氧 □ 可进流食（无术后功能障碍者），胃管鼻饲（有吞咽功能障碍者） □ 接引流（术中置放引流者） □ 导尿管接袋计量 □ 补液 □ 抗菌药物，激素，抑酸等药物 □ 神经营养药（必要时） □ 控制血压和血糖等内科用药 临时医嘱： □ 止血，镇痛，镇吐 □ 查血常规、肝肾功能及血生化电解质、凝血功能、血气等，酌情对症处理 □ 头颅 CT
病情变异记录	□ 无 □ 有，原因： 1. 2.	□ 无 □ 有，原因： 1. 2.	□ 无 □ 有，原因： 1. 2.
医师签名			

时间	住院第5~6天 术后第1天	住院第7~9天 术后第3天	至住院第12~14天 （出院日）
主要诊疗工作	□ 上级医师查房，注意病情变化 □ 完成常规病历书写 □ 根据引流情况决定是否拔除硬脑膜外引流管 □ 注意体温、血象变化，必要时行腰椎穿刺，送脑脊液化验 □ 注意有无意识障碍、呼吸障碍、偏瘫等（对症处理） □ 注意脑神经有无受损（有无面瘫、面部麻木感、听力受损、饮水呛咳）（对症处理） □ 复查头部 CT，排除颅内出血和明确术后脑水肿的情况	□ 上级医师查房，注意病情变化 □ 注意是否有发热、脑脊液漏等 □ 必要时再次行腰椎穿刺采集脑脊液 □ 完成病历书写 □ 调整激素用量，逐渐减量 □ 注意患者的意识和精神状态变化，是否伴有脑神经功能障碍，必要时尽早行康复训练 □ 切口换药，注意有无皮下积液，必要时加压包扎 □ 复查头颅 MRI，明确肿瘤是否切除完全	□ 上级医师查房，进行切口愈合评估，明确有无手术并发症，肿瘤是否切除完全，是否需要进一步放疗，能否出院 □ 完成出院记录、病案首页、出院证明等 □ 向患者交代出院注意事项：复诊时间、地点、检查项目，紧急情况时的处理
重点医嘱	长期医嘱： □ 一级护理 □ 流食 □ 控制血压和血糖 □ 激素 临时医嘱： □ 镇痛 □ 补液（酌情） □ 拔除引流管（如术中置放）	长期医嘱： □ 二级护理 □ 半流食/普食 □ 调整激素用量，逐渐减量 □ 控制血压和血糖 临时医嘱： □ 换药 □ 腰椎穿刺测压、放液（必要时）	出院医嘱： □ 出院带药 □ 康复治疗（酌情） □ 残余肿瘤放射治疗（酌情）
病情变异记录	□ 无 □ 有，原因： 1. 2.	□ 无 □ 有，原因： 1. 2.	□ 无 □ 有，原因： 1. 2.
医师签名			

（二）护士表单

颅骨良性肿瘤临床路径护士表单

适用对象：第一诊断为颅骨良性肿瘤（ICD-10：D32.012/D42.003/C70.003）

行颅骨良性肿瘤切除术（ICD9-CM-3：01.51）

患者姓名：_____ 性别：_____ 年龄：_____ 门诊号：_____ 住院号：_____

住院日期：____年___月___日 出院日期：____年___月___日 标准住院日：12~14天

时间	住院第1天	住院第2~3天	住院第4~5天（手术日）
健康宣教	□ 入院宣教 介绍主管医生、护士 介绍环境、设施 介绍住院注意事项	□ 术前宣教 宣教疾病知识、术前准备及手术过程 告知准备物品、沐浴 告知术后饮食、活动及探视注意事项 告知术后可能出现的情况及应对方式 主管护士与患者沟通，了解并指导心理应对 告知家属等候区位置	□ 术后当日宣教 告知监护设备、管路功能及注意事项 告知饮食、体位要求 告知疼痛注意事项 告知术后可能出现情况及应对方式 告知用药情况 给予患者及家属心理支持 再次明确探视陪伴须知
护理处置	□ 核对患者，佩戴腕带 □ 建立入院护理病历 □ 卫生处置：剪指（趾）甲、沐浴，更换病号服	□ 协助医师完成术前化验检查 □ 术前准备 配血、抗菌药物皮试 备皮剃头、药物灌肠 禁食、禁水	□ 送手术 摘除患者各种活动物品 核对患者资料及带药 填写手术交接单，签字确认 □ 接手术 核对患者及资料，签字确认
基础护理	□ 二级护理 晨晚间护理 患者安全管理	□ 二级护理 晨晚间护理 患者安全管理	□ 特级护理 卧位护理：协助翻身、床上移动、预防压疮 排泄护理 患者安全管理
专科护理	□ 护理查体 □ 瞳孔、意识监测 □ 需要时，填写跌倒及压疮防范表 □ 需要时，请家属陪伴	□ 协助医师完成术前化验检查 □ 若行DSA（必要时栓塞） 术前禁食、禁水，备皮 术后观察意识、生命体征、患肢皮温、足背动脉搏动，嘱患者多饮水、按医嘱制动患肢6~24小时	□ 病情观察，写特护记录 每2小时评估生命体征、瞳孔、意识、体征、肢体活动、皮肤情况、伤口敷料、各种引流管情况、出入量、有无颅神经功能障碍 □ 遵医嘱予脱水、抗感染、止血、抑酸、激素、控制血糖等治疗
重点医嘱	□ 详见医嘱执行单	□ 详见医嘱执行单	□ 详见医嘱执行单
病情变异记录	□ 无 □ 有，原因： 1. 2.	□ 无 □ 有，原因： 1. 2.	□ 无 □ 有，原因： 1. 2.
护士签名			

时间	住院第 5~10 天 （术后第 1~6 天）	住院第 11~14 天 （术后第 7~10 天）
健康宣教	□ 术后宣教 药物作用及频率 饮食、活动指导 复查患者对术前宣教内容的掌握程度 疾病恢复期注意事项（若有脑神经受损后的宣教） 拔导尿管后注意事项 腰椎穿刺后注意事项 下床活动注意事项	□ 出院宣教 复查时间 服药方法 活动休息 指导饮食 康复训练方法 指导办理出院手续
护理处置	□ 遵医嘱完成相关检查 □ 夹闭尿管，锻炼膀胱功能	□ 办理出院手续 书写出院小结
基础护理	□ 特级护理/一级护理 晨晚间护理 协助进食、水（饮水呛咳者鼻饲） 协助翻身、床上移动、预防压疮 排泄护理 床上温水擦浴 协助更衣 患者安全管理	□ 二级护理 晨晚间护理 协助或指导进食、水 协助或指导床旁活动 康复训练 患者安全管理
专科护理	□ 病情观察，写特护记录 每 2 小时评估生命体征、瞳孔、意识、体征、肢体活动、皮肤情况、伤口敷料、各种引流管情况、出入量、有无颅神经功能障碍（必要时尽早行康复训练） □ 遵医嘱予脱水、抗感染、止血、抑酸、激素、控制血糖等治疗 □ 腰椎穿刺的护理 腰穿后，嘱患者去枕平卧 4~6 小时，观察病情和主诉，根据医嘱调整脱水药的用量 □ 需要时，联系主管医师给予相关治疗及用药	□ 病情观察 评估生命体征、瞳孔、意识、体征、肢体活动、脑神经功能障碍恢复情况
重点医嘱	□ 详见医嘱执行单	□ 详见医嘱执行单
病情变异记录	□ 无　□ 有，原因： 1. 2.	□ 无　□ 有，原因： 1. 2.
护士签名		

（三）患者表单

颅骨良性肿瘤临床路径患者表单

适用对象：**第一诊断为**颅骨良性肿瘤（ICD-10：D32.012/D42.003/C70.003）

　　　　　行颅骨良性肿瘤切除术（ICD9-CM-3：01.51）

患者姓名：　　　　性别：　　　　年龄：　　　门诊号：　　　　住院号：　　　　

住院日期：　　年　月　日　出院日期：　　　年　　月　　日　标准住院日：12~14 天

时间	住院第 1 天	住院第 2~3 天	住院第 4~5 天（手术日）
监测	□ 测量生命体征、体重	□ 每日测量生命体征、询问排便，手术前一天晚测量生命体征	□ 手术清晨测量生命体征、血压 1 次
医患配合	□ 护士行入院护理评估（简单询问病史） □ 接受入院宣教 □ 医师询问病史、既往病史、用药情况，收集资料 □ 进行体格检查	□ 配合完善术前相关化验、检查 □ 术前宣教 颅骨良性肿瘤疾病知识、临床表现、治疗方法 术前用物准备：奶瓶、湿巾等 手术室接送者，配合核对 医师与患者及家属介绍病情及手术谈话 手术时家属在等候区等候 探视及陪护制度	□ 术后宣教 术后体位：麻醉未醒时平卧，清醒后，4~6 小时无不适反应可垫枕或根据医嘱予监护设备、吸氧 配合护士定时监测生命体征、瞳孔、肢体活动、伤口敷料等 不要随意动引流管 疼痛的注意事项及处理 告知医护不适及异常感受 配合评估手术效果
重点诊疗及检查	重点诊疗： □ 三级护理 □ 既往基础用药	术前准备： □ 备皮剃头 □ 配血 □ 药物灌肠 □ 术前签字 重要检查： □ 心电图、X 线胸片 □ MRI、CT □ 视力视野检查 □ DSA（必要时）	重点诊疗： □ 特级护理 □ 予监护设备、吸氧 □ 注意留置管路安全与通畅 □ 用药：抗菌药物、止血药、抑酸、激素、补液药物的应用 □ 护士协助记录出入量
饮食及活动	□ 正常普食 □ 正常活动	□ 术前 12 小时禁食、禁水 □ 正常活动	□ 根据病情半流食或鼻饲 □ 卧床休息，自主体位

时间	住院第 5~10 天 （术后第 1~6 天）	住院第 11~14 日 （术后第 7~10 天）
监测	□ 定时监测生命体征，每日询问排便	□ 定时监测生命体征、每日询问排便
医患配合	□ 医师巡视，了解病情 □ 配合意识、瞳孔、肢体活动、脑神经功能的观察及必要的检查 □ 护士行晨晚间护理 □ 护士协助进食、进水、排泄等生活护理 □ 配合监测出入量 □ 膀胱功能锻炼，成功后可将导尿管拔除 □ 配合功能恢复训练（必要时） □ 注意探视及陪护时间	□ 护士行晨晚间护理 □ 医师拆线 □ 伤口注意事项 □ 配合功能恢复训练（必要时） □ 出院宣教 　接受出院前康复宣教 　学习出院注意事项 　了解复查程序 　办理出院手续，取出院带药
重点诊疗及检查	**重点诊疗：** □ 特级护理/一级护理 □ 静脉用药逐渐过渡至口服药 □ 医师定时予伤口换药 □ 医师行腰椎穿刺（必要时） **重要检查：** □ 定期抽血化验 □ 复查 CT 及 MRI	**重点诊疗：** □ 二级护理/三级护理 □ 普食 □ 医师行腰椎穿刺（必要时） **重要检查：** □ 定期抽血化验（必要时）
饮食及活动	□ 根据病情逐渐由半流食过渡至普食，营养均衡，高蛋白、低脂肪、易消化，避免产气食物（牛奶、豆浆）及油腻食物。鼓励多食汤类食物，必要时鼻饲饮食 □ 卧床休息时可头高位，渐坐起 □ 术后第 3~4 天可视体力情况下床活动，循序渐进，注意安全 □ 行功能恢复锻炼（必要时）	□ 普食，营养均衡 □ 勿吸烟、饮酒 □ 正常活动 □ 行功能恢复训练（必要时）

附：原表单（2012 年版）

颅骨良性肿瘤临床路径表单

适用对象：第一诊断为颅骨良性肿瘤（ICD-10：D16.4）

行单纯颅骨肿瘤切除术或颅骨肿瘤切除术加一期颅骨成形术（ICD-9-CM-3：02.04-02.6）

患者姓名：_____　性别：_____　年龄：_____　门诊号：_____　住院号：_____

住院日期：____年__月__日　出院日期：____年__月__日　标准住院日：≤14 天

时间	住院第 1 日	住院第 2 日	住院第 3 日（手术日）
主要诊疗工作	□ 病史采集，体格检查，完成病历书写 □ 术前相关检查 □ 上级医师查看患者，制定治疗方案，完善术前准备	□ 术前相关检查 □ 完善术前准备 □ 向患者和（或）家属交代病情，签署手术知情同意书 □ 安排次日手术	□ 全麻下颅骨肿瘤切除术 □ 临床观察神经系统功能情况 □ 完成手术记录及术后记录 □ 有引流者观察引流性状及引流量
重点医嘱	**长期医嘱：** □ 二级护理 **临时医嘱：** □ 血常规、凝血功能、肝肾功、电解质、血糖，感染性疾病筛查 □ 头颅 CT 扫描 □ 心电图、胸部 X 线片 □ 必要时行 MRI 及头部 X 线平片检查	**长期医嘱：** □ 二级护理 □ 术前禁食、禁水 **临时医嘱：** □ 备皮 □ 抗菌药物皮试	**长期医嘱：** □ 一级护理 □ 手术当天禁食、禁水 □ 补液治疗 **临时医嘱：** □ 术中用抗菌药物
主要护理工作	□ 入院护理评估及宣教 □ 观察患者一般状况及神经系统状况 □ 遵医嘱完成化验检查 □ 完成首次护理记录	□ 观察患者一般状况及神经系统状况 □ 手术前宣教 □ 完成术前准备 □ 完成护理记录	□ 观察患者一般状况及神经系统状况 □ 观察记录患者神志、瞳孔、生命体征及手术切口敷料情况 □ 观察引流液性状及计量 □ 遵医嘱给药并观察用药后反应 □ 预防并发症护理 □ 心理护理及基础护理 □ 完成护理记录
病情变异记录	□ 无　□ 有，原因： 1. 2.	□ 无　□ 有，原因： 1. 2.	□ 无　□ 有，原因： 1. 2.
护士签名			
医师签名			

时间	住院第4日 （术后第1天）	住院第5日 （术后第2天）	住院第6日 （术后第3天）
主要诊疗工作	□ 临床观察神经系统功能情况 □ 切口换药、观察切口情况 □ 有引流者观察引流液性状及引流量，根据病情拔除引流管 □ 完成病程记录	□ 临床观察神经系统功能情况 □ 观察切口敷料情况 □ 对CT复查结果进行评估 □ 完成病程记录	□ 临床观察神经系统功能情况 □ 观察切口敷料情况 □ 完成病程记录 □ 停补液治疗
重点医嘱	长期医嘱： □ 一级护理 □ 术后流食 □ 抗菌药物 □ 补液治疗 临时医嘱： □ 头颅CT	长期医嘱： □ 一级护理 □ 术后半流食 □ 停用抗菌药物，有引流者延长抗菌药物使用 □ 补液治疗	长期医嘱： □ 术后普食 □ 一级护理 临时医嘱： □ 复查血常规、肝肾功能、凝血功能
主要护理工作	□ 观察患者一般状况及神经系统功能恢复情况 □ 观察记录患者神志、瞳孔、生命体征及手术切口敷料情况 □ 观察引流液性状及记量 □ 遵医嘱给药并观察用药后反应 □ 预防并发症护理 □ 心理护理及基础护理 □ 协助患者床上肢体活动 □ 完成护理记录 □ 进行术后宣教及用药指导	□ 观察患者一般状况及神经系统功能恢复情况 □ 观察记录患者神志、瞳孔、生命体征及手术切口敷料情况 □ 观察引流液性状及记量 □ 遵医嘱给药并观察用药后反应 □ 预防并发症护理 □ 心理护理及基础护理 □ 协助患者床上肢体活动 □ 完成护理记录	□ 观察患者一般状况及神经系统功能情况 □ 观察记录患者神志、瞳孔、生命体征及手术切口敷料情况 □ 遵医嘱给药并观察用药后反应 □ 遵医嘱完成化验检查 □ 预防并发症护理 □ 心理护理及基础护理 □ 协助患者床上肢体活动 □ 完成护理记录
病情变异记录	□ 无　□ 有，原因： 1. 2.	□ 无　□ 有，原因： 1. 2.	□ 无　□ 有，原因： 1. 2.
护士签名			
医师签名			

时间	住院第7日 （术后第4天）	住院第8日 （术后第5天）	住院第9日 （术后第6天）	住院第10~14日 （术后第7~10天）
主要诊疗工作	□ 临床观察神经系统功能情况 □ 完成病程记录	□ 临床观察神经系统功能情况 □ 切口换药，观察切口情况 □ 完成病程记录	□ 临床观察神经系统功能情况 □ 查看化验结果 □ 完成病程记录 □ 复查头颅CT	□ 根据切口情况予以拆线或延期门诊拆线 □ 确定患者能否出院 □ 向患者交代出院注意事项、复查日期 □ 通知出院处 □ 开出院诊断书 □ 完成出院记录
重点医嘱	长期医嘱： □ 普食 □ 一级或二级护理	长期医嘱： □ 普食 □ 二级护理	长期医嘱： □ 普食 □ 三级护理 □ 头颅CT	□ 通知出院
主要护理工作	□ 观察患者一般状况及切口情况 □ 观察神经系统功能情况 □ 预防并发症护理 □ 心理护理及基础护理 □ 协助患者下床活动	□ 观察患者一般状况及切口情况 □ 观察神经系统功能情况 □ 预防并发症护理 □ 心理护理及基础护理 □ 协助患者下床活动	□ 观察患者一般状况及切口情况 □ 观察神经系统功能情况 □ 预防并发症护理 □ 心理护理及基础护理 □ 进行出院指导 □ 患者下床活动	□ 完成出院指导 □ 帮助患者办理出院手续
病情变异记录	□ 无　□ 有，原因： 1. 2.	□ 无　□ 有，原因： 1. 2.	□ 无　□ 有，原因： 1. 2.	□ 无　□ 有，原因： 1. 2.
护士签名				
医师签名				

第二十一章　颅前窝底脑膜瘤临床路径释义

一、颅前窝底脑膜瘤编码

疾病名称及编码：颅前窝底脑膜瘤 ICD-10：D32.013

手术操作及编码：冠切经额开颅颅前窝底脑膜瘤切除术 ICD-9-CM-3：01.5102

二、临床路径检索方法

D32.013 伴（01.5102）

三、颅前窝底脑膜瘤临床路径标准住院流程

（一）适用对象

第一诊断为颅前窝底脑膜瘤（ICD-10：C70.002/D32.013/D42.002）

行冠切经额开颅颅前窝底脑膜瘤切除术（ICD-9-CM-3：01.51）。

> **释义**
>
> ■ 适用对象编码参见第一部分。
>
> ■ 本路径适用对象为颅前窝底脑膜瘤，不包括颅底沟通的肿瘤、颅前窝底肉瘤、额叶胶质瘤等发生在颅前窝底的其他肿瘤。
>
> ■ 颅前窝底脑膜瘤的治疗手段有多种，包括眉弓入路、额外侧入路、经鼻内镜下肿瘤切除等多种方法，本路径仅适用于冠切经额开颅，其他治疗方式见本病其他手术入路的路径指南。

（二）诊断依据

根据《临床诊疗指南——神经外科学分册》（中华医学会编著，人民卫生出版社）、《临床技术操作规范——神经外科分册》（中华医学会编著，人民军医出版社）等。

1. 临床表现：肿瘤体积增大引起慢性颅压增高表现，主要为头痛、恶心、呕吐等；因额叶受损出现精神、智力症状，主要表现为记忆力障碍、反应迟钝；嗅觉、视觉受损。

2. 辅助检查：头颅 MRI 显示颅内占位性病变，基底位于颅前窝底，边界清楚，明显均匀强化，额叶底面和鞍区结构受压。

> **释义**
>
> ■ 多数颅前窝底脑膜瘤发病初期无明显症状体征，肿瘤逐渐增大后出现占位效应时可出现额叶精神症状、一侧或双侧嗅觉下降或丧失，向后方压迫视神经和视交叉时，可出现视力下降或视野缺损。

■ 头颅 MRI 平扫和增强可明确肿瘤的位置、大小以及和周围组织如颈内动脉、鞍区等重要结构的关系；出现精神症状或癫痫发作的患者，脑电图可出现异常。脑血管造影可了解肿瘤的血供情况，对血供丰富的肿瘤，术前可做选择性肿瘤供血血管的栓塞。

■ 对于县级单位，特别建议术前行 CTA 及 CT 骨窗检查明确肿瘤血供和颅底骨质破坏情况。

（三）选择治疗方案的依据

根据《临床诊疗指南——神经外科学分册》（中华医学会编著，人民卫生出版社）、《临床技术操作规范——神经外科分册》（中华医学会编著，人民军医出版社）等。

1. 拟诊断为颅前窝底脑膜瘤者，有明确的颅内压增高症状或局灶性症状者需手术治疗，手术方法是冠状切口经额入路开颅肿瘤切除术。

2. 对于手术风险较大者（高龄、妊娠期、合并较严重的内科疾病者），要向患者或家属仔细交代病情，如不同意手术，应履行签字手续，并予以严密观察。

3. 对于保守治疗者，一旦出现颅内压增高征象，必要时予以急诊手术。

释义

■ 临床偶然发现的颅前窝底脑膜瘤特别是瘤体较小的患者，无颅内压升高，可以随访观察，半年后复查 MRI。直径小于 3cm 的肿瘤，可以行立体定向放疗或手术治疗，应向患者解释各种治疗方法的利弊以共同制订治疗方案。对于已经出现局灶性神经功能障碍或颅内压升高的患者，应首选手术治疗，根据各医疗机构的条件可选择冠状切口经额入路，也可以选择额外侧入路、经眉弓微骨窗（key hole）入路手术或内镜下手术切除等方法，本路径仅适用于经额入路，其他手术方式进入该病的其他路径。

■ 因病情复杂、出现患者本身的原因或医疗条件的限制不适合经额入路手术的患者，要向患者提供其他治疗方式的选择，履行医师的告知义务和患者对该病的知情权。

■ 本病是颅脑良性肿瘤，手术为择期手术，对出现急性高颅压症状的患者应行急诊手术，同样在本路径范畴。

■ 对于肿瘤巨大、侵及颅外结构、血供极为丰富、颅底骨质广泛破坏、诊断无法明确者建议转诊至省、地级神经外科中心接受进一步评估和治疗。

（四）标准住院日为≤14 天

释义

■ 患者入院后，应按路径表单要求尽快完成术前检查，包括必要时行脑血管造影等准备，术后恢复时间视患者具体情况而定，总住院时间小于 14 天而完成检查和治疗的患者都符合本路径的标准。

（五）进入路径标准

1. 第一诊断必须符合 ICD-10：C70.002/D32.013/D42.002 颅前窝底脑膜瘤疾病编码。

2. 当患者合并其他疾病，但住院期间不需特殊处理，也不影响第一诊断的临床路径实施时，可以进入路径。

> **释义**
>
> ■ 本路径适用于单纯颅前窝底脑膜瘤，当肿瘤侵犯入眼眶、蝶窦内，或突破前颅底骨质向颅外发展，需要冠切经额开颅结合其他手术入路时，不进入本路径。
>
> ■ 患者如果合并高血压、糖尿病、冠心病等其他慢性疾病，需要术前对症治疗时，如果不影响麻醉和手术，不影响术前准备的时间，可进入本路径。上述慢性疾病如果需要经治疗稳定后才能手术，术前准备过程先进入其他相应内科疾病的诊疗路径。

（六）术前准备3天

1. 必需的检查项目

（1）血常规、尿常规。

（2）凝血功能、肝功能、肾功能、血电解质、血糖、感染性疾病筛查（乙肝，丙肝，艾滋病，梅毒）。

（3）胸部 X 线平片、心电图。

（4）头部 MRI。

（5）颅底 CT 扫描。

（6）视力、视野检查。

2. 根据患者病情，必要时查心、肺功能和精神智力评估。

> **释义**
>
> ■ 根据病情需要，可选择性完成 CTA、脑血管造影和肿瘤血管栓塞等检查和治疗。肿瘤侵犯颅前窝底向筛窦、蝶窦内生长，应该行颅底骨窗 CT 了解骨质破坏情况。肿瘤向后方生长压迫视神经、视交叉而影响视力视野者，术前为了解视路受累情况，应行视力视野检查。肿瘤与大脑前动脉或颈内动脉关系密切者，为了解肿瘤和血管的关系，术前可行 CTA 或脑血管造影。
>
> ■ 为缩短患者住院等待时间，检查项目可以在患者入院前于门诊完成。
>
> ■ 高龄患者或有心肺功能异常患者；术前应请麻醉科医师协助会诊，并增加心脏彩超、肺功能、血气分析等检查。因前颅底肿瘤压迫额叶，有时引起精神症状，必要时根据病情请精神科会诊。

（七）预防性抗菌药物选择与使用时机

1. 抗菌药物：按照《抗菌药物临床应用指导原则》（卫医发〔2004〕285 号）选择用药。建议使用第一、第二代头孢菌素，头孢曲松等；明确感染患者，可根据药物敏感试验结果调整抗菌药物。

（1）推荐使用头孢唑林钠肌内或静脉注射。①成人：0.5~1克/次，一日2~3次。②儿童：一日量为20~30mg/kg体重，分3~4次给药。③对本药或其他头孢菌素类药过敏者，对青霉素类药有过敏性休克史者禁用；肝肾功能不全者、有胃肠道疾病史者慎用。④使用本药前需进行皮肤过敏试验。

（2）推荐头孢呋辛钠肌内或静脉注射。①成人：0.75~1.5克/次，一日3次。②儿童：平均一日剂量为60mg/kg，严重感染可用到100 mg/kg，分3~4次给予。③肾功能不全患者按照肌酐清除率制订给药方案：肌酐清除率>20ml/min者，每日3次，每次0.75~1.5g；肌酐清除率10~20ml/min患者，每次0.75g，一日2次；肌酐清除率<10ml/min患者，每次0.75g，一日1次。④对本药或其他头孢菌素类药过敏者，对青霉素类药有过敏性休克史者禁用；肝肾功能不全者、有胃肠道疾病史者慎用。⑤使用本药前需进行皮肤过敏试验。

（3）推荐头孢曲松钠肌内注射、静脉注射或静脉滴注。①成人：1g/次，一次肌内注射或静脉滴注。②儿童：儿童用量一般按成人量的1/2给予。③对本药或其他头孢菌素类药过敏者，对青霉素类药有过敏性休克史者禁用；肝肾功能不全者、有胃肠道疾病史者慎用。

2. 预防性用抗菌药物，时间为术前0.5小时，手术超过3小时加用1次抗菌药物；总预防性用药时间一般不超过24小时，个别情况可延长至48小时。

> **释义**
>
> ■ 前颅窝底脑膜瘤经额入路手术如额窦未开放属于Ⅰ类切口，但由于术中可能用到人工硬膜、颅骨固定装置，且开颅手术对手术室层流的无菌环境要求较高，一旦感染可导致严重后果。因此可按规定适当预防性和术后应用抗菌药物，通常选用第三代头孢菌素。术中额窦开放属于二类切口，需适当延长抗生素使用时间，一旦出现脑脊液鼻漏更需密切关注感染发生，及时采取针对性治疗。

（八）手术日为入院第4天

1. 麻醉方式：全身麻醉。
2. 手术方式：冠切经额开颅颅前窝底脑膜瘤切除术。
3. 手术内固定物：颅骨固定材料等。
4. 术中用药：激素、抗菌药物、麻醉常规用药。
5. 输血：视手术出血情况决定。

> **释义**
>
> ■ 本路径规定的经额入路手术均是在全身麻醉下实施。
>
> ■ 额窦开放者务必使用骨蜡确切封闭。对于缺损的硬膜，可根据情况用人工硬膜或自身骨膜修补。颅骨固定可采用颅骨锁或其他固定材料。术前用抗菌药物参考《抗菌药物临床应用指导原则》执行。对手术时间较长的患者，术中可加用一次抗菌药物。
>
> ■ 手术是否输血依照术中出血量而定，可根据医院条件采用自体血回输系统，必要时在术中检测血红蛋白后可输异体血。

（九）术后住院恢复 10 天

1. 必须复查的检查项目：头部 MRI，视力视野，血常规，肝肾功能，血电解质。
2. 术后用药：抗癫痫药物。

> **释义**
>
> ■ 术后可根据患者恢复情况做必须复查的检查项目，并根据病情变化增加检查的频次。复查项目并不仅局限于路径中的项目，建议术后当天或次日复查颅脑 CT 了解有无术后血肿、水肿和肿瘤切除情况，出院前可查颅脑 MRI。根据患者的视功能改变情况酌情复查视力、视野，对影响鞍区者可行内分泌检查。

（十）出院标准

1. 患者一般状态良好，饮食恢复。
2. 体温正常，各项化验无明显异常，切口愈合良好。
3. 复查头颅 MRI 显示肿瘤切除满意。

> **释义**
>
> ■ 主治医师应在出院前，通过复查的各项检查并结合患者恢复情况决定是否能出院。如果出现术后脑水肿、颅内感染或血肿等需要继续留院治疗的情况，超出了路径所规定的时间，应先处理并发症并符合出院条件后再准许患者出院。
>
> ■ 对于肿瘤未达到完全切除的患者，亦可在病情稳定后出院，1~3 个月后复查增强 MRI，根据肿瘤残余情况决定立体定向放射外科或再次手术治疗。对于处置困难的患者可向上级医院转诊。

（十一）变异及原因分析

1. 术中或术后继发手术部位或其他部位硬脑膜外血肿、硬脑膜下血肿、脑内血肿等并发症，严重者需要二次手术，导致住院时间延长、费用增加。
2. 术后继发脑脊液鼻漏、颅内感染和神经血管损伤等，导致住院时间延长。

> **释义**
>
> ■ 前颅窝底脑膜瘤常常侵犯颅底硬膜和骨质，各种原因引起颅底硬膜缺失造成的脑脊液漏，可合并颅内感染，住院时间延长，费用增加，有时必须进行二次手术修补漏口，这种情况应属变异。出现变异的原因很多，除了包括路径中所描述的各种术后并发症，还包括医疗、护理、患者、环境等多方面的变异原因，为便于总结和在工作中不断完善和修订路径，应将变异原因归纳、总结，以便各医疗单位重新修订路径时作为参考。

（十二）参考费用标准

15000~30000 元。

四、颅前窝底脑膜瘤临床路径给药方案

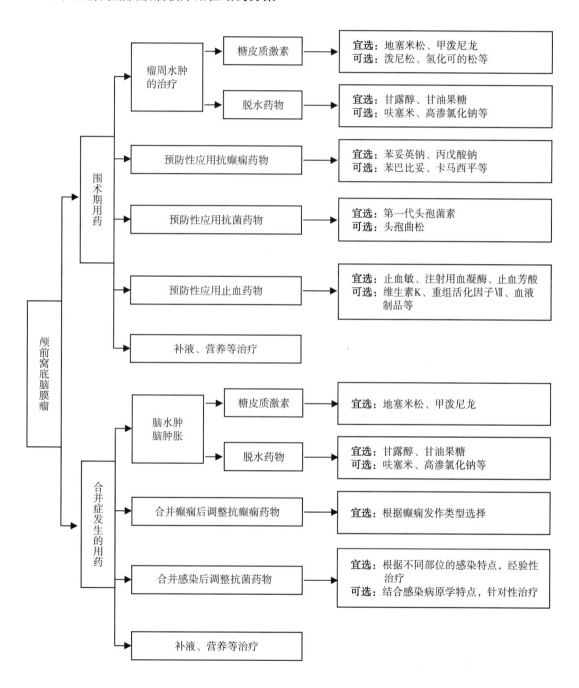

【用药选择】

1. 瘤周水肿的治疗。①糖皮质激素：一线用药为地塞米松和甲泼尼龙。从低剂量开始，根据需要逐步调整。如果 7 天治疗后效果满意，应减少激素用量。②脱水药物：治疗严重瘤周水肿合并颅内压升高的患者，甘露醇等渗透性脱水药物须在使用足量糖皮质激素的基础上联合使用。

2. 抗癫痫药物围术期预防性应用。对于新确诊的脑肿瘤患者，抗癫痫药物不能预防其首次发作，因此不作常规预防性应用。有癫痫发作高危因素的患者，包括癫痫史、术前癫痫发作史、手术持续时间>4h、脑水肿或颅内压增高等，开颅术后可以应用。术后给予静脉用抗癫痫药物，病人清醒且能口服后可改口服抗癫痫药物。

3. 预防性应用抗菌药物。原则上应选择相对广谱、效果肯定（杀菌剂而非抑菌剂）、安全及价格相对低廉的抗菌药物。头孢菌素是最符合上述条件的，如果患者对青霉素过敏不宜使用头孢菌素时，针对葡萄球菌、链球菌可用克林霉素，针对革兰阴性杆菌可用氨曲南，大多两者联合应用。喹诺酮类一般不宜用作预防。

4. 止血药物的应用。任何止血药不能替代术中良好的止血。术后一般给予止血药物治疗 3 天。

【药学提示】

1. 糖皮质激素在具有以下疾病的患者中，应该慎用或禁用。肾上腺皮质功能亢进症（Cushing 综合征）；活动性结核，药物难以控制的感染如水痘、麻疹、流行性腮腺炎等；活动性消化道溃疡；糖尿病血糖难以控制者。应用激素时，应给予胃黏膜保护剂预防消化道溃疡。

2. 应用抗癫痫药物需要注意其副作用。苯妥英钠可见过敏反应、骨髓抑制、肝肾功能损伤，因其血药浓度范围小，需注意监测血药浓度。丙戊酸钠可见肝肾功能异常、过敏反应、血小板减少。应用其他抗癫痫药物，请注意相应说明书。

3. 预防性应用抗菌药物能够降低手术部位感染的概率，但仍有较多因素影响手术部位或其他部位感染的发生率，应该采取综合预防措施，严格遵守无菌术原则。术后需要根据患者症状体征及检验检查结果，及时调整用药策略。

4. 止血药物的不良反应不同药物不尽相同，请参阅相关说明书，如出现不良反应，宜予以相应处理。

【注意事项】

1. 由于糖皮质激素的副作用，不宜超量应用。地塞米松剂量超过 25mg/d 时，激素毒性开始增加。对于普通水肿患者，不推荐超过 25mg/d 的剂量。对肿瘤大部分切除，水肿较局限，无症状患者，糖皮质激素应在 2~3 周内停药。用药超过 21 天的患者，每 3~4 天减量 50%；肿瘤部分切除，未切除并伴瘤周水肿的患者每 8 天减量 25%。

2. 术后或伤后未发生癫痫者，在术后或伤后 7 天可停用预防癫痫药。如果术后脑水肿或颅内感染未控制，可适当延长用药时间，一旦上述情况控制，即可停药。如果术后和伤后发生癫痫，则按治疗癫痫处理，不能随意停药。

3. 预防性应用抗菌药物，应注意以下几个方面：①给药的时机极为关键，应在切开皮肤黏膜前30min（麻醉诱导时）开始给药，以保证在发生细菌污染之前血清及组织中的药物已达到有效浓度（>MIC_{90}）。不应在病房应召给药，而应在手术室给药。②应静脉给药，30min 内滴完，不宜放在大瓶液体内慢慢滴入，否则达不到有效浓度。③血清和组织内抗菌药物有效浓度必须能够覆盖手术全过程。常用的头孢菌素血清半衰期为 1~2h，因此，如手术延长到 3h 以上，或失血量超过 1500ml，应补充一个剂量，必要时还可用第三次。如果选用半衰期长达 7~8h 的头孢曲松，则无须追加剂量。

4. 止血药物主要分为以下几类，可根据病情的情选择：作用于血管壁，如止血敏；作用于血小板，如血小板悬液；作用于凝血系统，包括血液制品，如新鲜血、冷冻血浆、凝血因子、维生素 K、血凝酶等；抗纤溶系统药物，如止血芳酸等。

五、推荐表单

（一）医师表单

颅前窝底脑膜瘤临床路径医师表单

适用对象：**第一诊断为**颅前窝底脑膜瘤（ICD-10：C70.002/D32.013/D42.002）
行冠切经额开颅颅前窝底脑膜瘤切除术（ICD-9-CM-3：01.51）

患者姓名：_____ 性别：_____ 年龄：_____ 门诊号：_____ 住院号：_____

住院日期：____年___月___日　出院日期：____年___月___日　标准住院日：14 天

时间	住院第 1 天	住院第 2 天	住院第 3 天
主要诊疗工作	□ 病史采集，体格检查 □ 完成病历书写 □ 完善检查 □ 预约影像学检查 □ 预约视力、视野检查 □ 向患者家属交代手术可能达到的效果及手术风险	□ 汇总辅助检查结果 □ 上级医师查房，对患者病情及术前检查准备情况进行评估，必要时请相关科室会诊 □ 完善术前准备	□ 术者查房 □ 根据术前检查结果，进行术前讨论，明确诊断，决定术式，制定治疗方案 □ 向患者和（或）家属交代病情，并签署手术知情同意书、麻醉知情同意书等
重点医嘱	**长期医嘱：** □ 一级护理 □ 饮食 **临时医嘱：** □ 血常规、血型和 Rh 因子，尿常规、凝血功能、肝肾功能、血电解质、血糖、感染性疾病筛查 □ 胸部 X 线片，心电图 □ 头颅 MRI □ 视力、视野检查 □ 必要时查心、肺功能、DSA	**长期医嘱：** □ 一级护理 □ 饮食	**长期医嘱：** □ 一级护理 □ 术前禁食、禁水 □ 通知家属 **临时医嘱：** □ 备皮、剃头 □ 麻醉科会诊 □ 抗菌药物皮试 □ 根据手术情况备血
病情变异记录	□ 无　□ 有，原因： 1. 2.	□ 无　□ 有，原因： 1. 2.	□ 无　□ 有，原因： 1. 2.
医师签名			

时间	住院第4天 （手术当天）	住院第5天 （术后第1天）	住院第6天 （术后第2天）
主要诊疗工作	□ 手术室内核对患者信息无误 □ 全麻下冠切经额开颅颅前窝底脑膜瘤切除术 □ 完成手术记录和术后记录	□ 完成病程记录 □ 观察患者视力变化 □ 切口换药 □ 复查血常规、肝肾功能及血电解质	□ 完成病程记录 □ 观察视力视野 □ 观察有无脑脊液鼻漏
重点医嘱	长期医嘱： □ 一级护理 □ 禁食、禁水 □ 多参数心电监护 □ 吸氧 □ 尿管引流计量 □ 引流管引流计量 □ 甘露醇、抗菌药物、糖皮质激素、抗癫痫药物 临时医嘱： □ 预防感染、抑酸和抗癫痫治疗 □ 观察记录患者神志、瞳孔、生命体征 □ 复查颅脑CT（或次日复查）	长期医嘱： □ 一级护理 □ 流食 □ 尿管引流计量 □ 引流管引流计量 □ 甘露醇、抗菌药物、糖皮质激素、抗癫痫药物 临时医嘱： □ 换药 □ 观察记录患者神志、瞳孔、生命体征 □ 观察有无脑脊液鼻漏 □ 血常规 □ 肝肾功能及血电解质	长期医嘱： □ 一级护理 □ 半流食 □ 甘露醇、抗菌药物、糖皮质激素、抗癫痫药物 临时医嘱： □ 观察记录患者神志、瞳孔、生命体征 □ 根据病情可拔出尿管 □ 根据病情可拔出引流管 □ 观察有无脑脊液鼻漏
病情变异记录	□ 无 □ 有，原因： 1. 2.	□ 无 □ 有，原因： 1. 2.	□ 无 □ 有，原因： 1. 2.
医师签名			

时间	住院第 7~10 天 （术后第 3~6 天）	住院第 11~13 天 （术后第 7~9 天）	住院第 14 天 （术后第 10 天）
主要诊疗工作	□ 完成病程记录 □ 观察有无脑脊液鼻漏 □ 复查血常规 □ 嘱患者在床上坐起锻炼 □ 复查肝肾功能及血电解质 □ 预约头颅 MRI 检查	□ 神经系统查体，对比手术前后症状、体征变化 □ 汇总术后辅助检查结果 □ 评估手术效果	□ 确定患者可以出院 □ 向患者交代出院注意事项、复查日期 □ 通知出院处 □ 开出院诊断书 □ 完成出院记录
重点医嘱	长期医嘱： □ 二级护理 □ 半流食 □ 观察记录患者神志、瞳孔、生命体征 临时医嘱： □ 血常规 □ 肝肾功能及血电解质 □ 头颅 MRI 检查 □ 停激素、停抗菌药物	长期医嘱： □ 二级护理 □ 普食 临时医嘱： □ 拆线 □ 血常规 □ 肝肾功能及血电解质 □ 停甘露醇	临时医嘱： □ 出院通知 □ 出院带药
病情变异记录	□ 无 □ 有，原因： 1. 2.	□ 无 □ 有，原因： 1. 2.	□ 无 □ 有，原因： 1. 2.
医师签名			

（二）护士表单

颅前窝底脑膜瘤临床路径护士表单

适用对象：**第一诊断为**颅前窝底脑膜瘤（ICD-10：C70.002/D32.013/D42.002）

行冠切经额开颅颅前窝底脑膜瘤切除术（ICD-9-CM-3：01.51）

患者姓名：_____ 性别：_____ 年龄：_____ 住院号：_____

住院日期：____年___月___日 出院日期：____年___月___日 标准住院日：14 天

时间	住院第 1 天	住院第 2~3 天	住院第 4 天（手术当天）
健康宣教	□ 入院宣教 　介绍主管医生、护士 　介绍环境、设施 　介绍住院注意事项	□ 术前宣教 　宣教疾病知识、术前准备及手术过程 　告知准备物品、沐浴 　告知术后饮食、活动及探视注意事项 　告知术后可能出现的情况及应对方式 　主管护士与患者沟通，了解并指导心理应对 　告知家属等候区位置	□ 术后当日宣教 　告知监护设备、管路功能及注意事项 　告知饮食、体位要求 　告知疼痛注意事项 　告知术后可能出现情况的应对方式 　给予患者及家属心理支持 　再次明确探视陪伴须知
护理处置	□ 核对患者，佩戴腕带 □ 建立入院护理病历 □ 卫生处置：剪指（趾）甲、沐浴，更换病号服	□ 协助医生完成术前检查化验 □ 术前准备 　配血 　抗菌药物皮试 　备皮剃头 　药物灌肠 　禁食、禁水	□ 送手术 　摘除患者各种活动物品 　核对患者资料及带药 　填写手术交接单，签字确认 □ 接手术 　核对患者及资料，签字确认
基础护理	□ 三级护理 　晨晚间护理 　患者安全管理	□ 三级护理 　晨晚间护理 　患者安全管理	□ 特级护理 　卧位护理：协助翻身、床上移动、预防压疮 　排泄护理 　患者安全管理
专科护理	□ 护理查体 □ 瞳孔、意识监测 □ 需要时，填写跌倒及压疮防范表 □ 需要时，请家属陪伴 □ 心理护理	□ 瞳孔、意识监测 □ 遵医嘱完成相关检查 □ 心理护理	□ 病情观察，写特护记录 　q2h 评估生命体征、瞳孔、意识、体征、肢体活动、皮肤情况、伤口敷料、引流液性质及量、出入量 □ 遵医嘱予脱水、抗感染、抗癫痫治疗 □ 心理护理
重点医嘱	□ 详见医嘱执行单	□ 详见医嘱执行单	□ 详见医嘱执行单
病情变异记录	□ 无 □ 有，原因： 1. 2.	□ 无 □ 有，原因： 1. 2.	□ 无 □ 有，原因： 1. 2.
护士签名			

时间	住院第5~10天 （术后第1~6天）	住院第11~14天 （术后第7~10天）
健康宣教	□ 术后宣教 　药物作用及频率 　饮食、活动指导 　复查患者对术前宣教内容的掌握程度 　疾病恢复期注意事项 　拔尿管后注意事项 　下床活动注意事项	□ 出院宣教 　复查时间 　服药方法 　活动休息 　指导饮食 　指导办理出院手续
护理处置	□ 遵医嘱完成相关检查 □ 夹闭尿管，锻炼膀胱功能	□ 办理出院手续 　书写出院小结
基础护理	□ 特级护理~一级护理 　（根据患者病情和生活自理能力确定护理级别） 　晨晚间护理 　协助进食、进水 　协助翻身、床上移动、预防压疮 　排泄护理 　床上温水擦浴 　协助更衣 　患者安全管理	□ 二级护理 　晨晚间护理 　协助或指导进食、进水 　协助或指导床旁活动 　患者安全管理
专科护理	□ 病情观察，写特护记录 　q2h评估生命体征、瞳孔、意识、体征、肢体活动、皮肤情况、伤口敷料、出入量 □ 遵医嘱予脱水、抗感染、抗癫痫治疗 □ 需要时，联系主管医生给予相关治疗及用药 □ 心理护理	□ 病情观察 　评估生命体征、瞳孔、意识、体征、肢体活动 □ 心理护理
重点医嘱	□ 详见医嘱执行单	□ 详见医嘱执行单
病情变异记录	□ 无　□ 有，原因： 1. 2.	□ 无　□ 有，原因： 1. 2.
护士签名		

（三）患者表单

颅前窝底脑膜瘤临床路径患者表单

适用对象：**第一诊断为**颅前窝底脑膜瘤（ICD-10：C70.002/D32.013/D42.002）
行冠切经额开颅颅前窝底脑膜瘤切除术（ICD-9-CM-3：01.51）

患者姓名：_____性别：_____年龄：_____门诊号：_____住院号：_____

住院日期：____年___月___日　出院日期：____年___月___日　标准住院日：14 天

时间	入 院	手术前	手术当天
医患配合	□ 配合询问病史、收集资料，请务必详细告知既往史、用药史、过敏史 □ 如服用抗凝剂，请明确告知 □ 配合进行体格检查 □ 有任何不适请告知医生	□ 配合完善术前相关检查、化验，如采血、留尿、心电图、胸片、视力视野检查、头颅 MRI □ 医生与您及家属介绍病情及手术谈话、术前签字 □ 麻醉师与您进行术前访视	□ 如病情需要，配合术后转入监护病房 □ 配合评估手术效果 □ 配合检查意识、瞳孔、肢体活动 □ 需要时，配合复查颅脑 CT □ 有任何不适请告知医生
护患配合	□ 配合测量体温、脉搏、呼吸、血压、体重 1 次 □ 配合完成入院护理评估（简单询问病史、过敏史、用药史） □ 接受入院宣教（环境介绍、病室规定、订餐制度、贵重物品保管等） □ 有任何不适请告知护士	□ 配合测量体温、脉搏、呼吸、询问大便 1 次 □ 接受术前宣教 □ 接受配血，以备术中需要时用 □ 接受剃头 □ 接受药物灌肠 □ 自行沐浴，加强头部清洁 □ 准备好必要用物，吸水管、奶瓶、纸巾等 □ 取下义齿、饰品等，贵重物品交家属保管	□ 清晨测量体温、脉搏、呼吸、血压 1 次 □ 送手术室前，协助完成核对，带齐影像资料，脱去衣物，上手术车 □ 返回病房后，协助完成核对，配合过病床 □ 配合检查意识、瞳孔、肢体活动，询问出入量 □ 配合术后吸氧、监护仪监测、输液、排尿用尿管、头部有引流管 □ 遵医嘱采取正确体位 □ 配合缓解疼痛 □ 有任何不适请告知护士
饮食	□ 正常普食	□ 术前 12h 禁食、禁水	□ 麻醉清醒前禁食、禁水 □ 麻醉清醒后，根据医嘱试饮水，无恶心、呕吐进少量流食或者半流食
排泄	□ 正常大小便	□ 正常大小便	□ 保留尿管
活动	□ 正常活动	□ 正常活动	□ 根据医嘱头高位 □ 卧床休息，保护管路 □ 双下肢活动

时间	手术后	出 院
医患配合	□ 配合检查意识、瞳孔、肢体活动 □ 需要时，配合伤口换药 □ 配合拔除引流管、尿管 □ 配合伤口拆线	□ 接受出院前指导 □ 知道复查程序 □ 获取出院诊断书
护患配合	□ 配合定时测量生命体征、每日询问大便 □ 配合检查意识、瞳孔、肢体活动，询问出入量 □ 接受输液、服药等治疗 □ 配合夹闭尿管，锻炼膀胱功能 □ 接受进食、进水、排便等生活护理 □ 配合活动，预防皮肤压力伤 □ 注意活动安全，避免坠床或跌倒 □ 配合执行探视及陪伴	□ 接受出院宣教 □ 办理出院手续 □ 获取出院带药 □ 知道服药方法、作用、注意事项 □ 知道护理伤口方法 □ 知道复印病历方法
饮食	□ 根据医嘱，由流食逐渐过渡到普食	□ 根据医嘱，正常普食
排泄	□ 保留尿管-正常大小便 □ 避免便秘	□ 正常大小便 □ 避免便秘
活动	□ 根据医嘱，头高位-半坐位-床边或下床活动 □ 注意保护管路，勿牵拉、脱出等	□ 正常适度活动，避免疲劳

附：原表单（2012 年版）

颅前窝底脑膜瘤临床路径表单

适用对象：第一诊断为颅前窝底脑膜瘤（ICD-10：C70.002/D32.013/D42.002）

行冠切经额开颅颅前窝底脑膜瘤切除术（ICD-9-CM-3：01.51）

患者姓名：_____ 性别：_____ 年龄：_____ 门诊号：_____ 住院号：_____

住院日期：___年__月__日　出院日期：___年__月__日　标准住院日：≤14 天

时间	住院第 1 天	住院第 2 天	住院第 3 天
主要诊疗工作	□ 病史采集，体格检查 □ 完成病历书写 □ 完善检查 □ 预约影像学检查 □ 预约视力、视野检查 □ 向患者家属交代手术可能达到的效果及手术风险	□ 汇总辅助检查结果 □ 上级医师查房，对患者病情及术前检查准备情况进行评估，必要时请相关科室会诊 □ 完善术前准备	□ 术者查房 □ 根据术前检查结果，进行术前讨论，明确诊断，决定术式，制定治疗方案 □ 向患者和（或）家属交代病情，并签署手术知情同意书、麻醉知情同意书等
重点医嘱	**长期医嘱：** □ 一级护理 □ 饮食 **临时医嘱：** □ 血常规、尿常规 □ 凝血功能 □ 肝肾功能、血电解质、血糖 □ 感染性疾病筛查 □ 胸部 X 线胸片，心电图 □ 头颅 MRI □ 颅底 CT □ 视力、视野检查 □ 必要时查心、肺功能	**长期医嘱：** □ 一级护理 □ 饮食	**长期医嘱：** □ 一级护理 □ 术前禁食、禁水 □ 通知家属 **临时医嘱：** □ 备皮、剃头 □ 麻醉科会诊 □ 抗菌药物皮试 □ 根据手术情况备血
主要护理工作	□ 观察患者一般状况 □ 观察神经系统状况 □ 完成入院宣教	□ 观察患者一般状况 □ 观察神经系统状况	□ 观察患者一般状况 □ 观察神经系统状况 □ 术前准备
病情变异记录	□ 无　□ 有，原因： 1. 2.	□ 无　□ 有，原因： 1. 2.	□ 无　□ 有，原因： 1. 2.
护士签名			
医师签名			

时间	住院第 4 天 （手术当天）	住院第 5 天 （术后第 1 天）	住院第 6 天 （术后第 2 天）
主要诊疗工作	□ 手术室内核对患者信息无误 □ 全麻下冠切经额开颅颅前窝底脑膜瘤切除术 □ 完成手术记录和术后记录	□ 完成病程记录 □ 观察患者视力变化 □ 切口换药 □ 复查血常规、肝肾功能及血电解质	□ 完成病程记录 □ 观察视力视野 □ 观察有无脑脊液鼻漏
重点医嘱	长期医嘱： □ 一级护理 □ 禁食、禁水 □ 多参数心电监护 □ 吸氧 □ 脱水治疗 临时医嘱： □ 预防感染、抑酸和抗癫痫治疗 □ 观察记录患者神志、瞳孔、生命体征和视力视野	长期医嘱： □ 一级护理 □ 流食 临时医嘱： □ 换药 □ 观察记录患者神志、瞳孔、生命体征 □ 观察患者的视力视野 □ 观察有无脑脊液鼻漏 □ 血常规 □ 肝肾功能及血电解质	长期医嘱： □ 一级护理 □ 半流食 临时医嘱： □ 观察记录患者神志、瞳孔、生命体征 □ 观察患者的视力视野 □ 观察有无脑脊液鼻漏
主要护理工作	□ 观察患者一般状况 □ 观察神经系统状况 □ 观察记录患者神志、瞳孔、生命体征 □ 观察患者的肢体活动	观察患者一般状况 □ 观察神经系统状况 □ 观察记录患者神志、瞳孔、生命体征 □ 观察患者的视力视野 □ 观察有无脑脊液鼻漏	□ 观察患者一般状况 □ 观察神经系统状况 □ 观察记录患者神志、瞳孔、生命体征 □ 观察患者的视力视野 □ 观察有无脑脊液鼻漏
病情变异记录	□ 无　□ 有，原因： 1. 2.	□ 无　□ 有，原因： 1. 2.	□ 无　□ 有，原因： 1. 2.
护士签名			
医师签名			

时间	住院第 7 天 （术后第 3 天）	住院第 8 天 （术后第 4 天）	住院第 9 天 （术后第 5 天）
主要诊疗工作	□ 完成病程记录 □ 观察视力视野 □ 观察有无脑脊液鼻漏 □ 复查血常规 □ 复查肝肾功能及血电解质 □ 预约头颅 MRI 检查	□ 嘱患者在床上坐起锻炼	□ 嘱患者在床上坐起锻炼
重点医嘱	长期医嘱： □ 一级护理 □ 半流食 □ 观察记录患者神志、瞳孔、生命体征 临时医嘱： □ 血常规 □ 肝肾功能及血电解质 □ 头颅 MRI 检查	长期医嘱： □ 二级护理 □ 普食	长期医嘱： □ 二级护理 □ 普食
主要护理工作	□ 观察患者一般状况 □ 观察神经系统状况 □ 观察记录患者神志、瞳孔、生命体征	观察患者一般状况 □ 观察神经系统状况 □ 观察记录患者神志、瞳孔、生命体征	□ 观察患者一般状况 □ 观察神经系统状况 □ 观察记录患者神志、瞳孔、生命体征
病情变异记录	□ 无 □ 有，原因： 1. 2.	□ 无 □ 有，原因： 1. 2.	□ 无 □ 有，原因： 1. 2.
护士签名			
医师签名			

时间	住院第 10 天 （术后第 6 天）	住院第 11 天 （术后第 7 天）	住院第 12 天 （术后第 8 天）
主要诊疗工作	□ 观察切口情况 □ 神经系统查体 □ 记录术后症状和体征变化 □ 嘱患者离床活动	□ 切口拆线 □ 切口换药 □ 复查血常规、肝肾功能及血电解质	□ 停用脱水药物 □ 观察神经系统体征变化
重点医嘱	长期医嘱： □ 二级护理 □ 普食	长期医嘱： □ 二级护理 □ 普食 临时医嘱： □ 拆线 □ 血常规 □ 肝肾功能及血电解质	长期医嘱： □ 二级护理 □ 普食 临时医嘱： □ 停用脱水药物
主要护理工作	□ 观察患者一般状况 □ 观察神经系统状况 □ 注意患者营养状况	□ 观察患者一般状况 □ 观察神经系统状况 □ 注意患者营养状况	□ 观察患者一般状况 □ 观察神经系统状况 □ 注意患者营养状况
病情变异记录	□ 无　□ 有，原因： 1. 2.	□ 无　□ 有，原因： 1. 2.	□ 无　□ 有，原因： 1. 2.
护士签名			
医师签名			

时间	住院第 13 天 （术后第 9 天）	住院第 14 天 （术后第 10 天）
主要诊疗工作	□ 神经系统查体，对比手术前后症状、体征变化 □ 汇总术后辅助检查结果 □ 评估手术效果	□ 确定患者可以出院 □ 向患者交代出院注意事项、复查日期 □ 通知出院处 □ 开出院诊断书 □ 完成出院记录
重点医嘱	**长期医嘱：** □ 二级护理 □ 普食	□ 出院通知 □ 出院带药
主要护理工作	□ 观察患者一般状况 □ 观察神经系统状况 □ 注意患者营养状况	□ 帮助患者办理出院手续
病情变异记录	□ 无　□ 有，原因： 1. 2.	□ 无　□ 有，原因： 1. 2.
护士签名		
医师签名